Miguel Reis de Almeida
Mario Pérez-Sayáns
Mercedes Gallas

Expresión de genes supresores tumorales en COCE

Miguel Reis de Almeida
Mario Pérez-Sayáns
Mercedes Gallas

Expresión de genes supresores tumorales en COCE

Carcinoma de células escamosas

Editorial Académica Española

Publisher:
Editorial Académica Española
is a trademark of
International Book Market Service Ltd., member of OmniScriptum Publishing Group
17 Meldrum Street, Beau Bassin 71504, Mauritius

Printed at: see last page
ISBN: 978-613-9-03518-2

Zugl. / Aprobado por: Santiago de Compostela, Universidad de Santiago de Compostela, Tesis Doctoral 2018

EXPRESIÓN DE GENES SUPRESORES TUMORALES EN EL CARCINOMA ORAL DE CÉLULAS ESCAMOSAS

Miguel Reis de Almeida

Mercedes Gallas Torreira

Mario Pérez-Sayáns García

SANTIAGO DE COMPOSTELA

2020

INDICE

1 PRÓLOGO

PRÓLOGO:

Los campos de la genética, epigenética y coexpresión proteica constituyen actualmente el foco/punto de mira de muchos de los avances más interesantes y significativos en la investigación genética del cáncer. La metilación del ADN se ha asociado con el cáncer desde hace años y ahora es evidente que las alteraciones en la metilación del ADN no sólo están íntimamente involucradas en la formación de tumores, sino que también el diagnóstico, el pronóstico y el tratamiento del cáncer. A pesar de ser un ámbito de la investigación relativamente reciente en cáncer oral, el interés internacional y su expansión hacen apropiado un libro sobre estos aspectos concretos en el cáncer oral. Nuestra experiencia en el campo se inicia hace 15 años, cuando el grupo de Investigación que coordino en la Universidad de Santiago de Compostela (Spain) inició el estudio de la expresión genética del cáncer oral mediante el array "Atlas Glass HUMAN 3.8.1". En este intervalo de tiempo, nuestro proyecto de investigación inicial se ha centrado en el estudio genético de los tumores con objeto de valorar el pronóstico del paciente basado en las características genéticas del tumor para individualizar la terapia reduciendo la morbalidad mejorando así el pronóstico.

Este libro está dirigido a ofrecer información actualizada y relevante relacionada con el papel y el potencial de la genética, epigenética y coexpresión proteica en el cáncer oral. Analiza la expresión inmunohistoquímica de los genes surpresores tumorales que influyen en la regulación del ciclo celular: p16INK4A, p21CIP1, p 27KIP1 y ciclina D1 describiendo la asociación de la expresión inmuno-histoquímica y los aspectos clínico-patológicos y pronósticos en el carcinoma oral de células escamosas (COCE).

Abel García García

2 CANCER ORAL:
perspectiva actual

El cáncer oral constituye un grave problema de salud pública en todo el mundo, es la sexta localización más frecuente de cáncer en el ser humano[1]. Gracias a la detección precoz y a los avances terapéuticos algunos pacientes logran una supervivencia a largo plazo, sin embargo, la tasa de mortalidad sigue siendo muy elevada, cerca del 50% a los 5 años post-diagnóstico[2]. Según los estudios epidemiológicos más recientes, son diagnosticados 500.000 nuevos casos cada año y, un tercio de éstos, son diagnosticados en países desarrollados.

El proceso carcinogénico incluye varias fases necesarias para el desarrollo y la evolución de la neoplasia. El cáncer es el resultado de una serie de alteraciones genéticas y epigenéticas que ocurren en múltiples etapas de manera repetida e interconectada, influenciadas por la predisposición genética del individuo y por factores ambientales exógenos. Todos estos factores reunidos causan alteraciones moleculares que incluyen la inactivación de genes supresores tumorales y activación de oncogenes por deleciones, mutaciones específicas, promoción de la metilación y amplificación genética[3].

Los genes supresores tumorales están implicados en diversos procesos de división celular: la regulación de la expresión genética, el control del ciclo celular, la programación de apoptosis y la estabilidad del genoma. La pérdida de actividad de estos genes provoca la incapacidad de respuesta a los mecanismos de control que regulan la división celular, de modo que se produce una proliferación descontrolada de la célula, lo cual conduce al desarrollo de neoplasias y a la evolución de éstas hacia procesos más agresivos[4].

Consecuentemente, el estudio genético de los tumores es fundamental para valorar el pronóstico de los pacientes basado en las características genéticas del tumor y, de esta forma, seleccionar la terapia más indicada para cada paciente, pudiendo reducir la morbilidad y mejorar el pronóstico de la enfermedad.

A pesar de los avances científicos se ha observado que en el tratamiento del cáncer oral, las tasas de supervivencia continúan siendo muy bajas, sin haber mejorado significativamente en las últimas décadas. La justificación para esto puede deberse al hecho de que las decisiones terapéuticas estén basadas en la clasificación TNM, complementada con la diferenciación histológica. Desafortunadamente, observamos que este método no constituye el mejor indicador pronóstico en el cáncer oral, ya que clínicamente observamos tumores de grandes dimensiones con un buen pronóstico y tumores pequeños muy agresivos. Posiblemente, la única manera de valorar la agresividad biológica de las lesiones tumorales será a través de indicadores inmunohistoquímicos, estudiando las características genéticas de cada tumor específicamente.

En las últimas dos décadas se vienen estudiando diversos marcadores tumorales en el Cáncer Oral, sin embargo se desconoce todavía cuál es el más indicado para establecer el pronóstico, por ese motivo debemos avanzar en el estudio de la expresión genética de estos marcadores en las lesiones de cáncer oral. En este trabajo analizaremos la expresión y la co-expresión de genes supresores tumorales implicados en el ciclo celular: el p16INK4a, el p21Cip1, el p27Kip1 y la ciclina D1. Si bien la expresión de estas proteínas en el cáncer oral ya está bastante estudiada, la co-expresión sigue pendiente de estudio y parece constituir un importante factor pronóstico. Este libro analiza la expresión inmunohistoquímica de los genes supresores tumorales que influyen en la regulación del ciclo celular en el COCE: p16INK4aINK4A, p21Cip1CIP1, p27Kip1KIP1 y ciclina D1. Para ello los autores realizan un análisis de la relación de la expresión de las proteínas involucradas en el control del ciclo celular con los aspectos clínico-patológicos en un grupo de pacientes diagnosticados y tratados por carcinoma oral de células escamosas. Evaluando además los niveles de metilación del inhibidor del ciclo celular p16INK4a y la correlación de la expresión inmunohistoquímica entre las distintas proteínas. Para finalmente determinarla supervivencia de los pacientes en función de la expresión y co-expresión proteica.

3 CONCEPTOS PREVIOS

3.1 Cáncer oral

El cáncer se puede definir como un grupo de enfermedades bastante heterogéneas que causan crecimiento y proliferación celular descontrolada y que tienen potencial para invadir y extenderse a distintas localizaciones del cuerpo humano, más allá del sitio original, interfiriendo en las funciones de los tejidos normales donde se asientan. Hay más de una centena de cánceres que pueden afectar a los humanos. El factor común de todas estas enfermedades es la alteración que se produce entre la proliferación celular y la apoptosis, posibilitando la acumulación de células con alteraciones genéticas. Estas mutaciones son de etiología multifactorial, pudiendo ser congénitas, adquiridas o ambas; y están relacionadas con los distintos tipos de cáncer [5].

El término "cáncer oral" es bastante difícil de definir debido a los límites físicos y las características histológicas de la cavidad oral. Existe bastante controversia entre clínicos e investigadores sobre la definición exacta de cáncer oral: la mayoría de los autores excluyen a los tumores labiales, debido a su principal factor etiológico y la exposición solar distinta de los demás tumores de la cavidad oral, y a los tumores de glándulas salivares, también debido a una etiopatogenia diferente. Por otra parte, son muchos los trabajos que usan el término "cáncer de cabeza y cuello", donde están incluidos tumores de la cavidad oral, orofaringe y laringe[6,7].

De acuerdo con la Clasificación Internacional de Enfermedades (ICD) de la Organización Mundial de la Salud (OMS) el cáncer oral se define como neoplasias asentadas en la porción móvil de la lengua, suelo de la boca, mucosa yugal y mucosa de reborde alveolar superior e inferior hasta el paladar blando. Las lesiones de labio, orofaringe y glándulas salivares deben ser analizadas separadamente[8].

Existen varios tipos histológicos de tumores en la cavidad oral:

- El carcinoma de células escamosas representa entre el 90 y el 95% de todas las lesiones malignas. Su gran capacidad de invasión y de producir metástasis ganglionares le confiere una gran importancia a esta enfermedad, además está asociada a una alta mortalidad y morbilidad (por originar secuelas físicas y psicológicas graves al paciente).

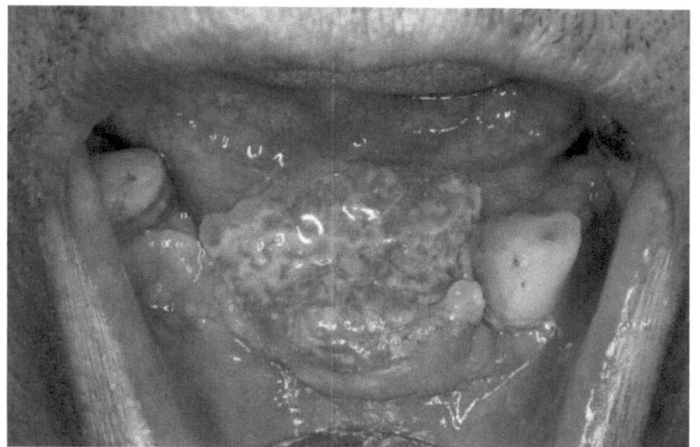

Figura 1: Carcinoma de células escamosas

-El carcinoma verrucoso representa entre el 2 y el 12% de los carcinomas orales, es un tumor exofítico, bien diferenciado, de evolución lenta y con buen pronóstico.

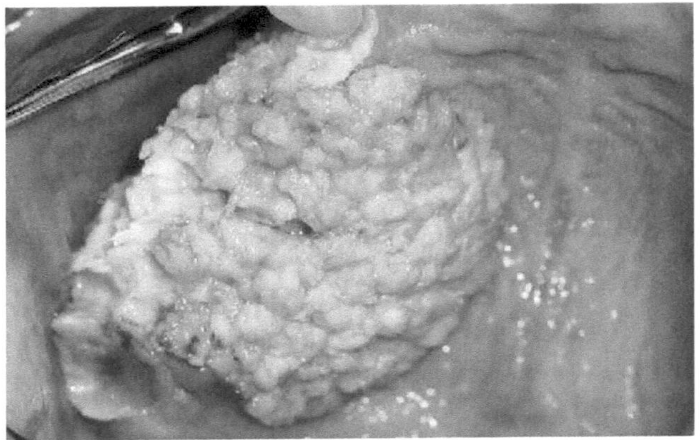

Figura 2: Carcinoma verrucoso

-Tumores epiteliales raros con el carcinoma de células fusiformes y melanomas.

-Tumores malignos derivados de tejido conectivo: fibrosarcoma, histiocitoma fibroso maligno, liposarcoma, angiosarcoma, neurosarcoma, rabdomiosarcoma y leiomiosarcoma[9-12].

3.1.1 Epidemiología

El cáncer oral constituye un grave problema de salud pública en todo el mundo; junto con el cáncer de orofaringe, es la sexta localización más frecuente de cáncer en el humano y, además de su alta incidencia y mortalidad, acarrea graves problemas sociales a los supervivientes. El cáncer oral tiene una incidencia anual de 275.000 nuevos casos, en los que un tercio corresponde a países desarrollados[1]. Este tipo de cáncer está muy relacionado con hábitos culturales como el consumo de tabaco y alcohol y, de esta manera, hay una gran variabilidad geográfica de su incidencia[13]. Las principales áreas caracterizadas por una alta incidencia son: sudeste asiático (Sri Lanka, India, Pakistán y Taiwán), Europa (Norte de Francia, Hungría, Eslovaquia y Eslovenia), América Latina (Brasil, Uruguay y Puerto Rico) e Islas del Pacífico (Papúa y Nueva Guinea). En los países de más alto riesgo, como son los países del sudeste asiático, el cáncer oral es el más prevalente en los varones, con una incidencia del 25 % de todos los nuevos casos de cáncer[14].

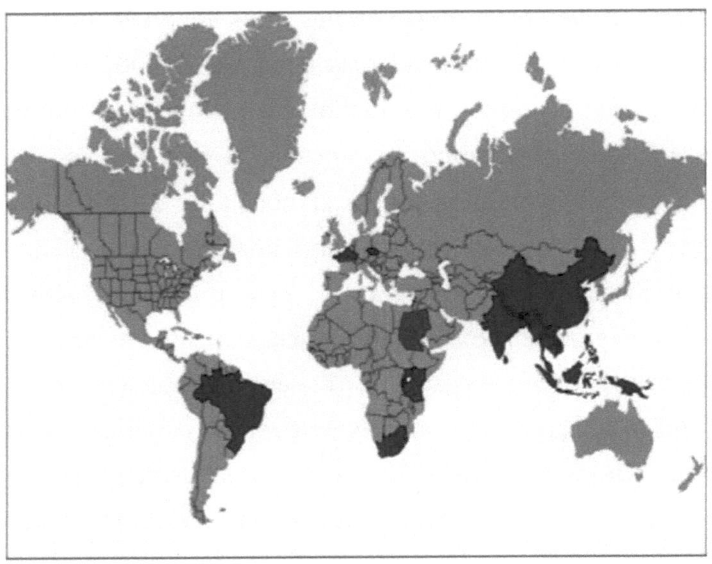

Figura 3: Países con mayor incidencia de cáncer oral[1]

En 2004 se registraron 67.000 nuevos casos en la Unión Europea: la tasa de incidencia de cáncer oral en Francia es siete veces más alta que en Grecia, que es el país con la incidencia más baja de toda Europa. El riesgo de un varón europeo de tener cáncer oral es de 1,85 %, mientras que el riesgo es de 0,37 % para las mujeres.

La tasa de mortalidad más alta se encuentra en los países de Europa del Este, en Hungría en particular, en donde se duplica la media europea, constituyendo la situación más preocupante en el continente[15,16].

En España, en 2012, el cáncer oral fue el undécimo tipo de cáncer más prevalente, con 4.098 casos diagnosticados, correspondiendo a una incidencia del 1,9 %. Entre estos casos fallecieron 1.117 pacientes, lo que resulta en una tasa de mortalidad del 27 %. Este índice está muy por debajo de la media mundial, que ronda el 50 %, lo que se debe a los esfuerzos en detección y tratamiento precoz de estos pacientes [17].

En la relación varón/mujer, la incidencia continúa siendo más alta en hombres, pero las tasas H:M se aproximan en las últimas décadas: hoy en día es de 1,5:1 mientras que en los años 80 era de 3,0:1. Esto se debe a que las mujeres han adquirido hábitos de consumo de tabaco y alcohol, que eran más prevalentes en hombres[1].

El riesgo de desarrollo de cáncer oral aumenta con la edad, la mayoría de los casos ocurre en pacientes con más de 50 años. De 2000 a 2004 la media de edad de diagnóstico en EE. UU. fue de 62 años. Por otro lado, la incidencia de nuevos casos de cáncer oral en pacientes jóvenes ha aumentado: cerca del 6 % de los pacientes diagnosticados tienen menos de 45 años[18-20].

En los últimos años, la incidencia de cáncer oral ha aumentado en los países desarrollados como EE.UU., Reino Unido y Japón[21-23].

3.1.2! Clínica y Localización

Una gran parte de los carcinomas orales de células escamosas deriva de lesiones o condiciones premalignas. La OMS define *lesión premaligna* como un tejido morfológicamente alterado en el que el cáncer oral puede aparecer más fácilmente que en el tejido con apariencia normal. La *condición premaligna* es definida, sin embargo, como una alteración sistémica asociada a un incremento significativo del riesgo de desarrollo del cáncer oral. Son lesiones premalignas: las leucoplasias, las eritroplasias, las queilitis actínica o queratosis del paladar, las leucoplasias asociadas al hábito de fumar invertido. Son condiciones premalignas el liquen plano, la fibrosis oral submucosa, la sífilis, el lupus eritematoso discoide, la epidermólisis bullosa, y la disqueratosis congénita [24].

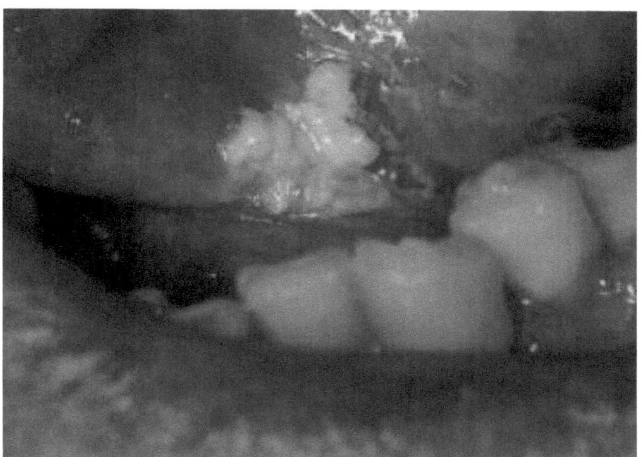

Figura 4: Imagen de precáncer (leucoplasia)

Es a partir del precáncer, con la aparición de displasia epitelial, cuando empiezan los cambios celulares que pueden llevar a la aparición de un carcinoma *in situ*, aún localizado dentro del propio epitelio. A partir del momento en el que el carcinoma *in situ* invade la membrana basal, se considera que la lesión pasa a ser maligna; a partir de ahí empieza a desarrollarse e invade estructuras vecinas, músculo, hueso o glándulas salivales. Su crecimiento y desarrollo continúan hasta que produce metástasis en los ganglios cervicales, inicialmente en los más próximos al tumor y, posteriormente, en todo el cuello.

De acuerdo con la localización, el COCE presenta características clínicas distintas. La más frecuente es la lengua, seguida del suelo de la boca, la mucosa yugal, el reborde alveolar y el paladar.

En el carcinoma de lengua, que representa el 50 % del cáncer oral, la mayoría de las lesiones aparecen en los bordes laterales o en la cara ventral. Estas lesiones están relacionadas con el trauma crónico del roce con dientes o molares en mal estado o prótesis mal adaptadas. Clínicamente, estas lesiones tumorales típicamente se presentan como una úlcera infiltrante en profundidad, dolorosa y que reduce la movilidad de la lengua. Los tumores localizados en la cara dorsal de la lengua están asociados a la malignización de un liquen plano erosivo, a infección por virus (HPV), infecciones crónicas de *Cándida albicans* o por infecciones de sífilis terciaria. Se observa una gran prevalencia de metástasis linfáticas cervicales en el momento del diagnóstico, constituyendo muchas veces el primer signo de una lesión en la base de la lengua, pues se trata de un tumor mucho menos sintomático[26,27].

El carcinoma de suelo de boca representa aproximadamente un tercio de todos los carcinomas orales apareciendo con mayor frecuencia en mujeres. Es habitual la aparición de lesiones premalignas, leucoplasias o eritroplasias previas. Cuando la lesión está relacionada con el frenillo lingual, suele causar pérdida de la movilidad de la lengua y, cuando está relacionada con los ductos de las glándulas submandibulares, puede causar estenosis del conducto, provocando aumento del volumen de las glándulas y dolor[28,29].

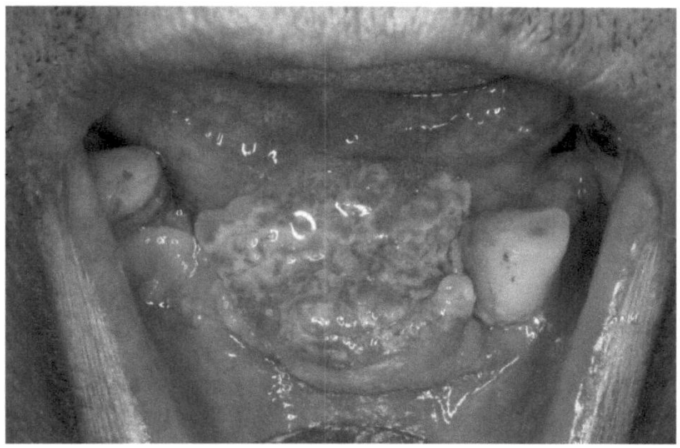

Figura 5: Carcinoma de suelo de boca

El carcinoma de reborde alveolar representa el 5 % de los carcinomas intraorales. Suele ser una lesión indolora localizada en los sectores posteriores de la mandíbula, manifestándose clínicamente por dificultad en la adaptación de las prótesis dentales removibles o sangrado durante el cepillado. La invasión ósea es característica de este carcinoma [30].

El carcinoma de mucosa yugal, al igual que el cáncer de lengua, está relacionado con el trauma crónico provocado por dientes y molares en mal estado; suele manifestarse como una úlcera con bordes evertidos e indurados y con crecimiento verrucoso y exofítico. En estadios avanzados se infiltran hasta la piel, causando lesiones extraorales y, cuando se infiltran en tejido muscular, pueden presentar trismus. Esta localización, poco frecuente en Europa, es más habitual en el sudeste asiático y está relacionada con el hábito de mascar tabaco[31].

El carcinoma de trígono retromolar es una localización donde el carcinoma de células escamosas puede instalarse cómodamente y causar grandes estragos; tiene un patrón invasivo muy importante y suelen ser tumores con grado de diferenciación de moderado a pobre. Las pruebas de imagen son muy importantes en esta localización, ya que su extensión puede no ser bien determinada clínicamente. Es muy frecuente que el tumor se extienda a la rama mandibular y afecte a la musculatura masticatoria; en este caso, suele manifestarse clínicamente con trismus. En esta localización la presencia de lesiones de leucoplasia y eritroplasia precedentes al carcinoma es un hallazgo común. Es también frecuente la aparición de metástasis cervicales[32,33].

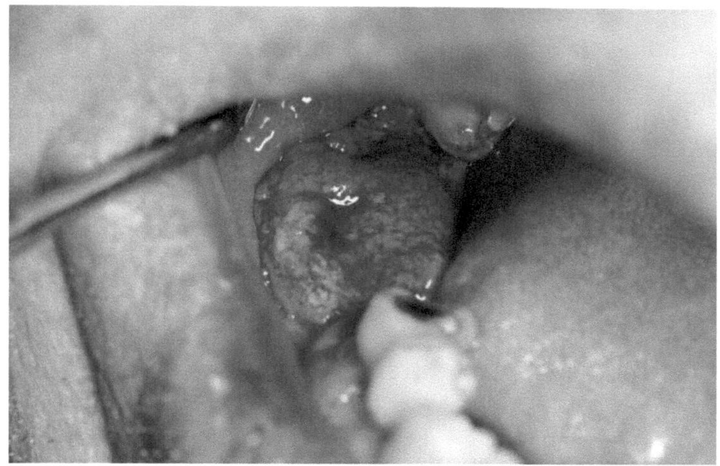

Figura 6: Carcinoma de trígono retromolar.

El carcinoma de paladar es relativamente raro. Suele representarse como una lesión verrucosa o úlcera rodeada por lesiones de leucoplasia. Los pacientes suelen acudir refiriendo mal ajuste de las prótesis dentales. Es más frecuente su aparición en paladar blando que en paladar duro[34].

3.1.3 Etiopatogenia

La carcinogénesis oral está modulada por una serie de factores ambientales y genéticos. El cáncer oral es el resultado de mutaciones espontáneas en el ADN y otras producidas por la acción de diversos agentes mutagénicos, como son el tabaco y el alcohol. Se producen una serie de cambios genéticos que llevan, con el tiempo, a una pérdida del control de la proliferación celular. Para contrarrestar estos cambios existe una serie de mecanismos que metabolizan los agentes cancerígenos, reparan los daños en el ADN, controlan el crecimiento celular y defienden al organismo contra el cáncer. El cáncer es el resultado de la interacción de muchos de estos factores[35].

La asociación del consumo de tabaco y alcohol es, de forma genérica, el factor de riesgo más importante para el desarrollo de cáncer oral. A pesar de tener cada uno de ellos potenciales carcinogénicos independientes, éstos actúan sinérgicamente para el desarrollo de la enfermedad. Se estima que, en los países desarrollados, tres de cada cuatro COCE's están relacionados con el consumo de tabaco y alcohol[36].

El uso del tabaco está muy difundido en todo el mundo y sigue aumentando en los países en desarrollo. Todas las formas de tabaco son carcinogénicas y causan cáncer oral. Los pacientes fumadores presentan un riesgo 7 veces más alto de tener cáncer que los no fumadores. Por otro lado, hay evidencias que sugieren que en las personas que cesaron del hábito de fumar después de un periodo de 10 años, el riesgo de tener cáncer oral es cercano a las personas que nunca fumaron[2].

El tabaco es un carcinogénico con un efecto mutagénico, pues genera carcinógenos, como las nitrosaminas específicas del tabaco (TSNAs) y radicales libres que impiden la acción de las enzimas antioxidantes. La exposición crónica al tabaco produce alteraciones genéticas en todas las mucosas del tracto aerodigestivo superior, incluyendo la mucosa oral, que persisten varios años después de cesar el hábito de fumar. Se encuentran lesiones o condiciones premalignas que pueden desarrollar cáncer oral en el 20 % de los pacientes fumadores. Además de su poder mutagénico, el tabaco también interfiere en la actividad proliferativa del tumor por la activación del receptor del crecimiento epitelial (EGFR) y su mecanismo de cascada, que lleva a la activación de la ciclina D1; posibilitando la proliferación de las células genéticamente inestables y facilitando la aparición de carcinomas.

El consumo de alcohol, al igual que el de tabaco, también está muy difundido en el mundo, siendo la forma más común de abuso de drogas; puede conducir a la carcinogénesis por varios mecanismos, pero el más importante es la oxidación del etanol a acetaldehído, que es carcinogénico, por sus enzimas (ADH – alcohol deshidrogenasa)[37].

Los hábitos alimenticios también están relacionados con la aparición de neoplasias, incluyendo el cáncer oral; se cree que una dieta rica en fruta y vegetales reduce el riesgo de aparición de neoplasias. De acuerdo con un estudio en EE. UU., hay una relación inversa entre el consumo de vegetales y la incidencia de cáncer de cabeza y cuello[38]. Desde este mismo punto de vista, según se observó en un estudio realizado en Italia, parece que la dieta mediterránea, rica en frutas y vegetales, reduce la aparición de cáncer oral[39]. La verdad es que el país con menor incidencia de cáncer oral es Grecia, lo que podría relacionarse con su alimentación[1]. Se puede inducir que una alimentación pobre en antioxidantes es un factor predisponente de cáncer oral.

La falta de higiene oral puede ser considerada un factor de riesgo independiente para el cáncer oral. Los pacientes con cáncer oral presentan muchas veces mala higiene asociada a dientes con caries o con enfermedad periodontal. Por otro lado, la falta de higiene está muchas veces relacionada con el consumo de tabaco y alcohol, lo que dificulta el análisis del potencial carcinogénico de la primera. No obstante, se halló una relación entre pacientes periodontales y la diferenciación tumoral en el cáncer oral: los pacientes periodontales tienen mayor propensión al desarrollo de tumores pobremente diferenciados que los pacientes sanos (no periodontales). Por otro lado, se ha encontrado que la presencia de bacterias sacarolíticas y acidúricas es mayor en tejido tumoral que en mucosa normal[40,41].

La presencia de *Cándida albicans* se muestra también como un factor predisponente de cáncer oral, una vez que es frecuente la aparición de cáncer oral en pacientes con candidiasis. La *Cándida* invade el epitelio oral, conllevando la aparición de lesiones displásicas. Las leucoplasias desarrolladlas por cándida pueden conducir a la aparición de carcinomas. Las nitrosaminas producidas por la *Cándida* activan protooncogenes que pueden llevar a la carcinogénesis. No hay ningún estudio que demuestre que la presencia de *Cándida* conduce la aparición de cáncer, de manera que la OMS no considera la candidiasis como una condición premaligna. La aparición de cáncer en estos pacientes suele estar asociada con el consumo de tabaco y alcohol[42,43].

Las infecciones por HPV (*virus del papiloma humano*) parecen estar asociadas a la aparición de cáncer oral en pacientes jóvenes con hábitos de sexo oral. Los subtipos HPV-16 e HPV-18 son frecuentemente encontrados en COCE y, de esta manera, son considerados como carcinogénicos. Estos tumores suelen tener mejor pronóstico[44].

El *virus del herpes simplex* (HSV) y el *virus Epstein-barr* también están implicados en la carcinogénesis oral[45].

Otras patologías como el *síndrome de Plummer Vinson*, *síndrome de Li Fraumeni*, la diabetes, la sífilis y la disfagia sideropénica son patologías relacionadas con el cáncer oral pero estadísticamente muy poco significativas[46-49].

3.1.4 Clasificación

La clasificación del cáncer oral tiene una gran importancia clínica, ya que tiene una vital influencia en el plan de tratamiento y pronóstico del paciente. El COCE se clasifica a través del estadio tumoral, que depende del tamaño de la lesión primaria en la fecha del diagnóstico y de la diseminación de la enfermedad. La clasificación más usada por clínicos e investigadores es la clasificación TNM, propuesta por el *American Joint Committee on Cancer* (AJJC).[50]

T–Tumor primario

TX: Datos insuficientes para evaluar el tumor primario

T0: No evidencia de tumor primario

Tis: Carcinoma *in situ*

T1: Tumor de 2 cm o menos en su diámetro mayor

T2: Tumor de 2 a 4 cm de diámetro mayor

T3: Tumor mayor de 4 cm de diámetro mayor

T4a: Enfermedad local moderadamente avanzada

T4b: Enfermedad local muy avanzada

N–Adenopatías regionales

NX: Los ganglios linfáticos regionales no pueden evaluarse

N0: No hay evidencia de metástasis ganglionares regionales

N1: Metástasis en un ganglio ipsilateral de 3 cm o menos de diámetro mayor

N2: Metástasis en un ganglio ipsilateral de más de 3cm pero menos de 6 de diámetro mayor, ó en múltiples ganglios ipsilaterales ninguno mayor de 6 cm, o en ganglios linfáticos bilaterales o contralaterales, ninguno mayor de 6 cm

N2a: Metástasis en un ganglio ipsilateral entre 3 y 6 cm de diámetro mayor

N2b: Metástasis ganglionar múltiple ipsilateral ninguna mayor de 6 cm

N2c: Metástasis ganglionar bilateral o contralateral ninguna mayor de 6 cm

N3: Metástasis ganglionar de más de 6 cm de diámetro mayor

M–Metástasis a distancia

M0: no evidencia de metástasis a distancia

M1: evidencia de metástasis a distancia

3.1.5 Diagnóstico, pronóstico y tratamiento

El diagnóstico precoz del cáncer oral constituye su factor pronóstico más importante, ya que el pronóstico depende de diversos factores: la clasificación TNM, la localización, el grado histológico, la presencia de metástasis y la exposición a factores de riesgo. Las tasas de curación del cáncer oral dependen de su estudio clínico, observándose tasas de supervivencia a los 5 años del 80 % en estadios iniciales, del 40 % en neoplasias con metástasis ganglionares y menos del 20 % en pacientes con metástasis a distancia [51,52].

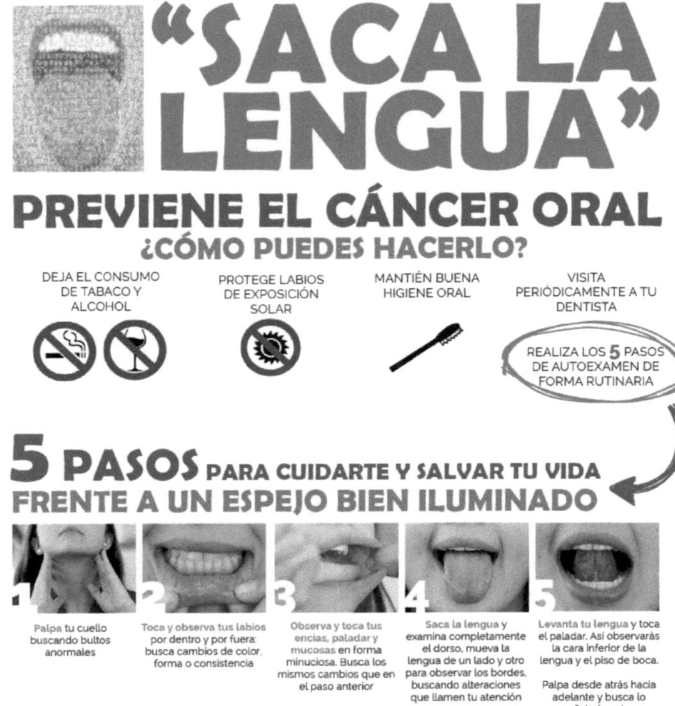

Figura 7: Campaña gubernamental realizada en Chile para la detección precoz y la prevención del cáncer oral

Para el diagnóstico de tumores de la cavidad oral es fundamental hacer una completa y detallada historia clínica, donde es importante analizar los antecedentes personales y familiares, la exposición a hábitos tóxicos, la sintomatología, la inspección clínica del paciente y la exploración radiológica.

Existen una serie de signos y síntomas que debemos tener en cuenta cuando realizamos el diagnóstico de tumores de la cavidad oral: disfagia (dificultad en deglutir), odinofagia (dolor irradiada al oído y al cuello), halitosis, expectoración sanguíneo-purulenta, disminución de secreción salivar, alteración del gusto, alteración de la movilidad lingual, trismus, pérdida de peso y de apetito y la aparición de una tumefacción o edema de la cabeza y cuello [53].

La cavidad oral es una región anatómica de fácil acceso a la inspección visual directa, así que para un correcto diagnóstico debemos inspeccionar mediante espejos intraorales o depresores todas las localizaciones orales y observar la presencia de lesiones, la alteración de consistencia de los tejidos, la movilidad, la simetría, la actividad de la articulación temporomandibular, la función verbal del paciente y la función de las glándulas salivares[54].

Posteriormente a la inspección visual debemos hacer siempre la palpación digital de las lesiones para identificar induraciones o infiltraciones de las lesiones y valorar el tamaño del tumor. Igualmente es fundamental la palpación de todos los ganglios linfáticos de la cabeza y cuello, para descartar la presencia de metástasis ganglionares.

Como complemento al diagnóstico, es imprescindible realizar una exploración radiológica del paciente. La radiografía convencional no es de gran utilidad en los tumores de tejidos blandos de la cavidad oral. Es imprescindible el estudio radiológico mediante TAC y RMN para evaluar la infiltración en profundidad del tumor y la presencia de metástasis cervicales.

En el momento del diagnóstico del cáncer oral, el 36 % de los pacientes presentan enfermedad localizada, el 43 % presentan enfermedad con afectación regional, un 9 % presentan metástasis a distancia y para el 12 % restante el estadio de la enfermedad no se puede identificar. Estos resultados diagnósticos se consideran insatisfactorios, teniendo en cuenta que el COCE se forma en el epitelio superficial de la cavidad oral, por lo que producen cambios visibles precoces. La detección precoz en estadios asintomáticos garantiza, no sólo un aumento en las tasas de supervivencia, sino también una mejora en la calidad de vida, como consecuencia de tratamientos menos agresivos y mutilantes[55].

Las modalidades de tratamiento más utilizadas actualmente son la extirpación mediante cirugía y la radioterapia, y pueden ser empleadas individualmente o en combinación, dependiendo de la localización, del estadio tumoral y del estado de salud del propio paciente.

Aunque el papel de la quimioterapia en el cáncer oral no está claramente definido, también se puede usar en estadios avanzados, así: los estadios precoces (T1 y T2) son curables apenas con cirugía o radioterapia, observando una supervivencia del 80 % a los 5 años; los estadios T3 son tratados con cirugía en combinación con radioterapia y los estadios T4 son tratados con cirugía, radioterapia y quimioterapia, con tasas de supervivencia muy bajas (20 %). Pese a los avances en los tratamientos multidisciplinares, se ha observado que la clasificación TNM complementada con el grado de diferenciación del tumor no es siempre el mejor indicador pronóstico. De esta manera, es necesario estudiar nuevos indicadores pronósticos más específicos, teniendo en cuenta la agresividad biológica de cada tumor en cada individuo, para direccionar mejor la terapéutica del paciente[56].

La cirugía implica la resección completa de la lesión con margen de tejido normal adyacente y, cuando está indicada, la remoción completa de todos los ganglios linfáticos homolaterales y, en algunas ocasiones, los contralaterales. Los márgenes resectivos de la lesión son fundamentales para un buen pronóstico de la enfermedad; constituye el factor crítico en la curación, no sólo de las recidivas locales, sino de la enfermedad en general. La cirugía debe contener toda la masa tumoral macroscópica y la presumible extensión microscópica de la enfermedad[57].

El dilema terapeútico se plantea bien mediante el empleo de cirugía o radioterapia o ambas; o bien extirpar cadenas gangliones negativas a la palpación. Sigue existiendo controversia en el tratamiento, o bien e considera una actitud conservadora en estos pacientes, mientras por otra parte existen partidarios del tratamiento quirúrgico profiláctico en los tumores con mayor predisposición a desarrollar metástasis ganglionares, como los tumores de suelo de boca y trígono retromolar. Mientras que COCE de reborde alveolar, paladar duro y labios no precisarían de este abordaje.

Los pacientes con adenopatías cervicales palpables necesitan del procedimiento de vaciamiento cervical radical que Implica la extirpación de todos los ganglios linfáticos cervicales profundos, así como del nervio accesorio, vena yugular interna y músculo esternocleidomastoideo, lo que le supondrá una gran morbilidad al paciente, con consecuencias estéticas importantes. Así, se han propuesto modificaciones de la técnica para preservar estructuras anatómicas y reducir la morbilidad.

La radioterapia posee la ventaja de la preservación de los órganos y está indicada en el tratamiento de localizaciones específicas (dorso de la lengua, amígdalas palatinas, paladar blando y faringe) o en pacientes sistémicamente comprometidos, que no pueden someterse a cirugía. Sin embargo, esta modalidad de tratamiento también tiene complicaciones y es muy frecuente la aparición de mucositis, xerostomía, candidiasis y, en algunos casos, osteo-radionecrosis.

La radioterapia postoperatoria debe ser empleada de acuerdo con la extensión y grado de infiltarción de la enfermedad. En tumores primarios extensos, o con márgenes quirúrgicos positivos, o con invasión de espacio perineural, linfático o vascular, la radioterapia está indicada. Cuando el análisis histológico de las piezas de la disección cervical comprueba la ausencia de metástasis ganglionares, la radioterapia no está indicada. La presencia de metástasis ganglionares es indicación absoluta de radioterapia.

La quimioterapia para el tratamiento del COCE no ha demostrado resultados, considerándose más un tratamiento paliativo que un tratamiento curativo primario. Este tratamiento reduce significativamente el tamaño tumoral, pero no se demuestra mejora en la supervivencia o la tasa de aparición de metástasis. Los agentes más empleados son el 5-fluoracilo, el cisplatino, el metrotrexato y la bleomicina. Con el desarrollo de nuevos quimioterápicos, se están estudiando nuevos protocolos con combinación de radio y quimioterapia. De hecho, actualmente la quimioterapia en ell tratamiento del COCE se limita a tumores en estadios avanzados que sean considerados inoperables.

3.2 El Ciclo celular

El ciclo celular consiste en la secuencia de procesos que engloban el crecimiento de una célula y que posibilitan que ésta duplique su contenido y se divida en dos. Para que ocurra una apropiada división y proliferación celular todo un programa genético debe ser seguido. La progresión del ciclo celular está asociada a la expresión de distintos genes que codifican proteínas específicas, que controlan la progresión de las distintas fases. El ciclo celular después de la fase estacionaria G0, consiste en cuatro fases fundamentales: la fase de crecimiento 1 (G1), la fase de síntesis (S), la fase de crecimiento 2 (G2) y, finalmente, la mitosis (M)[58,59].

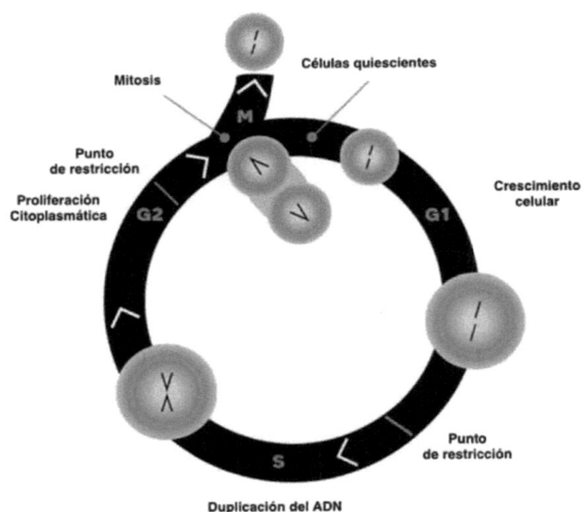

Figura 8: El ciclo celular

En la fase G0, o fase de *quiescencia*, es como se encuentran la mayoría de las células del organismo. Aunque se mantienen metabólicamente activas, no tienen actividad de síntesis protéica y, de esta manera, no se considera que esta fase esté incluida en el ciclo celular. Su duración es variable según el tipo de célula, no obstante, ante un estímulo externo, las células pueden rápidamente entrar en el ciclo celular, lo que les posibilita regenerar un determinado tejido.

En la fase G1, la primera fase de crecimiento se capacita a la célula para crecer y producir todas las proteínas necesarias para la síntesis de ADN. La célula aumenta de tamaño y sintetiza nuevo material citoplasmático, sobre todo proteínas y ARN.

La fase S, o de síntesis, es el periodo en el que tiene lugar la duplicación de ADN. Cuando termina, el núcleo contiene el doble de ADN, de esta manera, el contenido de ADN pasa de un estado diploide 2n a un estado de replicación 4n. Esto asegura que, al dividirse, cada una de las células tenga una copia completa de ADN.

En la fase G2, la segunda fase de crecimiento continúa la síntesis de proteínas citoplasmáticas y organelos, por lo que la célula aumenta de tamaño y hay cambios visibles en la estructura celular que nos indican el principio de la mitosis.

En la fase M, o *mitosis*, se produce la segregación de los cromosomas, dando lugar a la división de las cromátidas hermanas y tienen lugar tanto la división nuclear (*mitosis*) como la división del citoplasma (*citocinesis*). Al período de tiempo transcurrido entre dos mitosis, se le denomina *interfase* y engloba las fases G1, S y G2.

3.2.1! Control del ciclo celular

La proliferación celular no controlada es una de las características más comun de los tumores; a éstos se asocian una gran cantidad de anormalidades cromosómicas y genéticas y, la gran mayoría de estas alteraciones, han sido asociadas con genes y proteínas que forman parte de la maquinaria del ciclo celular. Así, la desregulación del ciclo celular es considerado un episodio muy característico en el desarrollo del cáncer[4].

La transición de una fase del ciclo celular a la siguiente es controlada en *"puntos de control o restricción"*, cuando existe un error en el ADN estos mecanismos frenan el ciclo celular para posibilitar la reparación del ADN. De esta manera, la integridad de los diferentes puntos de control se considera esencial en el mantenimiento de la estabilidad genética. Las modificaciones estructurales o funcionales, que impiden el funcionamiento de los controles del ciclo, pueden llevar a la progresión de ciclos celulares alterados y, por tanto, a la carcinogénesis. Así, la detención del ciclo celular en la fase G1, previene la replicación del ADN dañado y la detención del ciclo celular en la fase G2 no permite la segmentación de los cromosomas dañados.

3.2.2! Las ciclinas y las quinasas dependientes de ciclinas

Una gran variedad de proteínas participan en la regulación del ciclo celular, pero los principales factores que regulan la progresión del ciclo celular son las ciclinas y las quinasas dependientes de ciclinas (CDK). Las primeras en descubrirse fueron las ciclinas, proteínas que aparecen y desaparecen cíclicamente durante el ciclo celular. Posteriormente, se descubrieron las proteínas CDK, pero en realidad estas dos proteínas juntas constituyen una sola macromolécula en la actividad de quinasa. Ninguna de las dos es funcional cuando está separada, de modo que estas proteínas forman complejos ciclina/CDK y sirven como interruptor molecular en fases específicas del ciclo celular.

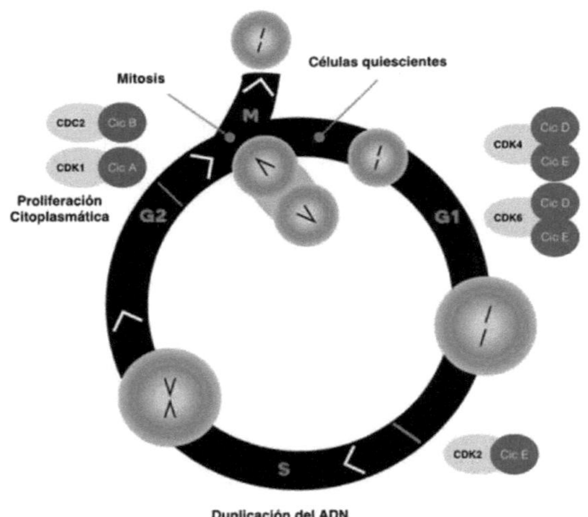

Figura 9: Papel de los complejos ciclina/CDK en el ciclo celular.

El punto de control necesario para la transición de la fase G1 a la fase S es la formación de los complejos ciclina D o E/CDK4 o 6. La actividad del complejo ciclina D/CDK es máxima en las etapas temprana e intermedia de la fase G1. En células en fase de quiescencia, la expresión de ciclina D es baja, lo que permite que ésta se mantenga en esta fase. Después de que la célula haya recibido señales mito génicas, que pueden ser cadherinas, integrinas (moléculas que se adhieren al receptor de tirosina quinasa) o TGF β1 (factor de crecimiento), induce la ciclina D. Los complejos ciclina D/CDK4/6 tienen como función la fosforilación de la proteína retinoblastoma (pRb). La sobreexpresión de ciclina D fue encontrada en varios tipos de tumores sólidos, incluyendo el COCE[35].

Para la transición de la fase G1 a la fase S, el complejo que está involucrado es el complejo ciclina E/CDK2; este actúa en el núcleo de la célula y trabaja en cooperación con el complejo ciclina D/CDK4/6, reduciendo la fase G1. Este complejo fosforila la histona H1, lo que conlleva una reorganización de la cromatina. De igual modo a la ciclina D, la ciclina E también se encuentra sobre expresada en el cáncer, incluyendo el COCE[35].

La ciclina A se asocia con dos quinasas: CDK2 y CDK1 y, de este modo, contribuye a la transición de G1-S; la progresión en la fase S y la transición de G2-M. Tal como el complejo ciclina E/CDK2, el complejo ciclina A/CDK2 también está relacionado con el paso de G1-S, mientras que la formación del complejo ciclina A/CDK1 es fundamental para la transición de G2-M, de este modo, este complejo se considera un regulador positivo para la replicación del ADN y un regulador negativo para la transcripción. La ciclina A también se encuentra sobreexpresada en el COCE y en otros tipos de cáncer.

La transición de G2-M y la progresión en la mitosis está a cargo del complejo ciclina B/CDK2.

3.2.3 Inhibidores de quinasas dependientes de ciclinas

Los complejos ciclina/CDK son reprimidos por los inhibidores de quinasas dependientes de ciclinas (CKIs) y por eso son considerados también reguladores del ciclo celular. Los productos de estos genes se unen a las CDKs o al complejo ciclina/CDK, inhibiendo la actividad catalítica del complejo. Estas proteínas son clasificadas como genes supresores tumorales porque, además de su función biológica inhibidora de la proliferación celular, sus genes se localizan en áreas cromosómicas alteradas en varios cánceres humanos. Estos inhibidores son activados por señales antimitogénicas exógenas (como la privación de factores de crecimiento) entrando en la actividad reguladora del retinoblastoma. Existen dos familias de estos inhibidores: la familia CIP/KIP, que incluye el *p21Cip1*, *p27Kip1* y *p57*, y la familia INK4, compuesta por el *p15*, *p16INK4a, p18* y *p19*.[60]

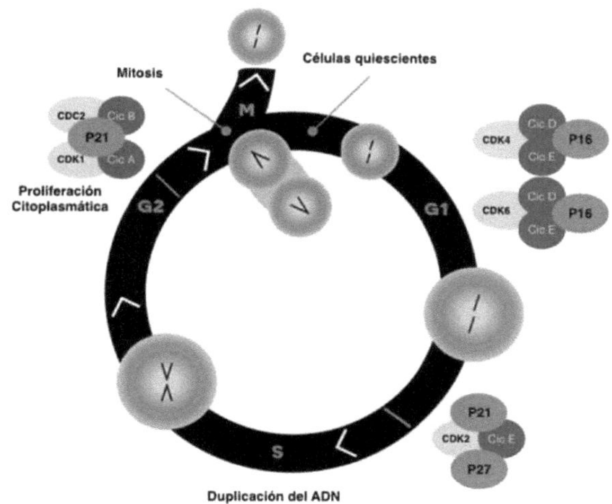

Figura 10: Los inhibidores CDK en el ciclo celular

La familia CIP/KIP inhibe la formación de cualquier complejo ciclina/CDK; está relacionada con la inhibición de complejos ciclina/CDK2 y, de esta manera, se considera que están implicados en la detención de la replicación del ADN. Por otro lado, la familia INK4 inhibe específicamente complejos ciclinaD/CDK4 o 6, estando relacionados con el paso de la fase G0 a G1.

El *p16INK4a* es una de las proteínas codificada por el locus supresor tumoral MTS-1 en el cromosoma 9p. Durante la fase G1, el *p16INK4a* controla el ciclo celular inhibiendo la capacidad de los complejos ciclina D/CDK4/6 de fosforilar la proteína pRb. La fosforilación del pRb conduce a la disociación del complejo pRB/E2F, lo que lleva a la progresión del ciclo celular. Por otro lado, la liberación de E2F activa la transcripción de *p16INK4a*. El aumento de los niveles de *p16INK4a*, con el consecuente bloqueo del *p16INK4a* a CDK4/6, resulta en una inhibición de la actividad de quinasa del complejo ciclina D/CDK4/6. Se reportó el silenciamiento de *p16INK4a* en el cáncer oral y se cree que su inactivación es un evento temprano en la carcinogénesis oral. El silenciamiento de p16INK4aINK4A, tal como todos los otros genes supresores tumorales, es el resultado de mecanismos fisiológicos de control de la expresión. Los eventos genéticos y epigéneticos más frecuentes son: deleciones homocigotas, metilación de la zona promotora de replicación y mutaciones genéticas[60].

Otra relación constatada es la existente entre el comportamiento clínico de tumores con p16INK4aINK4A sobreexpresado y tumores positivos para HPV, presentando buen pronóstico y baja tasa de recidiva. Además, existe una relación entre el aumento de la expresión del p16INK4aINK4A y la presencia de infección por HPV en COCEs[61].

El gen p15INK4B está localizado en el cromosoma 9 a 28 KB del gen p16INK4aINK4A, de este modo, comparten alto grado de similitud funcional y estructural. El aumento de la expresión del p15INK4B está relacionado con el factor de crecimiento β-1 y desencadena la inhibición de la fosforilación del gen pRB por la asociación al complejo ciclina D/CDK 4/6, inhibiendo el paso de la fase G1 a la fase S en el ciclo celular[62]. La desregulación del p15INK4B está influenciada por el consumo de tabaco y alcohol y parece no estar relacionada con infección por HPV[63]. El silenciamiento de este gen está causado por los mismos mecanismos de la p16INK4aINK4A: la deleción homocigota (suele ser simultánea a la de p16INK4aINK4A) y la metilación del promotor[61].

El p14WAF1 (el homólogo humano del *p19* WAF1) es un inhibidor CDK que inhibe la proliferación celular anulando la acción inhibidora de la MDM2 sobre la actividad del *p53*, posibilitando así la ruptura del ciclo celular y la apoptosis. Está demostrado que la desregulación del pRb y del *p53* desencadena el aumento del factor de transcripción E2F-1, que induce el aumento del *p14* WAF1 y éste vuelve a activar la función supresora tumoral de *p53*[64]. La subexpresión del *p14* WAF1 suele acompañar a la subexpresión del p16INK4aINK4A. La inactivación de este gen está relacionada con las etapas iniciales de proceso carcinogénico[65]. Los resultados del estudio de Shintani *et al.* sugieren que, en el COCE, el *p14* WAF1 es predominantemente silenciado por metilación del promotor de transcriptasa[66].

El p18INK4C parece poseer una gran especificidad para el CDK6. Los estudios del comportamiento de este gen en COCE son escasos. En estudios de la expresión del p18INK4C, Timmermann *et al.* encuentran un comportamiento similar al p16INK4aINK4A: cuando éste se encuentra subexpresado el tumor tiene peor pronóstico y mayor tasa de recidiva[67,68].

Los miembros de la familia Cip/Kip bloquean la actividad de todos los complejos ciclina/CDK, incluyendo los complejos ciclina E/CDK2 y ciclina A/CDK2, bloqueando así la transición del ciclo celular de la fase G1 a la fase S[69-72].

El p21Cip1CIP1, inicialmente, fue descubierto como inhibidor de la activación de los complejos ciclina/CDK y, más tarde, fue asociado a la activación por el *p53*, cuando el ADN está dañado, induciendo la apoptosis. De este modo, el p21Cip1CIP1 tiene dos vías de activación: una dependiente del *p53* y otra independiente del *p53*, estimulada por factores de crecimiento celular. La expresión del p21Cip1CIP1 en tumores HPV positivos, sigue hoy en día siendo poco estudiada, aun así, parece haber relación entre un aumento de la expresión del p21Cip1CIP1 en las lesiones infectadas por HPV [20]. De los eventos genéticos y epigenéticos que afectan a la expresión del p21Cip1CIP1, se observa una frecuencia de mutaciones (transiciones y transversiones) en un rango entre 14-43 %, dependiendo del origen del tumor.

El p57KIP2 está localizado en la región cromosómica 11p15.5; debido a esta localización, las funciones bioquímicas son consideradas como gen supresor tumoral. La expresión de este gen en COCE está poco estudiada, pero muchos investigadores describen una relación entre la reducción de la expresión de este gen y la formación y proliferación del COCE. Lai *et al.* no encontraron diferencias significativas en la expresión del p57KIP2 entre mucosa oral, leucoplasia con displasia y COCE bien diferenciado o COCE moderadamente/poco diferenciado. La disminución de la expresión del p57KIP2 está relacionada con estadios tumorales avanzados y presencia de metástasis cervicales. Tampoco se ha encontrado relación entre la expresión del p57KIP2 y la tasa de recidiva tumoral o el estatus vital. La expresión del p57KIP2 está inversamente relacionada con la expresión de *p53*; el aumento del *p53* inhibe la actividad de la telomerasa, que es necesaria para la activación del p57KIP2[73,74].

El gen *p27Kip1* fue el primer inhibidor CDK descubierto, se localiza en el cromosoma 12p-12-12p13.1 y tiene vital importancia en la regulación del ciclo celular. Al igual que el p21Cip1CIP1, es responsable de bloquear la actividad de los complejos ciclina E/CDK2 y ciclina D/CDK2, inhibiendo la fosforilación del pRb e imposibilitando la transición de la fase G1 a la fase S, lo que induce la apoptosis[75]. La disminución de la expresión del p27Kip1KIP1 está relacionada con los tumores con peor pronóstico, así como la presencia de metástasis cervicales y la recidiva del tumor[76]. Li *et al.* no encontraron asociación entre la expresión del p27Kip1KIP1 y los tumores HPV positivos[77]. En relación con el *p53,* se observa una correlación inversa: al aumento de expresión de *p53* se observa la disminución de expresión del p27Kip1KIP1[78]. Con el p27Kip1KIP1 raramente ocurren mutaciones genéticas, su desregulación suele estar relacionada con episodios de ubiquitinación[79].

3.2.4 Oncogenes y genes supresores tumorales

A lo largo de los años, en el estudio del cáncer se ha percibido que los tumores malignos derivan de una sola célula que ha acumulado mutaciones sucesivas; así, el término oncogénesis se refiere al mecanismo genético en que las células normales son transformadas en células malignas. Las alteraciones genéticas que promueven el desarrollo del cáncer ocurren en dos clases de genes reguladores del crecimiento, que están presentes en células normales: los *protooncogenes*, que promueven el crecimiento celular y los *genes supresores tumorales*, que inhiben el crecimiento celular. Los oncogenes fueron descritos por primera vez en el genoma retroviral que inducía tumores en animales; estos genes fueron llamados *oncogenes virales* (*v-oncs*). Posteriormente se descubrió que los oncogenes presentaban secuencias de ADN muy similares a las células normales y se observó que era la influencia de los virus la que provocaba cambios en la secuencia de ADN de las células infectadas. Así, a partir de este momento, los genes normales fueron llamados protooncogenes.

Los protooncogenes pueden transformarse en oncogenes de dos formas:

- Cambios en la estructura del gen, resultando en la síntesis de oncoproteínas con función aberrante.

- Cambios en la regulación de expresión del gen, lo que resulta en un aumento o producción inadecuada de proteínas promotoras del crecimiento estructuralmente normales.

Los oncogenes codifican proteínas llamadas *oncoproteínas*, que participan en la transducción de señales durante varias etapas del ciclo celular y clasificados por *Sidransky* en 1995 en 5 grupos[1]:

---

[1] Ver clasificación en Sidransky D. Molecular genetics of head and neck cancer. Currrent Opinion in Oncology, 1995;7(3): 229-233.

- Factores de crecimiento y sus receptores (hst-1, int-2, EGFR, erb-B)

- Transductores de señales intracelulares (ras, raf, stat-3)

- Factores de transcripción (myc, fos, jun, c-myc)

- Reguladores del ciclo celular (ciclina D, ciclina E)

- Inhibidores de la apoptosis (bcl-2, bax)

En el cáncer oral se observa que diversos oncogenes están implicados en la carcinogénesis oral.

El gen EGFR (erb1), localizado en el cromosoma 7p13-q22, codifica un receptor involucrado en la señalización celular; es un receptor transmembrana con actividad tirosina-quinasa específica, que se liga a varios ligandos (c-erbB-1, c-erbB-2, c-erbB-3 y c-erbB-4). Estas ligazones llevan a la transcripción de los genes responsables de la inhibición de la apoptosis, crecimiento celular, angiogénesis e invasión tumoral y, de esta manera, aumentan el potencial maligno de los tejidos epiteliales que tengan la sobreexpresión del EGFR. Se ha observado en varios estudios del COCE que la expresión del EGFR se encuentra sobreexpresada [25].

Los oncogenes transductores de señales intracelulares (Ras/Raf), que están localizados en el citoplasma de la célula, son activados por los factores de crecimiento celular. Cuando estos oncogenes están mutados desregulan dos vías de señalización celular: PI3K/Akt y MAPK. Los estudios de las últimas dos décadas muestran que Ras es uno de los oncogenes genéticamente más desregulados en la carcinogénesis oral; presenta 3 subtipos: Kras, Nras y Hras, siendo el Hras el más desregulado en el COCE[25].

Los factores de transcripción son proteínas que, en respuesta a señales citoplasmáticas, son capaces de regular la expresión génica en el núcleo. El aumento de su expresión y su desregulación permite que estimulen continuamente la síntesis de proteínas implicadas en la promoción del ciclo celular sin necesidad de ninguna señal externa. Esto puede conducir a un crecimiento incontrolado de las células y al crecimiento tumoral. La familia Myc actúa como mediador de numerosas señales mitogénicas y está involucrada en los procesos de proliferación celular, a través de la formación de complejos con la proteína Max. La sobreexpresión de Myc es un evento frecuente en el cáncer oral y está relacionada con un peor pronóstico de estos tumores[25].

Los oncogenes *Fos* y *Jun* pertenecen a una superfamilia de factores de transcripción. Los factores de la familia *Fos* (Fos, b-Fos, Fra1) forman complejos con los factores de la familia *Jun* (Jun, b-Jun, c-Jun) dando lugar a los factores de transcripción AP1, que se unen a secuencias de ADN. La llegada de señales mitogénicas provoca la inducción de los promotores del gen *Fos* y la fosforilación de *Jun*. De esta forma, incluso con una estimulación breve por factores de crecimiento, resulta en una respuesta prolongada, llevando a la división celular. Las proteínas AP1, fundamentalmente las que pertenecen al grupo de *Jun*, controlan la proliferación celular y la apoptosis, mediante su capacidad de regular la expresión y función de reguladores del ciclo celular como el *p53*, la ciclina D1 y los inhibidores CDK. Entre las proteínas *Jun*, c-Jun es la única capaz de regular positivamente la proliferación a través de la represión de la función y la expresión de los genes supresores tumorales. Kuo *et al.* observan una alta incidencia de activación de c-Jun en el cáncer oral y, además, lo relacionan con peor pronóstico en términos de supervivencia[228].

3.2.5 Genes supresores tumorales

En 1969 se observó por primera vez que una célula eucariota posee genes capaces de suprimir el crecimiento tumoral al comprobarse que, tras la fusión de células cancerosas con células normales, los híbridos celulares resultantes perdían las propiedades tumorales. Así, se ha entendido que las células normales debían poseer factres de control, que estaban ausentes en las células malignas, y que se denominaron por revertir el fenotipo tumoral de estos híbridos *supresores tumorales*.

Los genes supresores tumorales están implicados en diversos procesos de división celular: la regulación de la expresión genética, el control del ciclo celular, la programación de la muerte celular y la estabilidad del genoma. La pérdida de actividad de estos genes provoca la incapacidad de respuesta a los mecanismos de control que regulan la división celular, de modo que se produce una proliferación descontrolada de la célula, lo que puede conducir al desarrollo de tumores.

Este tipo de genes comprende aquellos cuya ausencia o mutación causa un aumento significativo, como carácter transmisible a la descendencia, de la probabilidad de aparición de tumores.

Podemos distinguir los genes supresores tumorales que regulan directamente el crecimiento tumoral, y cuya deficiencia puede ser la causa del inicio de la neoplasia, y otro grupo de genes encargados de mantener la integridad del genoma y corregir errores en la replicación del ADN, cuya mutación no es suficiente para el desarrollo del tumor, pero facilita la posibilidad de que aparezcan nuevas mutaciones que lleven a la progresión tumoral. Desde este punto de vista, los genes supresores tumores han sido denominados *gatekeepers* (vigilantes), mientras que los componentes del segundo grupo se han denominado *caretakers* (cuidadores)[58].

3.2.5.1 Gen pRb

El aislamiento del primero de estos genes se realizó a finales de la década de los 80, a partir del retinoblastoma, un tumor ocular infantil, así, fue denominado pRb. Este gen produce los factores de transcripción necesarios para el avance a través del ciclo celular. Esto denota que el pRb impide que la célula se divida hasta que haya aislado suficientes proteínas para la división celular. El pRb es el responsable de la producción de E2F, de manera que actúa como un freno al progreso de la célula desde la fase G1 a la fase S del ciclo celular. Cuando la célula recibe estímulos de los factores de crecimiento, la proteína se inactiva y deja de controlar la liberación de E2F, por lo que el freno desaparece y la célula atraviesa el punto de control de la fase G1 a la fase S, causando un ciclo de reproducción celular incontrolada.

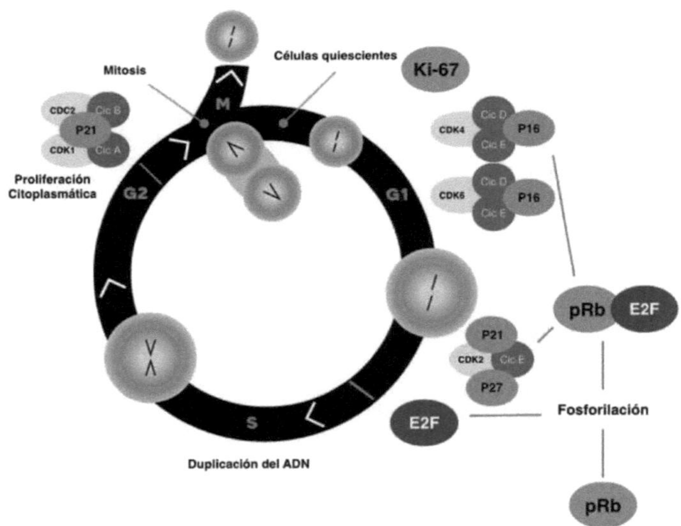

Figura 11: Función del pRb en el ciclo celular

La inactivación del pRb fue descrita en varios tumores sólidos, incluyendo el COCE. Varios autores han observado alteraciones de la expresión de pRb en estadios avanzados[58].

3.2.5.2 Gen *p53*

La mutación del gen supresor de tumor *p53* es uno de los cambios genómicos más frecuentes y más investigados en el cáncer humano. El gen *p53* se localiza en el brazo corto del cromosoma 17 [51]. Este gen, en condiciones de normalidad, codifica una fosfoproteína nuclear (proteína natural o salvaje) que actúa como un regulador negativo de la proliferación celular mediante una acción compleja, puesto que, al mismo tiempo, actúa como factor de transcripción, interruptor del ciclo celular e inductor de apoptosis.

En las mutaciones de *p53* se produce una síntesis anormal de proteína (proteína *p53* mutada) que tiende a estabilizarse y acumularse en el núcleo. Esta proteína mutada pierde su capacidad supresora del crecimiento celular. La regulación negativa del *p53* sobre la replicación ocurre ante diferentes tipos de agresiones en el ADN, aumentando entonces la cantidad de proteína nuclear *p53*. La consecuencia inmediata del incremento de *p53* es la detención del ciclo celular en G1[58].

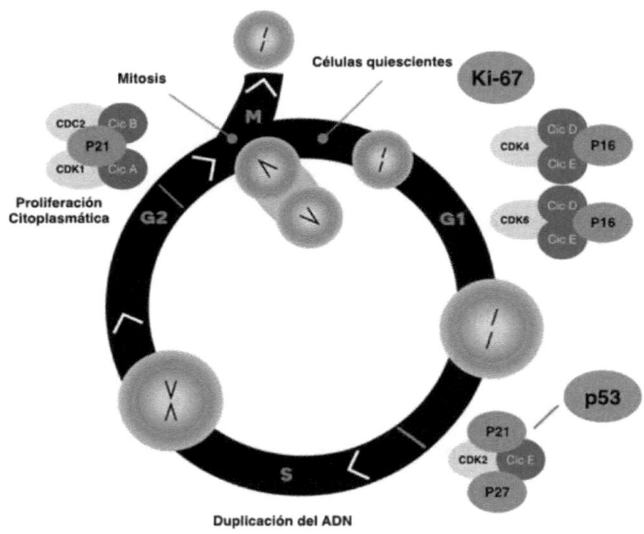

Figura 12: Control de la pasaje de G1 a S por el p53

Si la reparación del ADN es satisfactoria, *p53* activará a un gen denominado *mdm2*, cuyo producto se une e inhibe a la propia *p53*, levantando así el bloqueo celular. Si las alteraciones del ADN son muy extensas y el daño no puede ser reparado, la proteína *p53* puede inducir el inicio de muerte celular fisiológica (apoptosis). De esta forma, la proteína salvaje *p53* actúa como un verdadero guardián de la integridad del genoma, estableciendo la posibilidad de que las células dañadas reparen su ADN y previniendo la inestabilidad genómica[80].

La *p53* bloquea el ciclo celular mediante la inducción de la proteína *p21Cip1*, inhibidora de las CDK. La *p21Cip1* bloquea la transición G1-S y bloquea también directamente la replicación del ADN en la fase S del ciclo celular, mediante la inhibición de la actividad de la proteína PCNA sobre la ADN polimerasa d27. Iguclamente se ha comprobado que la *p21Cip1* puede actuar por otro mecanismo independiente de la *p53*[81,82]. El gen *p53* bloquea también la angiogénesis, posible favorecedora del desarrollo y la diseminación tumoral, a través de la secreción de trombospondina-1 (TSP-1) por parte de los fibroblastos; de esta forma, en las células transformadas, la ausencia de *p53* favorecería la inducción de la angiogénesis mediante una disminución de la secreción de TSP-1.[58]

3.2.6 Proliferación celular

La proliferación celular se puede definir como "el aumento del número de células resultante de la conclusión del ciclo celular"[83]. La proliferación excesiva puede producirse de dos formas fundamentales: bien aumentando o estimulando los factores proliferativos con la activación de protooncogenes o bien disminuyendo o bloqueando los factores inhibitorios, con la inactivación de genes supresores. Ambos fenómenos pueden estar presentes en el cáncer[84].

La tasa de proliferación de un cáncer depende de distintos factores tales como la proporción de células que proliferan (fracción de proliferación), la duración del ciclo celular y el factor de la pérdida celular (debido a la muerte y a la diferenciación celular).

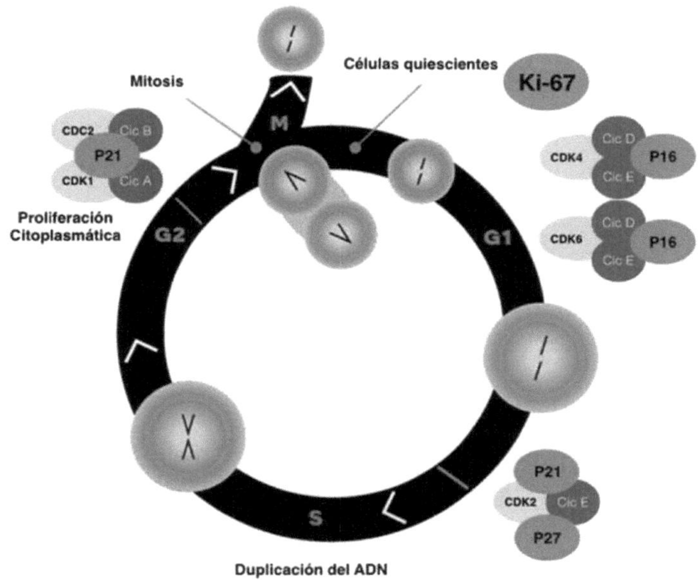

Figura 13: El Ki-67 tiene un papel fundamental en la proliferación celular y en el inicio del ciclo celuar

El estudio de la fracción de proliferación tiene gran importancia, puesto que refleja el comportamiento del cáncer: cuánto mayor sea la fracción de proliferación, mayor será el crecimiento del tumor[85].

La hiperproliferación es un marcador precoz, aunque no específico, de un desorden en el crecimiento. Se acepta generalmente que un aumento en la proliferación se asocia con lesiones en estadios más avanzados y que la distribución de las células proliferativas en el tejido puede darnos más información acerca del mecanismo de regulación, que pierde su funcionalidad durante el proceso de la carcinogénesis[55].

Se han desarrollado distintos métodos para la detección de la tasa de proliferación celular. Estos métodos difieren, no solamente en lo que detectan, sino también en la fase del ciclo celular marcada. Estos métodos incluyen la cuantificación de figuras mitóticas, el marcaje de la fase S mediante timidina tritiada o de su análogo bromodeoxiuridina (Brdu) y, más recientemente, la citometría de flujo y la inmunohistoquímica. Los dos marcadores más comúnmente utilizados son el PCNA y el Ki-67/MIB-1[86].

3.2.7 Apoptosis y envejecimiento celular

Apoptosis es un término introducido en 1980 por Wyllie Kerry Curri y representa la muerte celular programada. Es un vocablo griego que significa la caída de las hojas de un árbol o de los pétalos de una flor. Difiere de la necrosis en dos aspectos fundamentales: 1) es un proceso activo que requiere de síntesis proteica y consumo de energía, y 2) es un mecanismo fisiológico inherente al desarrollo celular. Se regula genéticamente y constituye un mecanismo fisiológico utilizado por el organismo para producir a conveniencia células muertas[87]. El proceso de apoptosis tarda aproximadamente 30 minutos. Los fenómenos que se producen son: la rotura del citoesqueleto y las organelas, el encogimiento celular, el brote de yemas en la membrana celular, la condensación de la cromatina y formación de cuerpos apoptóticos que son fagocitados por los macrófagos o por las células vecinas[58].

Aunque este mecanismo de autodestrucción se activa en respuesta a una diversidad de circunstancias, el proceso de apoptosis sigue los mismos pasos independientemente de cuál haya sido la circunstancia determinante. Primero se produce la fragmentación del ADN cromosómico, la desorganización estructural de los orgánulos y la pérdida de la morfología normal de las células (las células apoptóticas se vuelven esféricas). Luego, las células se descomponen en fragmentos celulares pequeños, denominados *cuerpos apoptóticos*, que son fagocitados por los macrófagos[88].

Existen dos vías apoptóticas fundamentales:

1) La *vía extrínseca,* mediada por receptores de superficie de membrana como el de citocinas *Fas-L* y el resto de la familia de los factores de necrosis tumoral (*TNF*). La unión del *TNF-α* al receptor *Fas* (miembro de la familia de los receptores del *TNF*) conduce al reclutamiento de la forma zimógena de la caspasa–8 para formar un complejo llamado "complejo de inducción de la señal de muerte" (DISC). DISC activa la caspasa–8 comenzando la cadena de proteólisis de las caspasas 3, 6, 7 y terminando en la apoptosis. Por otro lado, la activación de *Fas* hace que la caspasa-8 provoque la escisión de *Bid* en *t* y *c-Bid*, lo que inducirá cambios apoptogénicos mitocondriales[58].

2) La *vía intrínseca*, mediada por las mitocondrias que liberan citocromo c, flavoproteínas inductoras de la apoptosis, activadores de las proteasas cisteína-aspartato o caspasas (enzimas que inician la autodestrucción celular), factor inductor de la apoptosis (AIF), ATP, proteínas del shock calórico y Diablo/Smac[87]. El citocromo c junto con el ATP y el factor activador de la proteasa apoptótica (*Apaf-1*) forman un complejo llamado *apoptosoma*, que regula la activación de la caspasa-9, que a su vez activará, como en

el mecanismo extrínseco, a las caspasas 3, 6 y 7. Paralelamente a este complejo mecanismo de activación apoptótica, hay que reseñar la existencia de moléculas inhibidoras de la apoptosis (IAPs) que son: *NIAP*, *CIAP1*, *CIAP2* y la proteína apoptótica inhibidora del cromosoma X (*XIAP*)[58].

Las vías apoptóticas se regulan por medio de los productos de determinados genes que rigen el destino de la célula. Estos genes pueden sufrir mutaciones y originar desequilibrio en los mecanismos de muerte celular programada. Existe una gran familia de genes cuyos productos participan de alguna manera en la muerte celular programada. Los genes que estimulan la apoptosis actúan como genes supresores o antioncogenes, mientras que aquellos que la inhiben se consideran protooncogenes[89].

La familia de genes *Bcl-2* codifica inhibidores de la apoptosis. La sobreexpresión de *bcl-2*, producto bloqueador de la apoptosis, es resultado de la translocación t en los linfomas foliculares y en la leucemia linfática crónica, que convierte a los linfocitos en "inmortales" y su acumulación excesiva genera la enfermedad. Sin embargo, puede ocurrir lo contrario, un bloqueo de los inductores de la apoptosis, que sucede con la supresión de la función de genes como el *bax*, *bag* y el *p53*[87].

Un gen supresor de tumor que ha llamado la atención en los últimos años por su participación en la apoptosis es el *p53* y cuando muta en tumores humanos (pulmón, mama, colon y vejiga entre otros), la célula maligna adquiere un comportamiento biológico particularmente agresivo. El *p53* normal se expresa cuando la célula es dañada por sustancias químicas mutágenas o radiación, frenando a la célula en la fase presintética del ciclo (G1) para dar tiempo a la acción de los mecanismos reparadores del ADN e induciendo la transcripción de enzimas reparadoras del ácido desoxirribonucleico. En la célula mutada, si el daño no es reparado, *p53* induce la apoptosis incrementando la transcripción del gen *bax*. Si el *p53* no funciona la célula mutada no muere y continúa dividiéndose y las células hijas nuevas siguen adquiriendo mutaciones que les proporcionan nuevos atributos de malignidad[3,55].

Desde hace poco tiempo, un nuevo gen llamado *survivin,* que codifica la proteína survivina (que es una IAP) y que se sitúa en la interfase entre la apoptosis y la proliferación, se ha expresado en la mayoría de los cánceres humanos y no en los tejidos normales. Parece que la sobreexpresión de este gen está relacionada con un peor pronóstico del cáncer. El estudio de esta molécula podría revelar nuevas vías de control en el origen de las neoplasias[90].

El factor de transcripción *E2F1* se involucra tanto en el ciclo celular como en la apoptosis, dos procesos que parecen estar íntimamente relacionados. Este podría ser el punto en que, en función de la disponibilidad de estímulos procedentes de las cascadas de señales, se decide el destino de la célula[87].

Otros genes reguladores de la apoptosis serían: *bax*, *bad* y *bcl-xs*, que favorecen la muerte celular programada[91].

En resumen, las mutaciones en los genes involucrados en la muerte celular programada provocan la inmortalización y permiten que la célula se divida indefinidamente a pesar de las continuas mutaciones que se trasmiten de generación en generación, lo que origina la enfermedad neoproliferativa.

El envejecimiento celular es un proceso ligado a la apoptosis, todo lo que envejece de forma continua culmina con la muerte. Cuando una célula es capaz de tener una cantidad infinita de replicaciones sin afectar a su esperanza de vida, es decir, sin desencadenar la apoptosis, se le llama inmortal; esto es bastante común en el cáncer. Así, Trapero *et al.* [92] definen la apoptosis como un sistema de defensa de emergencia de las células que están en camino de convertirse en cancerosas, una respuesta ante el estímulo de un oncogén. Se trataría pues de un freno a la progresión de las lesiones cancerizables, condenando a esas células a una "cadena perpetua celular"[92].

Las células humanas tienen un reloj, llamado telómero (producido por telómeras), que se localiza en el extremo del cromosoma. Las puntas del cromosoma no se replican y en cada división celular se pierde un segmento, acortándose progresivamente. Este fenómeno es la traducción molecular de la senescencia o envejecimiento celular. Cuando el telómero llega a un tamaño crítico se dispara el mecanismo de la apoptosis al detenerse el ciclo celular[93]. En las bacterias los cromosomas son circulares y la ausencia de extremos y telómeros les permite ser inmortales. El embrión del mamífero resuelve su problema expresando las telomerasas que regeneran constantemente los telómeros, por lo cual la célula del embrión no envejece. En el adulto esta enzima no se activa en algunos tejidos como las células germinales, células madre de la médula ósea, piel y aparato gastrointestinal; sin embargo, en el cáncer, alrededor del 90 % de las células logran expresar telomerasa y el resto utilizan otros mecanismos para preservar los telómeros. Esto explica la capacidad de la célula cancerosa de dividirse indiscriminadamente sin envejecer, consiguiendo la *inmortalización*[94,95].

Otro trastorno en el mecanismo normal de envejecimiento se produce cuando existen oncoproteínas virales o mutaciones en los genes inductores de la senescencia. En este caso, la célula no obedece al tamaño crítico del telómero y en vez de que se produzca apoptosis, continúa dividiéndose y el telómero se erosiona, hasta un nuevo bloqueo de la división celular, que se produce con un telómero extremadamente corto, lo que se denomina "crisis de cromosomas". Las divisiones que la crisis produce hacen que los cromosomas sean propensos a rotura y fusión de material genético con reordenamiento de genes, lo que genera todo tipo de mutaciones. Algunos autores sugieren que la afectación de la función de los telómeros, una vez que la célula franquea la crisis de cromosomas, es el paso inicial en la carcinogénesis y factor de la cascada de mutaciones que, de manera escalonada, experimentan las células durante la transformación neoplásica[87,96].

Hoy día, se ha logrado inmortalizar células humanas mediante la transfección del gen de la telomerasa. El uso de inhibidores de las telomerasas podría ser un perfil de tratamiento biológico del cáncer, pero teniendo muy presente las posibles reacciones secundarias sobre los tejidos normales que en el adulto expresan esta proteína[87].

3.2.8 Reparación del ADN e *Inmortalización*

La exposición del ADN a agentes carcinógenos puede ser dañino y se manifiesta en mutaciones que son habitualmente reparadas por enzimas pertenecientes a sistemas biológicos intrínsecos de la célula. Cuando los mecanismos fallan, las mutaciones persisten y se transmiten a las células hijas, lo que origina diferentes enfermedades, entre ellas el cáncer.

Gracias a la disección molecular de algunas neoplasias, se ha logrado identificar genes responsables de la reparación del ADN y de mantener la estabilidad genómica. Las mutaciones son el origen de condiciones que predisponen al cáncer. Revelar los genes implicados en trastornos de la reparación del ADN ha sido difícil; la determinación de sus funciones fisiológicas normales, así como su papel específico en la oncogénesis, ha resultado complicado[97].

Existe evidencia clínica y experimental que prueba el comportamiento de estos genes como supresores o antioncogenes, cuyas mutaciones pueden ser hereditarias. Este es el caso del xeroderma pigmentosa, donde el individuo padece, desde etapas tempranas de la vida, cánceres múltiples en la piel, debido a la incapacidad para reparar el daño producido en el ADN por las radiaciones ultravioletas de los rayos solares, como resultado de la transmisión hereditaria de una copia defectuosa de los genes implicados en la reparación del ADN[96].

La afectación de los genes *XPA* y *XPD* es responsable de la acumulación temprana de mutaciones en las células de la piel de los individuos con xeroderma pigmentosa, aunque también se han visto tumores en órganos internos, en el modelo animal con *XPA* mutante. Recientemente, se ha observado la relación de los genes reparadores de ADN *XRCC1, XRCC2, XRCC3* y *XRCC4* con el cáncer oral[98].

Otros tumores del colon con carácter hereditario poseen copias defectuosas de genes reparadores. Este es el caso de los genes *MLH1, MSH2* y *MSH6*, responsables del cáncer colorrectal hereditario sin poliposis (síndrome con transmisión autosómico dominante con alta penetrancia) y el *BRCA-1* y *2*, que predisponen al cáncer de mama[87].

La capacidad de reparar lesiones en el material genético es diferente en cada individuo, lo que hace a unos más susceptibles al cáncer que a otros. La eficacia de este sistema es una de las razones por las cuales el cáncer no aparece en etapas tempranas de la vida y tienen que pasar varias décadas para que la acumulación de mutaciones logre generar un tumor en los tejidos expuestos a carcinógenos. El conocimiento profundo de estos sistemas de reparación puede servir para establecer pautas potenciales en la prevención del cáncer[87].

3.2.9 Angiogénesis

La capacidad de un tumor para inducir la proliferación de vasos sanguíneos en el huésped tiene un efecto importante en el crecimiento tumoral y el desarrollo de metástasis. La actividad angiogénica promueve la expansión rápida de las células tumorales e incrementa el riesgo de metástasis. La observación de que el crecimiento tumoral depende de la inducción de neovascularización se originó a principios de 1960, cuando las células tumorales eran inoculadas dentro de órganos perfundidos aislados y la ausencia completa de angiogénesis fue asociada con la restricción del crecimiento con tumores pequeños (menores de 1 mm). Cuando el tumor era transferido al ratón de origen, éste comenzaba a neovascularizarse y crecía más de mil veces que en el órgano aislado[99].

La hipótesis de que el crecimiento tumoral es dependiente de angiogénesis es consistente con la observación de que la angiogénesis es necesaria, pero no suficiente, para continuar el crecimiento tumoral. Aunque la ausencia de angiogénesis puede limitar el crecimiento tumoral, la instalación de ésta en un tumor permite, pero no garantiza, la expansión tumoral[100].

La angiogénesis se produce principalmente en respuesta a factores angiogénicos liberados por los tejidos isquémicos, tejidos que crecen rápidamente o tejidos con tasas metabólicas excesivas. El proceso consta de múltiples pasos que parecen estar regulados tanto por factores estimulantes como por factores inhibidores[85].

Los factores reguladores positivos (*FRP*) son aquellos que cuando se manifiestan se produce un cambio fenotípico hacia la angiogénesis. Los FRP son los siguientes: factor de crecimiento fibroblástico a y b (*aFGF*, *bFGF*), angiogenina, *TGFα*, *TGFβ*, *TNFα*, *VEGF*, *PDGF*, *CSF*, *PGF*, *IL8* y *HG*. El *bFGF* es un fuerte mitógeno y quimiotáctico para células vasculares. La expresión de *VPF/VEGF* y de sus receptores es regulada por la presencia de hipoxia en la fase vascular del crecimiento tumoral, lo que puede explicar los períodos cíclicos de la angiogénesis.

El RNAm del *VPF/VEGF* es inducido en las células epiteliales y los fibroblastos por el factor de crecimiento transformante β (*TGT-β*), lo que explica que la acción angiogénica del *TGT-β* sea mediada en gran parte por el *VEGF*[100].

Los factores reguladores negativos (FRN) defienden al endotelio vascular de la estimulación. Algunos de los mecanismos para la inhibición de angiogénesis son: oligosacáridos específicos de bajo peso molecular, derivados del heparán-sulfato, el contacto cercano con otra célula y la liberación de interferón β (*INF- β*) por fibroblastos en algunos tejidos. Entre otros, se encuentran el interferón α (*INF-α*), factor derivado de plaquetas, trombospondina, inhibidores titulares de metaloproteinasas, un fragmento de 16 kDa, tetrahidrocortisol y algunos otros metabolitos del cortisol[100].

Macluskey *et al.* demostraron la reducción estadísticamente significativa de trombospondina-1 en muestras de cáncer oral en relación con el grupo control; esta reducción parece estar clínicamente relacionada con los fenómenos de angiogénesis que se producen en las neoplasias malignas[101].

Los factores angiogénicos mejor caracterizados son el factor de crecimiento de células endoteliales (EGF), el factor de crecimiento fibroblástico (FGF) y la angiogenina. Para que un tumor crezca, tiene que liberar más factores estimulantes que factores inhibidores en el tejido circundante[95].

El factor de crecimiento vascular endotelial (*VEGF*) induce la proliferación, diferenciación y migración de las células vasculares endoteliales, aumenta la permeabilidad de los vasos capilares y también aumenta la supervivencia de las células endoteliales previniendo la apoptosis[94]. Algunos estudios han demostrado que la expresión de *VEGF* es un factor pronóstico independiente en pacientes con cáncer de mama, colon y esófago[102-104].

Los factores asociados con la angiogénesis en el COCE han sido utilizados como dianas terapéuticas en nuevas modalidades de tratamiento del cáncer oral. Los tumores sólidos no pueden crecer entre 1 y 2 mm en diámetro sin inducir la formación de nuevos vasos sanguíneos que les faciliten el aporte de nutrientes necesarios. El bloqueo del desarrollo de nuevos vasos sanguíneos priva al tumor de nutrientes y oxígeno y, por lo tanto, inhibiría el crecimiento del tumor y su diseminación a otras zonas del organismo. Actualmente existen distintas estrategias anti-angiogénesis en investigación mediante ensayos clínicos: 1) bloqueo de la habilidad de las células endoteliales en romper la matriz extracelular adyacente, utilizando inhibidores de las metaloproteinasas (*MMPs*); 2) inhibición directa del crecimiento de las células endoteliales; 3) bloqueo de los factores que estimulan la angiogénesis, por ejemplo, el bloqueo de la señal del factor de crecimiento vascular endotelial (*VEGF*) y 4) bloqueo de las integrinas, moléculas de la superficie de las células epiteliales que garantizan la supervivencia de las células endoteliales y promueven la angiogénesis[105].

3.2.10 Invasión y metástasis

El COCE se caracteriza por su alto grado de invasividad local, así como por su alta tendencia a producir metástasis a los ganglios linfáticos cervicales y, consecuentemente, altas tasas de recidiva local y regional[106].

El mecanismo de invasión y metástasis es complejo y consiste en múltiples pasos secuenciales[107], hasta conseguir un medio ambiente o *ecosistema permisivo*, necesario para la implantación de las células tumorales en órganos diana. Las metástasis a distancia son las responsables del 90 % de las muertes por cáncer, aunque en el caso del cáncer oral, la muerte suele producirse por la falta de control a nivel loco-regional[108].

Inicialmente, la neoplasia crece y aumenta su tamaño invadiendo sólo las estructuras adyacentes, sin diseminarse a zonas alejadas del tumor original. La falta de cohesión entre las células tumorales ayuda a explicar este proceso y la tendencia de los cánceres a propagarse e introducirse en tejidos normales adyacentes al foco patológico primario. Es decir, la pérdida de adhesión intercelular y entre célula y matriz extracelular son requisitos fundamentales para la progresión tumoral[107].

En términos generales, una célula tumoral tiene seis veces menor poder de adherencia que la célula normal. En circunstancias normales, las células crecen y se desplazan hasta encontrar un obstáculo, con lo que se detiene su curso y simultáneamente, la síntesis de ADN. Es decir, la densidad celular constituye un freno para la expansión celular. Sin embargo, las células cancerosas no presentan tal inhibición, por lo que continúan proliferando fueran cuales fuesen las restricciones de presión en su lugar de desarrollo. Existe además una ausencia de guía de contacto en las células cancerosas. Las células normales crecen siguiendo una red arquitectónica que conserva un orden estructural de crecimiento. Las células neoplásicas se desarrollan constituyendo masas desordenadas, con la libertad de organizarse de cualquier modo[109].

Un factor importante que facilita la invasión local es la secreción por parte de las células tumorales de factores enzimáticos y tóxicos. Los primeros actúan disminuyendo la adhesividad celular y permitiendo que productos celulares neoplásicos penetren en las células normales. Además, algunas de las enzimas secretadas son destructoras específicas (*líticas*), que destruyen el tejido circundante. La secreción de sustancias tóxicas, una vez fagocitadas por las células normales, induce a la alteración local y el crecimiento tumoral[110].

La resistencia a la invasión depende de la estructura del tejido en cuestión. Aquellas estructuras constituidas por gran cantidad de tejido elástico, como el cartílago, los tendones, los ligamentos, los vasos linfáticos y las venas, son más resistentes a la invasión. No ocurre lo mismo con los tejidos de sostén, los músculos y las arterias (dotados de una menor cantidad de tejido elástico) que son invadidas con mayor facilidad.

Los tumores poseen diferentes características invasivas que responden a la naturaleza de cada uno de ellos. Existen neoplasias con un alto poder de invasión local, mientras que su capacidad de metástasis es limitada. Otro tipo de tumores, si bien no son capaces de invadir localmente, producen metástasis con gran rapidez. Pero también existen algunos tumores que presentan tanto una gran capacidad para invadir localmente, como una metástasis precoz. Todas estas características diferenciales de cada tipo tumoral inciden ampliamente en el pronóstico del paciente[109].

Estudios recientes sugieren que la expresión aberrante de moléculas de adhesión intercelular, como la cadherina-E[111], moléculas de adhesión entre célula y matriz extracelular (integrinas *α6β4* y laminina *5γ2*) y metaloproteinas de la matriz (*MMPs*), se relacionan con el comportamiento biológico del tumor a través de la adquisición de un fenotipo invasivo. Neppelberg *et al.* afirman que la no reducción de cadherina-E en el liquen plano precanceroso es un signo de malignización y de transformación en COCE[112].

En la actualidad, se sabe que para que la célula tumoral inicie la invasión del tejido adyacente y produzca metástasis, es necesaria toda una cascada de reacciones proteolíticas, en la cual participan la serina, el thiol y las metaloproteasas. Se ha observado que algunas de esas enzimas proteolíticas se encuentran circulando, mientras que otras son sintetizadas y secretadas por las mismas células tumorales. También se ha descubierto que existen varios inhibidores específicos de cada una de las familias de proteasas, que pueden limitar la degradación de la matriz e inhibir así la propagación tumoral[110].

Las moléculas de adhesión regulan el crecimiento y diferenciación de las células epiteliales y juegan un importante papel en el mantenimiento de la integridad estructural y la organización del epitelio escamoso estratificado. La reducción de la integridad de la adhesión intercelular ha sido implicada en la pérdida de diferenciación celular, acompañada por una mayor movilidad e invasividad de las células epiteliales neoplásicas en diversos carcinomas humanos[113].

Tras la invasión local, se produce el desprendimiento y la diseminación vía linfática o hematógena de la célula cancerosa, ésta viaja a través del flujo venoso hasta alojarse en un órgano en el que dará origen a otros tumores (metástasis). Se calcula que aproximadamente el 0,01 % de las células cancerosas llegan a establecerse en un sitio distante, pues no todas tienen los recursos para sobrevivir el recorrido hasta otra zona corporal; una gran cantidad de células cancerosas en circulación mueren, dado que no están equipadas para superar todo el proceso de metástasis. Las células tumorales que llegan a su destino tal vez no puedan reaccionar ante factores orgánicos específicos y esto también las elimina. Ciertos estudios llevan a concluir que algunos tumores sólo producen metástasis en órganos específicos. Tales investigaciones muestran que, si bien las células cancerosas pueden alcanzar todos los órganos del cuerpo, sólo poseen afinidad por algunos de ellos[105].

3.3 Expresión de *p16INK4a* en *COCE*

3.3.1 Expresión de *p16INK4a* y su relación clínico-patológica

Los resultados de la expresión de *p16INK4a* en el COCE muestran resultados variables entre los diferentes estudios, tanto de subexpresión [114,115] como de sobreexpresión[116,117]. En la **Tabla 1** podemos observar los resultados de todos los estudios que analizan mediante inmunohistoquímica la expresión de *p16INK4a*[114-135].

Estudio	Casos COCE	% (n) Positividad	Intensidad tinción n / % de Células +	Patrón expresión
Pande *et al.*	35	37 % (13)	11 grado 3 [1] 2 grado 1 [1]	Nuc/Citop
Bova *et al.*	143	46 % (65)	Sin datos	Nuc/Citop
Chen *et al.*	15	100 % (15)	68,8 % células + 34,9 % + Núc. 33,9 % + Citoplasm.	Nuc/Citop
Nakahara *et al.*	78	32,1 % (25)	Sin datos	Nuclear
Kim *et al.*	17	12,8 % (2)	1 caso + [6] 1 caso ++ [6]	Nuclear
Yakushiji *et al.*	25	48 % (12)	Sin datos	Nuc/Citop
Nakahara *et al.*	32	29,1 % (9)	Sin datos	Sin datos
Huang *et al.*	48	16,6 % (8)	8 casos expresión heterogénea	Nuclear
Paradiso *et al.*	30	93 % (28)	Sin datos	Nuclear
Tokman *et al.*	18	17 % (3)	2 casos + [4] 1 caso ++ [4]	Nuc/Citop
Jayasurya *et al.*	348	35,7 % (124)	Sin datos	Nuc/Citop
Gologan *et al.*	13	100 % (13)	Carcinomas in situ	Nuc/Citop
Nemes *et al.*	76	17,1 % (13)	Sin datos	Nuclear
Suzuki *et al.*	66	28,7 % (19)	Sin datos	Nuclear
Muirhead *et al.*	45	13 % (6)	3 grado 3[3] 3 grado 4[3]	Nuclear
Shah *et al.*	135	40,74 % (55)	Sin datos	Nuclear
González *et al.*	36	100 % (36)	26 grado 1 [3] 7 grado 2 [3] 3 grado 3[3]	Nuc/Citop
Karsai *et al.*	225	69 % (156)	126 positivos 30 elevados	Nuc/Citop
Greer *et al.*	29	52 % (15)	15 grados 2 y 3 [2]	Nuc/Citop
Angiero *et al.*	11	54,5 % (6)	Sin datos	Nuclear
Buajeeb *et al.*	16	18,75 % (3)	2000 (1000-2500) 0,89 %	Nuc/Citop Weak (3)

| Mendelsohn *et al.* | 41 | 14,6 % (6) | Sin datos | Sin datos |
| Queiroz *et al.* | 34 | 100 % (34) | 32 casos + [*5]
 2 casos +++ [*5] | Sin datos |

Tabla 1: Expresión de p16INK4a en COCE

Además de la expresión inmunohistoquímica de *p16INK4a*, algunos autores intentan encontrar asociaciones entre ésta y algunos parámetros clínico-patológicos, o incluso con la expresión de otras proteínas como *pRb*[128], *p53* [126], *p21Cip1*[130], *CD44s*[130], *p27Kip1*[135], *CDK4*[136] y *p14ARF*[137].

La reducción de la expresión de *p16INK4a*, así como su silenciamiento epigenético, se relacionan con el cáncer y el precáncer oral. Su inactivación se cree que es un evento precoz y progresivo, a medida que avanza el estadio tumoral y el grado de displasia de las lesiones premalignas y que, en ocasiones, se relaciona con alguno de los parámetros clínico-patológicos o con la expresión de otras proteínas reguladoras del ciclo celular[65,138-142].

En lo referente al COCE, para Bova *et al.* la pérdida de expresión de *p16INK4a* se asocia con una reducción en el período de 5 años libre de enfermedad y sobre todo, con la supervivencia total a los 5 años. Además, encuentran que la sobreexpresión de ciclina D1 y la pérdida de expresión de *p16INK4a*, son factores predictivos de muerte independientes en el cáncer de localización en lengua, aunque la aparición conjunta de los dos fenómenos confiere un empeoramiento significativo del período libre de enfermedad y la supervivencia a los 5 años[119]. Estos resultados coinciden con los de Jayasurya *et al.*, al encontrar una asociación estadísticamente significativa entre la expresión *p16INK4a* con el período libre de enfermedad[126]. Igualmente concuerdan con los de Pande *et al.* al relacionar la pérdida de expresión de *p16INK4a* con el estadio y la progresión tumoral[115] y con los de Nakahara *et al.*, que hallan la misma correlación entre *p16INK4a* y ciclina D1 (sobreexpresada en un 35,9 % de los COCE)[120].

Suzuki *et al.* (2006) determinaron que la expresión de *p16INK4a* se relaciona con una mayor sensibilidad a la quimioterapia (grados 2B y superiores, de acuerdo con los criterios histopatológicos de Ohboshi y Shimosato (1971)), mientras que la reducción en su expresión se asocia con una reducción en la supervivencia, comparado con expresiones genéticas amplificadas o normales[128]. Por su parte, Sailasree *et al.* (2008) hallaron que bajos niveles, o ausencia de expresión de *p16INK4a*, estaban relacionados con una menor respuesta inicial al tratamiento[143].

Karsai *et al.* (2007), en un estudio (el estudio de cohortes más amplio realizado para biomarcadores moleculares) sobre *664 tumores de cabeza y ceullo* con *microarray* de tejido (o micromatriz tisular), encontraron que la pérdida de expresión de *p16INK4a* se asocia con la expresión aberrante de *p53* (negativa o sobreexpresada), siendo más prevalentes en la hipofaringe y en los tumores en estadios más avanzados. Parece que el aumento de ADN metiltransferasa 1 es la conexión entre ambas alteraciones de expresión protéica. La pérdida de expresión de *p16INK4aINK4a* se relaciona con un acortamiento de la supervivencia, aunque la alteración en el patrón de expresión podría relacionarse con el proceso carcinogénico temprano[131].

Chen *et al.* (1999) encuentran una elevada asociación estadística entre la positividad para *p16INK4* y *CDK4* (el 82,14 % de los positivos para *p16INK4a* lo son también para *CDK4*, p<0.001). La tinción citoplasmática para ambas moléculas era muy alta en los COCEs con tinción nuclear muy baja, siendo esta última del 0 % para los COCEs en estadios metastáticos[118].

Otros estudios, sin embargo, no han encontrado ninguna relación entre la expresión de *p16INK4a* y los estadios clínico-patológicos[123], ni con el modo de invasión de las células tumorales descrito por Yamamoto *et al.*[125], ni con la supervivencia[129], ni tampoco con la recurrencia[130]; sugiriendo una posible relación entre la falta de expresión proteica y la reducción en el grado de queratinización y diferenciación[129].

En cuanto a la relación entre *p16INK4a/pRb*, Pande *et al.* encuentran una fuerte correlación recíproca entre la expresión de ambas proteínas (p=0.007) y una elevada variabilidad: *p16INK4a+/pRb+* (5,71 %), *p16INK4a+/pRb-* (31,43 %), *p16INK4a-/pRb+* (28,57 %), p16INK4a-/pRb- (34,29 %)[115]. Nakahara *et al.* obtienen resultados muy similares y también estadísticamente significativos (p<0.001): *p16INK4a+/pRb+* (1,3 %), *p16INK4a+/pRb-* (30,8 %), *p16INK4a-/pRb+* (42,3 %), *p16INK4a-/pRb-* (25,6 %)[120].

Por tanto observamos unos resultados muy variables entre los diferentes estudios, no sólo en el COCE, sino también en otros tumores de la cavidad oral, siendo la aplicabilidad real de la determinación de *p16INK4a* controvertida[144-147]. Así, algunos estudios muestran que *p16INK4a* puede ser un claro marcador potencial en el reconocimiento de displasia en la mucosa escamosa de cabeza y cuello[142], incluso para diferenciar quistes de las hendiduras branquiales de los carcinomas quísticos de células escamosas en la orofaringe[148]. Sin embargo, otros autores como Buajeeb *et al.* afirman que *p16INK4a* no constituye un buen marcador para la displasia mucosa ni la transformación maligna[149].

3.3.2 Alteraciones genéticas y epigenéticas

El silenciamiento genético tanto de *p16INK4a/CDKN2*, como del resto de los genes, se puede producir tanto por mecanismos fisiológicos de control de expresión (véase *Introducción*), como por alteraciones genéticas o epigenéticas (dilección homocigótica, metilación de la región promotora o mutación puntual). La consecuencia final de todas ellas es el silenciamiento genético y la reducción o eliminación de la expresión protéica.

Matsuda *et al.* evalúan las alteraciones genéticas en los exones 1-3 de *p16INK4aINK4a/CDKN2* mediante inmunohistoquímica y análisis *single-strand conformational polymorphism* (SSCP) de productos de PCR procedentes de 20 COCEs y 20 lesiones premalignas. Observan ausencia total de mutaciones en las lesiones precancerosas y un 10 % de dilecciones y un 10 % de mutaciones 113 (CCT→GCT) y 47 (GCT→CCT)) en carcinomas avanzados; por lo que parece que las alteraciones genéticas en *p16INK4a/CDKN2* aparecen de manera tardía en el proceso de la carcinogénesis[150].

Riese *et al.* (1999), en un estudio de 73 casos de cáncer de cabeza y cuello (37 de orofaringe, 11 de hipofaringe, 20 de laringe y 5 de cavidad oral), encuentran en el exon 2 de *p16INK4a/CDKN2* una transversión de G a T en la posición 322 (*Asp108Tyr*) en 1 tumor de laringe y un polimorfismo (*Ala148Thr*) en 4 tumores de orofaringe y 1 de laringe (7,14 %), mediante q-RT-PCR específica de metilación (Q-MSP). Estos datos sugieren que las mutaciones puntuales son poco frecuentes en los cánceres de cabeza y cuello, pero que las inactivaciones por metilación pueden estar involucradas en la génesis y la progresión de estos tipos de tumores[151].

Lang *et al.* (2002) estudian una muestra de 84 especímenes de cáncer de cabeza y cuello para ver las alteraciones genéticas que se pueden encontrar en los tumores que presentan sobreexpresión del gen supresor p16INK4a/MTS1/CDKN2. De los 84 tumores, 46 (55 %) demostraron mediante qRT-PCR sobreexpresión respecto al tejido normal. De éstos, 35 (65 %) mostraron alteraciones genéticas en *p16INK4a,* desde dilecciones intragénicas (Del 1 bp: ACCTG→ACC_G en el codón 130 de *p16INK4a*, en un tumor de lengua) a mutaciones puntuales simples (CCCAA→CCTAA en el codón 70 de *p16INK4a*, en un tumor de base de lengua; TGGCT→TAGCT en el codón 15 de p16INK4a, en otro tumor de base de lengua). Además, 15 de los 84, afectaban también a *p14ARF*, codificado por la misma región cromosómica[152].

Lin *et al.* (2000), en un estudio sobre 110 tumores de cavidad oral en una población de Taiwan, encuentran 7 casos (65 %) de mutaciones en el exón 2 o en el sitio de unión intrón1/exón 2; todas, menos una de las mutaciones, provocaron interrupción en la codificación de proteínas. La mayor parte de ellas (6 de 7), eran transiciones de bases. De la misma manera, de las 56 muestras analizadas mediante *restriction fragment methylation analysis* (RFMA), 15 (27 %) mostraron metilación del exón 1 de *p16INK4a/MST1* y sólo 1 de ellas poseía concomitantemente una mutación[153].

La frecuencia de las anomalías genéticas en el gen *p16INK4aINK4a* en el COCE es muy variable tal como observamos en la literatura. Así, Sailasree *et al.* (2008) encuentra que el 62 % de los casos presentan anomalías genéticas, dilección (33 %) y metilación (29 %). La dilección de *p16INK4a* se asocia con la agresividad del tumor[143]. Shintani *et al.* (2001) encuentran dilección homocigótica en el 56,3 % de las muestras y 3 mutaciones, todas en el segundo exón y dos de ellas, además, metiladas[66]. Tsai *et al.* (2001), en un grupo de 48 COCE, estudian mediante SSCP los exones 1 y 2 de *p16INK4a*, y detectan 7 dilecciones (14,6 %) y 5 mutaciones (10,4 %); 26 de los especímenes (54 %) no presentaba expresión de la proteína *p16INK4a* y 11 anomalías genéticas (una de las mutaciones fue *non-sense*)[154]. Ohta *et al.* (2009) describen un 20,5 % de dilecciones homocigóticas (9 de 44 casos) y pérdida de heterocigosidad en el *locus 9p21Cip1* (codifica las proteínas *p16INK4a* y *p14*) del 68,8 % (30 de 44 casos)[137]. Kim *et al.*

(2000) describen un 11,76 % de mutaciones (2 de 17 casos: codón 14 Asp→Gly y codón 15 Trp→STOP), asociadas concomitantemente a LOH (otro caso presentaba LOH sin mutación)[121]. Nakahara *et al.*, en una serie de 32 COCEs, determinan un 43,8 % de dilección homocigótica en el exón 1α y un 34,4 % en el exón 2[120].

En cuanto a la relación entre las anomalías genéticas y los parámetros clínico-patológicos, Tsai *et al.* encuentran una elevada relación entre las alteraciones genéticas de *p16INK4a* y la metástasis regional[154]. Los estudios experimentales en animales y líneas celulares también ofrecen resultados controvertidos en cuanto a frecuencia de anomalías genéticas, pero casi todos coinciden en que la metilación es una de las principales causas de silenciamiento genético de *p16INK4a*[155-159].

En cuanto a las alteraciones epigenéticas los resultados son variables, tal y como podemos ver en la **Tabla 2**[66,120,121,123,124,137,151,153,160-166].

ESTUDIO	CASOS COCE	METILACIÓN n (%)
Riese *et al.*	55	16 (29 %)
Kim *et al.*	17	15 (88,2 %)
Lin *et al.*	56	15 (27 %)
Nakahara *et al.*	32	16 (50 %)
Yakushiji *et al.*	25	12 (48 %)
Shintani *et al.*	32	16 (50 %)
Huang *et al.*	48	20 (41,7 %)
Gasco *et al.*	92	38 (41,3 %)
Yeh *et al.*	48	20 (42 %)
Nakahara *et al.*	17	11 (64,7 %)
Kato *et al.*	55	28 (50,9 %)
Ruesga *et al.*	145	29 (20 %)
Koscielny *et al.*	8	1 (12 %)
Sailasree *et al.*	116	34 (29,3 %)
Cao *et al.*	78	32 (41 %)
Ohta *et al.*	44	28 (63,6 %)
Sinha *et al.*	38	33 (86,8 %)
Su *et al.*	52	15 (28,85 %)

Tabla 2: Metilación de p16INK4a en COCE

Según Su *et al.*, la frecuencia de metilación, determinada mediante Q-MSP en muestras de COCE, es del 28,85 %; encontrándose una asociación entre la hipermetilación de *p16INK4a* y la media de edad baja (< 54 años), el elevado riesgo de invasión de los nódulos linfáticos en pacientes jóvenes, y de metástasis a distancia en pacientes mayores, con la reducción del peródo libre de enfermedad [162]. Autores como Sinha *et al.* hallaron una relación estadísticamente significativa entre la positividad de *p16INK4a* en los márgenes quirúrgicos y la recurrencia de los tumores [163].

En algunas ocasiones, las alteraciones epigenéticas afectan a varios genes simultáneamente, así, según Yeh *et al.*, en una muestra de 48 tumores, con una frecuencia de metilación del 42 %, en 1 caso (2,08 %) existía metilación de *p16INK4a/p53*, en 1 caso (2,08 %) de *p15/p16INK4a/p53* y en 6 casos (12,5 %) de *p15/p16INK4a* [161]. De la misma forma, Gasco *et al.* encuentran 32 casos de 92 (34,78 %) metilados para el gen *14-3-3 σ* y 25 de 32 (78,13 %) presentaban también un patrón hipermetilado para *p16INK4a*. Para el grupo de *14-3-3 σ* no metilado, sólo 13 de 60 (22 %) presentaban patrón *p16INK4a* metilado [164].

Sailasree *et al.* (2008) encuentra una relación entre el patrón hipermetilado y un incremento de la recurrencia de los tumores y además, determina que este patrón actúa como un agente predictivo independiente de mal pronóstico [143]. Nakahara *et al.* (2001) encuentran ADN de *p16INK4a* metilado en 3 de 4 pacientes con recurrencias, sugiriendo que la medición de éste mediante MSP puede ser una técnica sensible para la detección del COCE recurrente [166].

Sin embargo, las alteraciones epigenéticas pueden aparecer no únicamente en tejidos tumorales sino también en el tejido no canceroso próximo al tumor. Huang *et al.* encontraron un 17 % de casos con metilación de islas CpG de *p16INK4a* en este tipo de tejido, provocando una disminución de expresión proteica por silenciamiento [124] y también Kato *et al.*, un 27,27 % de casos [165]. De hecho, en un estudio de Zeidler *et al.*, en 258 muestras de mucosa oral normal de pacientes sin cáncer fumadores, encontraron una frecuencia de hipermetilación del 9,7 % (25 de 258), apoyando la teoría de que el silenciamiento genético de *p16INK4a* es un evento temprano en la carcinogénesis y que puede conferir a la célula ventajas para el crecimiento [167]. De la misma manera, Cao *et al.* describen, en un estudio de seguimiento de pacientes con lesiones displásicas a 45,8 meses, un 41 % de metilaciones (32 de 78). De las 78 lesiones, 22 se transformaron en COCE (28,2 %) y la relación con el patrón de hipermetilación de *p16INK4a* fue de un 43,8 % de transformación maligna para las lesiones p16INK4a-metiladas y de 17,4 % para las p16INK4a-no metiladas, con un AOD (*Adjusted Odds Ratio*) de 3,7 y unos valores de sensibilidad y especificidad de 63,6 % y 67,9 % respectivamente [168].

Por otra parte y de acuerdo con Hall *et al.*, un 57 % (8 de 14) de pacientes que sufrieron una transformación maligna de sus lesiones displásicas (≥ 3 años), el 26 % mostraba metilación de *p16INK4a*. Sólo el 1 % (2 de 184) de las muestras procedentes del 8 % de pacientes (2 de 24) que no sufrieron transformación maligna, tenía patrón hipermetilado de *p16INK4a* [169]. Kresty *et al.* encuentran un 57,7 % de metilaciones en lesiones displásicas severas [65].

Las alteraciones epigenéticas de *p16INK4a* pueden también detectarse fuera del tumor, por ejemplo, en el suero. Nakahara *et al.* encontraron 11 casos, de 17, con metilación de *p16INK4a* en el COCE; de éstos, 6 (54,5 %) mostraron la misma alteración en el suero; sin embargo el grupo control no mostraba alteraciones [120].

3.3.3 Relación entre la expresión de *p16INK4a* y el HPV

El papel del HPV en la patogénesis del COCE ha sido muy controvertido, principalmente porque los rangos de detección del HPV ADN varían desde el 0 % hasta el 100 %. Una revisión sistemática realizada sobre 5.046 pacientes, en 2010, demuestra que la mayor prevalencia de HPV se encuentra en la orofaringe, pero también en un porcentaje considerable en la cavidad oral (23,5 %) y la laringe (24 %).[170] HPV16 parece ser el genotipo más prevalente, representando el 68 % en los tumores de cavidad oral. El comportamiento de los tumores HPV-positivos y negativos difiere sustancialmente, así, los pacientes con tumores HPV-positivos son diagnosticados a menudo tardíamente, con grandes nódulos quísticos linfáticos y tendencia a ser menos diferenciados y, sin embargo, presentan mejor supervivencia y resultados que los HPV-negativos [170].

La integración del HPV conduce a la expresión de las oncoproteínas virales E6 y E7, que pueden inactivar al potente gen supresor tumoral pRb, resultando en una significante sobreexpresión de *p16INK4a* [61,171]. Clínicamente, los tumores *p16INK4a* (+) muestran las mismas características que los tumores HPV (+), incluyendo un *advanced overall stage* y un mejor pronóstico [172]. Sin embargo, la sobreexpresión de *p16INK4a* no es absolutamente dependiente de HPV, por eso se sigue investigando como un marcador tumoral de COCE independiente y los resultados son controvertidos [173,174].

Mendelson *et al.*, en un estudio sobre 71 HNSCC, de los cuales 41 eran de cavidad oral, encontraron 11 casos HPV (+) de éstos sólo 1 tumor se localizaba en cavidad oral (9,1 %); 6 (35,3 %) de los tumores de cavidad oral eran *p16INK4a* (+). Ambos marcadores estaban relacionados con los tumores pobremente diferenciados y con el riesgo incrementado de metástasis ganglionar (HPV: OR=23.9; p16INK4a: OR=6.5); estos datos sugieren que HPV y *p16INK4a* están altamente correlacionados, pero no de forma absoluta [134]. Kong *et al.*, en un estudio de 60 HNSCC (41 de laringe y 19 de cavidad oral), encuentran una relación estadísticamente significativa entre la presencia de HPV16, 18 y HPV6, 11 y el incremento de expresión de *p16INK4a*, aunque no especifican cuántos de ellos son COCE [173].

Angiero *et al.*, en un estudio sobre 56 lesiones displásicas, 11 de ellas carcinomas invasivos, encuentran una positividad para *p16INK4a* del 54,55 % (6 de 11 casos), de los cuales 3 de ellos (27,27 %) eran también HPV (+), dos de ellos de bajo riesgo y el otro HPV-ADN *integration*. Los autores defienden la relación entre p16INK4a-HPV sugiriendo un mecanismo molecular similar al cáncer cervical [175]. Sin embargo, para Greer *et al.* el porcentaje de positividad para HPV en OSCC es del 15 % (4 de 26 casos) y del 52 % (15 de 29) para *p16INK4a*, sin encontrar una relación consistente entre el estatus de *p16INK4a* y la detección de HPV [132].

Cunningham *et al.* encuentran que los 6 casos de 41 con displasia escamosa de alto grado positivos para *p16INK4a*, lo eran también para HPV, siendo en 5 de los casos HPV16 y desconocido en el otro; los autores sugieren una correlación entre la sobreexpresión de *p16INK4a* y la infección por HPV16 [176]. Sin embargo, Nemes *et al.* encuentran un 41,4 % (33 de 79 casos) positivos para HPV de alto riesgo (HR-HPV), de los cuales 27 fueron identificados como HPV16. *p16INK4a* estaba sobre expresada en 4 de los HR-HPV (+) y en 9 de los HR-HPV (-), sin encontrar diferencias estadísticamente significativas; por lo que concluyen que la expresión de *p16INK4a* es independiente de la presencia de HPV en los COCEs [177].

3.4 Expresión DE *p21Cip1* en COCE

3.4.1 Expresión de *p21Cip1* y su relación clínico-patológica

Los resultados de la expresión de *p21Cip1* en el COCE muestran datos variables en cuanto a positividad/negatividad entre los diferentes estudios, aunque todos coinciden en que la expresión es totalmente nuclear, al contrario de otros CDKIs como *p16INK4a*, donde los productos de localización nuclear/citoplasmática son variables. En la **Tabla 3** podemos observar los resultados de todos los estudios que analizan mediante inmunohistoquímica la expresión de *p21Cip1* [71,75,82,177-191].

Estudio	Casos COCE	% (n) Positividad	% (n) Negatividad	Cuantificación
Van Oijen *et al.*	15 2 ND	Tot. 60 % (9) ± 6,7 % (1) (+) 20 % (3) (++) 6,7 % (1) (+++) 26,6 % (4)	26,6 % (4)	P21CIP1 (-) 0-1 % P21CIP1 (±) 2-5 % P21CIP1 (+) 6-20 % P21CIP1 (++) 21-50 % P21CIP1 (+++) > 50 %
Tatemoto *et al.*	150	28,7 % (43)	71,3 % (107)	P21CIP1 (+) > 10 % P21CIP1 (-) <10 %
Yook *et al.*	20	75 % (15)	15 % (5)	Absent Focal Strong
Agarwal *et al.*	51	Tot. 68,6 % (36)	31,4 % (16)	P21CIP1 (-) <10 %

Estudio	Casos COCE	% (n) Positividad	% (n) Negatividad	Cuantificación
Warnakulasuriya *et al.*	21	(+1) 15,69 % (8) (+2) 31,37 % (16) (+3) 23,53 % (12) 42,86 % (9)	57,14 % (12)	P21CIP1 (+1) 10-30 % P21CIP1 (+2) 30-50 % P21CIP1 (+3) >50 % P21CIP1 (-) < 5 % P21CIP1 (+) 5-25 % P21CIP1 (++) 25-50 % P21CIP1 (+++) > 50 %
Schoelch *et al.*	35 1 ND	Tot. 91,43 % (32) (+) 17,14 % (6) (++) 11,43 % (4) (+++) 62,86 % (22)	5,71 % (2)	P21CIP1 (-) 0% P21CIP1 (+) < 33 % P21CIP1 (++) 33-66 % P21CIP1 (+++) > 66 %
Ng *et al.*	85	Tot. 82,4 % (70) (1+) 37,5 % (32) (2+) 38,6 % (33) (3+) 3,4 % (5)	17,6 % (15)	P21CIP1 (1+) <20 % P21CIP1 (2+) 20-50 % P21CIP1 (3+) >50 %
Kudo *et al.*	47	77 % (36)	23 % (11)	P21CIP1 (+) > 5 % P21CIP1 (-) < 5 %
Ralhan *et al.*	30	53 % (16)	47 % (14)	P21CIP1 (-) <10 % P21CIP1 (+1) 10-30 % P21CIP1 (+2) 30-50 % P21CIP1 (+3) >50 %
Kapranos *et al.*	31	61,3 % (19)	38,7 % (12)	P21CIP1 (+) > 10 % P21CIP1 (-) ≤ 10 %
Xie *et al.*	80	92 % (74)	8 % (6)	P21CIP1 (+) ≥ 5 % P21CIP1 (-) < 5 %
Yen-Ping *et al.*	43	72 % (31)	28 % (12)	P21CIP1 (-) 0 % P21CIP1 (+) < 10 % P21CIP1 (++) 11-50 %

Estudio	Casos COCE	% (n) Positividad	% (n) Negatividad	Cuantificación
Pande *et al.*	105	54 % (57)	46 % (48)	P21CIP1 (+++) 51-100 % P21CIP1 (+) > 50 % P21CIP1 (-) < 50 %
Kuropkat *et al.*	35 1 ND	Tot. 88,57 % (31) (1+) 22,86 % (8) (2+) 28,57 % (10) (3+) 37,14 % (13) 4(+) 0 % (0)	8,57 % (3)	P21CIP1 (0) < 1 % P21CIP1 (1+) 1-10 % P21CIP1 (2+) 10-35 % P21CIP1 (3+) 36-70 % P21CIP1 (4+) >70 %
Choi *et al.*	30	96,6 % (29)	0,6 % (1)	P21CIP1 (+) ≥ 10 % P21CIP1 (-) < 10 %
González *et al.*	54	Tot. 43,6 % (23) (+) 9,3 % (5) (++) 27,7 % (15) (+++) 3,6 % (3)	57,4 % (31)	P21CIP1 (-) < 25 % P21CIP1 (+) 25-50 % P21CIP1 (++) 50-75 % P21CIP1 (+++) > 75 %
Neves *et al.*	28	78,6 % (22)	21,4 % (6)	P21CIP1 (0) <1 % P21CIP1 (1) 1-10 % P21CIP1 (2) 10-20 % P21CIP1 (3) 20-30 % P21CIP1 (4) 30-40 % P21CIP1 (5) >40 %
Nemes *et al.*	106	61,3 % (65)	48,7 % (41)	P21CIP1 (+) >10 % P21CIP1 (-) ≤ 10 %
Ahmed *et al.*	35	57,1 % (20)	42,9 % (15)	P21CIP1 (0) 0-19 % P21CIP1 (1) 20-39 % P21CIP1 (2) 40-59 %

Estudio	Casos COCE	% (n) Positividad	% (n) Negatividad	Cuantificación
Queiroz *et al.*	34	100 % (34)	0 % (0)	P21CIP1 (3) 60-100 % P21CIP1 (-) 0 % P21CIP1 (+) < 25 % P21CIP1 (++) 25-50 % P21CIP1 (+++) ≥ 50 %

Tabla 3: Expresión de p21Cip1 en COCE

En cuanto a la expresión de *p21Cip1* y su relación con los controladores del ciclo celular, **Neves** *et al.* no encuentran ninguna correlación entre la expresión de ciclina D1 y *p21Cip1*, aunque su elevada expresión en los tumores de alto grado apoya su papel en la actividad proliferativa [189]. Sin embargo, la estimulación forzada de *CDK4* provoca el secuestro de *p21Cip1* en líneas celulares, incrementando el riesgo de transformarse en COCE [192], así como la aplicación de *p21Cip1* recombinante en xenoinjertos de COCE provoca retardo en el crecimiento de los tumores *in vivo*.

En cuanto a la relación con los parámetros clínico-patológicos, los resultados son muy variables. Por su parte Fillies *et al.* encuentran relación entre la pérdida de expresión de *p21Cip1* y la disminución de la supervivencia global, además de una correlación inversa con el tamaño del tumor.[70] Sin embargo, Tatemoto *et al.* no encuentran relación entre la expresión de *p21Cip1* y el estadio tumoral, ni el modo de invasión de las células tumorales ni la diferenciación de éstas; pero sí determinan una correlación con la existencia de metástasis en los nódulos linfáticos, 25 (38,5 %) para nódulos positivos y 18 (21,2 %) para nódulos linfáticos negativos en células tumorales.[179] Según Kapranos *et al.*, *p21Cip1* se expresa positivamente en los pacientes con tumores de cabeza y cuello > de 65 años, en los tumores que responden a quimioterapia y en los pacientes en estadio III con mayor supervivencia global[71]. Según Xie *et al.*, existe una correlación inversa entre la clasificación T y el estadio clínico, pero no con la clasificación N. Los pacientes con tumores *p21Cip1* (+) presentaban un periodo libre de enfermedad superior a los negativos[185]. Nemes *et al.* encuentra correlación entre la expresión de *p21Cip1* y los tumores en estadios T3 y T4, metástasis de nódulos linfáticos positivos, cánceres en estadios avanzados (III y IV) y los tumores localizados en la lengua y el trígono retromolar[177]. Sin embargo, Ng *et al.* no encuentran relación entre la expresión de *p21Cip1* y la clasificación TNM, pero sí en los tumores activamente proliferantes, en pacientes mayores y en el sexo femenino[182]. Por su parte, Yen-Ping *et al.* no encuentran correlación entre la expresión de *p21Cip1* y edad, sexo, hábitos orales, localización del tumor ni *TNM* estatus, pero sí encuentran correlación entre *p21Cip1* (+) y una peor supervivencia global [193]. Sin embargo, otros autores no encuentran ninguna relación entre la expresión de *p21Cip1* y las variables clínico-patológicas estudiadas. Osaki *et al.* encuentran la misma expresión de *p21Cip1* en los tumores bien controlados y en los tumores letales, sin encontrar correlación con el fallo del tratamiento ni con los focos metastáticos[194]. Según González-Moles *et al.,* la expresión de *p21Cip1* es aberrante en todas las muestras de epitelio adyacente no tumoral y la ausencia o disminución de la expresión en los tumores no influye en la supervivencia de los pacientes[82]. Kuropkat *et al.* no encuentran relación ni con la supervivencia ni con el tiempo de recurrencia[188]. Tampoco Yook *et al.* encuentran relación con ninguno de los parámetros clínico-patológicos[180].

3.4.2 Relación entre la expresión de *p21Cip1* y el *p53*

P21Cip1 se regula por dos vías diferentes: a través de una vía *p53*-dependiente y otra *p53*-independiente, por lo que sería muy interesante establecer la relación entre ambas proteínas en el COCE. Para van Oijen *et al.* y Nemes *et al.* la expresión de *p21Cip1* es independiente de la presencia de *p53* funcional en los tumores de cabeza y cuello, pero su expresión está relacionada con la diferenciación de los tumores. En algunos tumores, *p21Cip1* se expresaba incluso en células proliferativas, en las cuales la ciclina D1 se expresaba también, lo que sugiere que el efecto inhibidor de *p21Cip1* es contrarrestado por la expresión de la ciclina D1 en estos tumores.[177,178]

En este sentido, Brennan *et al.* encuentran que la acumulación de la enzima óxido nítrico sintasa-2 (NOS2), que provoca muerte celular programada vía *p53* a través de la expresión de *p21Cip1*, a partir de 10.3 pmol NO min-1 mg proteína-1 es suficiente para causar apoptosis vía *p53*-independiente, pero gracias a la expresión de *p21Cip1*[195]. Estos datos, conjuntamente con los resultados del trabajo de Yook *et al.* al hallar que la expresión de *p21Cip1* no se relacionaba ni con *p53* mutado ni con la sobreexpresión de la proteína *p53*, apoyan la teoría antes mencionada de la expresión de *p21Cip1* por vía *p53*-independiente[180].

Ng *et al.* no encuentran relación entre la expresión de *p21Cip1* y *p53*, pero sí con la expresión de *mdm2*, un oncogén con efecto autorregulador de la expresión normal de *p53*. Li *et al.* tampoco hallan relación positiva *p21Cip1/p53*, pero sí describen correlación positiva entre la expresión de *p21Cip1* y la expresión nuclear de ING4 (*inhibitor of growth gene 4*) un nuevo miembro de la familia ING implicado en la remodelación de la cromatina y la represión del crecimiento celular[182]. De la misma manera, Kudo *et al.* no encuentran relación entre *p21Cip1* y *p53*[183]. Warnakulasuriya *et al.* determinan la expresión heterogénea de *p21Cip1* y *p27Kip1* en 10/24 y 9/16 COCEs respectivamente, pero sin relación con el estatus funcional de *p53*[196].

Si analizamos el estatus *p53/p21Cip1* y su relación con los parámetros clínico-patológicos, según Kapranos *et al.*, los pacientes con tumores *p53*(-)/*p21Cip1*(+) presentan una mayor supervivencia, mientras que en los *p53*(+)/*p21Cip1*(-) la supervivencia global es más baja[71]. Estos resultados coinciden con los de Tatemoto *et al.*, que encuentran la misma escala de supervivencia a los 5 años para la relación *p53/p21Cip1*[179]. Yen-Ping *et al.* encuentran la mayor supervivencia a los 5 años en el grupo *p53*(-)/*p21Cip1*(-) y la menor en el grupo *p53*(+)/*p21Cip1*(+)[193]. Según Xie *et al.*, el período libre de enfermedad se incrementaba cuando los tumores además de ser *p21Cip1*(+), eran *p53*(-)[185]. Yanamoto *et al.* determinan que los tumores *p53*(+)/*p21Cip1*(+) eran los que peor comportamiento clínico tenían en cuanto a supervivencia[197]. Agarwal *et al.*, en un total de 51 tumores, encuentran que un 58,8 % de ellos son *p53*(+)/*p21Cip1*(+), aunque un 17,7 % de los tumores eran *p53*(-)/*p21Cip1*(-), lo que indica la elevada heterogeneidad expresiva de estas proteínas en el COCE[181]. Kudo *et al.* describen el mayor porcentaje de supervivencia para los tumores *p53*(-)/*p21Cip1*(+) y el menor para los *p53*(+)/*p21Cip1*(+), al igual que Yanamoto *et al*[183].

3.4.3 Relación entre la expresión de *p21Cip1* y el HPV

Choi *et al.* describen la expresión de *p21Cip1* en el epitelio no displásico, principalmente, en las células basales y suprabasales. En el epitelio displásico, *p21Cip1* incrementa su expresión a medida que aumenta el grado de displasia[198]. En el COCE, la expresión es variable, pero sobre todo, en las áreas tumorales pobremente diferenciadas aunque no encuentran asociación con ninguna característica clínico-patológica. Agarwal *et al.* [181]encuentran un porcentaje ascendente de expresión de *p21Cip1* a medida que la hiperplasia se transforma en displasia, asociado con la diferenciación y la actividad proliferativa. Kudo *et al.* encuentran que entre 24 displasias epiteliales, 23 de ellas (96 %), eran positivas para *p21Cip1*, frente a un 77 % (36 de 47) de los COCEs. Además, el 79 % de estas displasias eran *p53*(-)/*p21Cip1*(+), comparado con el 25 % de los COCEs.[183] Queiroz *et al.* no encuentran diferencias estadísticamente significativas entre la expresión de *p21Cip1* en el epitelio oral normal, el papiloma oral escamoso y el COCE[135]. Chang *et al.* encuentran en un grupo de 53 leucoplasias verrucosas, expresión de *p21Cip1* en un 75 % (40) de los casos; 42 % (22) desarrollaron un COCE en un período de tres años y medio, 26 % (14) recurrieron y 32 % (17) estuvieron libres de enfermedad. La positividad aberrante de *p21Cip1* se asocia con un 80 % de progresión a COCE frente a un 32 % de recurrencias[199]. Sin embargo, Hogmo *et al.* no encuentran ninguna relación entre la expresión de *p21Cip1* y la evaluación en cuanto al riesgo de lesiones precancerosas.[200]

En relación con la detección de HPV en el COCE y la expresión de proteínas del ciclo celular, parece que la oncoproteína E7 de los HPV de alto riesgo provoca una desregulación del ciclo celular a través de la interacción de la transcripción del complejo AP-1 y los CDKIs como *p27Kip1* y *p21Cip1*. Soares *et al.* encuentran un total de 11 casos de 33 (33,33 %) de COCEs positivos para HPV18 (81,81 %) y HPV16 (18,19 %). De éstos, la expresión de *p21Cip1* era positiva en 5 de 11 (45,45 %), sin encontrarse ninguna asociación estadísticamente significativa[201]. Mishra *et al.* encuentran una sobreexpresión de *p21Cip1* en los tumores y lesiones precancerosas HPV16 positivos.[202]

3.4.4 Alteraciones genéticas y epigenéticas

En cuanto a las alteraciones genéticas de *p21Cip1* en el COCE, Ralhan *et al.* describen un polimorfismo en el codón 149 (A→G) en 11 de 30 (37 %) lesiones premalignas (7 lesiones hiperplásicas y 4 lesiones displásicas) y en 11 de 30 (37 %) COCEs, estadísticamente significativo con respecto a la mucosa oral normal. Este polimorfismo es más frecuente en las lesiones precancerosas (10 de 11) y en los COCEs (11 de 11) con *p53* débil que en las lesiones con *p53* mutada, lo que sugiere que este polimorfismo puede afectar a la ruta de *p53* y tener un papel importante en la tumorogénesis[184]. Gomes *et al.* estudian la relación entre el polimorfismo de p21Cip1WAF1/C98A y sus genotipos en el COCE. Así, el genotipo CA y el ATP6V1C1 presentan un riesgo relativo de transformación maligna 1.57 con respecto al genotipo CC. De la misma manera, demuestran que el genotipo heterocigótico presenta una mayor inmunopositividad CA (media de 56,75) y CC (media de 37,65) de una manera stadísticamente significativa[203].

La frecuencia de mutaciones (transiciones y transversiones) en el exón 2 de *p21Cip1*, según Ibrahim *et al.*, varía desde 14-43 % según la procedencia de los tumores, siendo la más alta para los tumores de Sudán *toombak-dippers*. [2]En cualquier caso, la pérdida de *9p21Cip1* y su relación con parámetros clínico-patológicos sólo puede ser estimada en el contexto del complejo patrón de imbalances genómicos que acompaña a la pérdida de cromosomas en los tumores examinados[204].

3.5 Expresión de *p27Kip1* en COCE

Los resultados de la expresión del *p27Kip1* en el COCE demuestran una gran variabilidad en los distintos estudios [70,76,78,135,186,188,198,205-224]. Se utilizaron distintas metodologías para inferir la expresión imunohistoquímica del *p27Kip1*. Algunos autores utilizaron el análisis cuantitativo del porcentaje de células teñidas, pero la gran mayoría usó el análisis semicuantitativo, con distintos grados. También se utilizaron distintos anticuerpos y con concentraciones diferentes. Para facilitar la comparación de resultados hemos calculado, en la **Tabla 4**, el porcentaje de tumores con expresión positiva, aunque empleamos distintas definiciones de positividad de acuerdo con la metodología usada en cada estudio. Se observó una gran variabilidad de resultados, con una variación entre el 3 % y el 89 %. Por otro lado, la discrepancia en los trabajos que publicaron un análisis cuantitativo fue considerablemente más baja, con el *score* de *p27Kip1* variable entre los 10 ± 10 % y los 56,4 ± 16,2 %.

Autor	COCE casos	Media(rango)	Cuantificación	% Positivo	Gen
Jordan (1998)	8	28,7 ± 5,1 %	No datos	No datos	Transducción 1:500
Saito (1999)	44	24 + 6 %	No datos	No datos	Tranducción 1:5000
Mineta (Cancer 1999)	94		26 > 50 % 68 < 50 %	26 %	Transducción1:100
Schoelch	35		2 ± 0 % 3 0-33 % 10 33-66 % 5 > 66 % 15 no interpretables		Novocastra: 1:25
Fujieda (1999)	60	31,1 ± 30 %	18 > 40 % 42 < 40 %	30 %	Oncogene
Venkatesan (1999)	35		1 0 - 1 % 6 1 - 10 % 15 11 - 35 % 11 36 - 70 % 1 +71 %	77 %	Transducción 1:1000
Kudo (2000)	17		3 > 30 % 7 5-30 % 7 < 5 %	59 %	Transducción 1:100
Kapranos (2001)	31		20 > 10 % 11 < 10 %		Santa Cruz Biotechnologie
Shintani (2002)	117		75 > 5 % 42 < 5 %	64,1 %	Dakopatts 1:1000
Kuo (2002)	63	10 ± 10 %	47 0-10 % 15 11-50 % 1 +50 %	25 %	Transducción
Shintani (2003)	75		55 negativo 20 positivo	26,6 %	Tranducción 1:100

Autor	COCE casos	Media(rango)	Cuantificación	% Positivo	Gen
Choi (2003)	30		11 > 5 % 19 < 5 %	36,6 %	Neo Markers/Lab Vision, DCS-72.F6,MS-256, Fremont, CA
Kitajima (2004)	63		14 > 30 % 18 5 – 30 % 31 < 30 %	51 %	
Rodolico (2004)	95	19,7 % (0-90,1 %)	69 > 19,7 % 26 < 19,7 %	70 %	Transducción
Rodolico (2005)	97	26,4 %	77 > 20 % 20 < 20 %	78 %	Transducción
Filies (2007)	189		38 > 1 % 151 < 1 %	20 %	
Queiroz (2010)	34		1 > 50 % 33 < 50 %	3 %	
Canzonieri (2011)	25		7 > 5 % 19 < 5 %	25 %	
Martin – Ezquera (2011)	49		19 > 5 % 30 < 5 %	38 %	
Gao (2012)	206		124 > 10 % 82 < 10 %	60,2 %	Zhongshan 1:30
Monteiro (2012)	51		3 10-24 % 18 25-49 % 30 > 50 %	89 %	
Perisanidis (2012)	111		34 < 50 % 77 > 50 %	69 %	
Zhang (2013)	110			55,46 %	Zhongshan

Tabla 4: Expresión de p27Kip1 en COCE

3.5.1 Progresión de la expresión de *p27Kip1* a lo largo de la enfermedad

Varios autores han estudiado la expresión del *p27Kip1* en distintas fases de progresión de la enfermedad, comparando mucosa normal con lesiones displásicas, carcinoma *in situ,* carcinoma verrucoso y CCE. Algunos autores realizaron el análisis cuantitativo del porcentaje de células teñidas (*p27Kip1 score*): Jordan *et al.* [206] verificaron que la expresión del *p27Kip1* en lesiones con displasia moderada, displasia severa y CCE es inferior a la expresión del *p27Kip1* en mucosa normal (p<0,05); Saito *et al.* [209] observaron que la expresión del *p27Kip1* es inferior en el carcinoma verrucoso cuando se compara con el CCE (p<0,001); Kuo *et al.* [186] obtuvieron resultados de la expresión del *p27Kip1* significativamente inferiores comparando la expresión en el CCE con la expresión en lesiones displásicas, y entre la expresión en lesiones displásicas y mucosa normal. Otros autores realizaron la comparación a través del análisis cualitativo, considerando tumores con expresión positiva y expresión negativa: Kudo *et al.* [211] observaron que el porcentaje de tumores con expresión positiva es significativamente más baja en COCE y en lesiones con displasia severa comparativamente con mucosa normal (p<0,05); igualmente Queiroz *et al.* [135] constataron que la expresión del *p27Kip1* está reducida en el COCE y en lesiones benignas (p<0,05). Schoelch *et al.* [75] y Shintani *et al.* [214] no observaron diferencias estadísticamente significativas.

3.5.2 Expresión de *p27Kip1* y relación con parámetros clínico-patológicos

En relación con la edad del paciente cuando desarrolló la neoplasia, no se verifican diferencias estadísticamente significativas. Algunos autores calcularon la media de edad de los pacientes con tumores con expresión positiva y negativa del *p27Kip1* y no observaron diferencias [205,208,213]. Otros autores compararon el porcentaje de tumores con expresión del *p27Kip1* positiva en pacientes más jóvenes y más viejos y tampoco encontraron diferencias [186,198,214,220].

En cuanto al sexo, tampoco se verificaron diferencias de expresión del *p27Kip1* entre hombres y mujeres [198,208,213,220].

Con respecto a la supervivencia, los resultados son controvertidos [70,71,186,198,205,208,210,211,213,214,220,222,223,225]. En la mayoría de los tumores sólidos el silenciamiento de la expresión del *p27Kip1* está relacionado con una disminución de la tasa de supervivencia a 5 años. En el CCECC, la mayoría de los autores también reporta lo mismo, algunos de ellos con diferencias estadísticamente significativas [70,186,208,210,212-214,220]. Los autores que observaron mejor supervivencia en los tumores con expresión negativa del *p27Kip1*, no obtuvieron resultados estadísticamente significativos [198,205,221,223].

La presencia de recidiva fue analizada por muchos menos autores. Perisanidis *et al.* [222] y Monteiro *et al.* [221] analizaron el riesgo de aparición de recidiva y no observaron diferencias entre tumores con distinta expresión del *p27Kip1*. Cansonieri *et al.* [78] observaron menor positividad de la expresión de *p27Kip1* en los tumores con recidiva, pero sin obtener diferencias estadísticamente significativas. Con respecto al tiempo de aparición de la recidiva, Venkatesan *et al.* [210] observaron que en los pacientes con tumores con baja expresión de *p27Kip1*, fue de media 324 días, significativamente inferior a los pacientes con alta expresión.

La presencia de metástasis ganglionares es un factor clínico-patológico que está relacionado con un peor pronóstico; de este modo, sería interesante determinar la existencia de relación entre el silenciamiento del *p27Kip1* y la aparición de metástasis ganglionares. En la mayoría de los estudios clínicos publicados se observa que los pacientes con estatus ganglionar positivo tienen niveles de expresión más bajos del *p27Kip1* [208,212,214,217]. Sin embargo, en los estudios en los que se observaron resultados contrarios, éstos no fueron estadísticamente significativos [186,207].

Los estadios tumorales avanzados también están relacionados con peor pronóstico en el COCE; así, en teoría, en los tumores con estadios más avanzados, la expresión del *p27Kip1* debería estar menos expresada. De hecho, en todos los estudios clínicos publicados que relacionan la expresión del *p27Kip1* con el estadio tumoral, se observó que la expresión del *p27Kip1* es más baja en los estadios avanzados en comparación con los estadios iniciales [186,198,205,208,212-214,220]. Gran parte de los autores determinaron diferencias estadísticamente significativas [205,208,212,220]. Ello confirma que el silenciamiento del *p27Kip1* tiene un papel importante en el desarrollo de la enfermedad; de este modo, si la expresión del *p27Kip1* está relacionada con el estadio tumoral, sería lógico que el tamaño del tumor también lo estuviera. Aunque son muy pocos los autores que han analizado la relación del tamaño tumoral con la expresión del *p27Kip1*, los resultados obtenidos no fueron exactamente lo esperado. Mineta *et al.* [208], hallaron diferencias estadísticamente significativas para el estadio tumoral, sin embargo no observaron diferencias para el tamaño del tumor, de acuerdo con Harada *et al.* [213] y Kuo *et al.* [186], que simplemente observaron una tendencia a que en los tumores más pequeños el *p27Kip1* se encuentre sobreexpresado.

Por otro lado, en relación a la diferenciación tumoral, aunque sería de esperar que la expresión del *p27Kip1* estuviera disminuida en los tumores pobremente diferenciados, los resultados de la correlación de la expresión del *p27Kip1* y la diferenciación tumoral, realmente, muestran una tendencia hacia el silenciamiento del gen en los tumores pobremente diferenciados, pero en la gran mayoría de los estudios estas diferencias no son estadísticamente significativas [186,198,207,208,212,214,220]. Harada *et al.* [213] fueron los únicos en encontrar una correlación con significancón entre el grado histológico y la disminución de la expresión del *p27Kip1*.

Con respecto a los demás factores clínico-patológicos, como el consumo de tabaco o alcohol, invasión tumoral o profundidad del tumor, ningún estudio clínico los relaciona con la expresión del *p27Kip1* [70,76,78,135,186,188,198,205-224].

3.5.3 Correlación de la expresión de *p27Kip1* con *p21Cip1*

De un modo similar al *p27Kip1*, los demás miembros de la familia Cip/Kip también inhiben los complejos ciclina/CDK, bloqueando el ciclo celular en el *checkpoint* de G1 para S. La expresión del *p57*, aunque Fan *et al.* [74] la consideren como un buen marcador pronóstico para el COCE, sigue muy poco estudiada, de manera que en este estudio nos centratreos en la correlación del *p21Cip1* y del *p27Kip1*. Tal como en el *p27Kip1*, en el COCE se observa una pérdida de expresión de *p21Cip1*, pero según Shintani *et al.* [76] esta ocurre en etapas iniciales de la carcinogénesis y, probablemente debido a esto, los resultados de la relación de la expresión del *p21Cip1* y de los parámetros clínico-patológicos son muy variables, aunque muchas veces se relacione la aparición de metástasis ganglionares con el silenciamiento del *p21Cip1*. En términos de correlación entre la expresión del *p21Cip1* y del *p27Kip1* los resultados presentes en la literatura no son concluyentes. Choi et al. [198] determinaron una tendencia de correlación inversa (p=0,08), aunque no observaron ninguna relación con parámetros clínico-patológicos. Zang et al [223] detectaron una correlación entre la expresión de ambos genes, estadísticamente significativa, a través del *Pearson's analysis*. Sin embargo, Filies *et al.* [70] no observaron ningún resultado exacto empleando el modelo de regresión Cox. Kapranos *et al.* [71], analizando tumores de la cavidad oral y de laringe simultáneamente, tampoco hallaron correlación de la expresión de estos genes, ni detectaron diferencias en la supervivencia en las cuatro posibles combinaciones de la expresión.

3.5.4 Correlación de la expresión de *p27Kip1* con ciclinas dependientes de quinasas

En la literatura disponible actualmente se constata aunque con limitaciones que la expresión de los inhibidores CDK está inversamente relacionada con la expresión de las ciclinas A, D y E. A diferencia del *p27Kip1*, varios autores han observado que la expresión de la ciclina A, D y E se encuentra sobreexpresada en el COCE, cuando se compara con la expresión en mucosa normal, confirmándose la función inhibitoria del *p27Kip1* sobre las ciclinas. Es aceptado por varios autores que la sobreexpresión de las ciclinas está relacionada con el estadio tumoral, la diferenciación histológica del tumor y la presencia de metástasis ganglionares, afectando al pronóstico del paciente en términos de supervivencia y de tiempo libre de recidiva. Pignataro *et al.* [226] analizaron la correlación de expresión del *p27Kip1* y de la ciclina D1 en tumores de cabeza y cuello observando una correlación inversa: la mayoría de los tumores que presentan expresión positiva del *p27Kip1*, presentan expresión negativa de la ciclina D1 y los tumores con expresión positiva de la ciclina D1, presentan expresión negativa del *p27Kip1*. Asímismo detectaron que los tumores ciclina D1+/P27KIP1- tienen peor pronóstico y que los tumores ciclina D1-/p27Kip1+ presentan mejor pronóstico, en términos de supervivencia (p=0,0015) y de tiempo libre de recidiva (p=0,0001). Rodolico *et al.* [218] observaron que los tumores con sobreexpresión de la ciclina D1 y subexpresión del *p27Kip1* están relacionados con la aparición de metástasis ganglionares en pacientes con carcinomas de células escamosas del labio inferior. Kuropkat et al. [188] no encontraron asociación entre la expresión de ciclina D1 y el tiempo libre de recidiva, cuando se consideró también la expresión del p27Kip1. Fujieda et al. [205] obtuvieron resultados, aunque estadísticamente significativos, contradictorios con la literatura y con las teorías de regulación del ciclo celular [188,218,226,227] al hallar que los tumores con expresión positiva de la ciclina D1 tenían un porcentaje de células teñidas por el anticuerpo del *p27Kip1* mayor que los tumores con expresión negativa de la ciclina D1 (42,7 ± 31,9 vs 25,2 ± 29,3 con p=0,001).

Ito *et al.* [207] detectaron una correlación inversa con fuerte significancia entre la expresión de la ciclina E y la expresión del *p27Kip1*: ciclina E+/p27Kip1- (33/42); ciclina E+/p27Kip1+ (3/42); ciclina E-/p27Kip1- (2/42) y ciclina E-/p27Kip1+ (4/42) con p< 0,001, pero no compararon esta correlación con factores clínico-patológicos. Jordan *et al.* [206] observaron una asociación entre el aumento de la expresión de la ciclina A y la reducción de la expresión del *p27Kip1* en COCE.

3.6 Expresión de Ciclina D1 en COCE

3.6.1 Expresión de *Ciclina D1* y relación clínico-patológica

Los resultados de la expresión de la ciclina D1 en el COCE muestran valores muy variables entre los distintos autores[119,202,228-241], con resultados de sobreexpresión que varían entre el 17,1 % y el 80 %. En términos de patrón de expresión, la mayoría de los investigadores observa expresión nuclear, aunque otros observan expresión nuclear y citoplasmática.

Estudio	COCE casos	% (n) Positividad	Intensidad tinción n / % de Células +	Patrón expresión
Bova *et al.* (1999)	148	68	10	Nuclear
Kuo *et al.* (1999)	88	44,3	50	NA
Lam *et al.* (2000)	56	63	5	Nuclear
Mineta *et al.* (2000)	94	19	50	Nuclear
Vicente *et al.* (2002)	35	17,1	50	Nuclear
Goto *et al.* (2002)	41	65,9	33	Nuclear
Vora *et al.* (2002)	84	62	10	Nuclear
Zhu *et al.* (2003)	50	52	10	Nuclear
Miyamoto *et al.* (2003)	41	65,9	10	Nuclear
Shiraki (2005)	140	39	10	NA
Wang *et al.* (2006)	62	66	10	NA
Shah (2009)	135	43	10	Nuclear
Mishra (2009)	51	31,1	NA	Nuclear y citoplasmática
Yun (2010)	50	58	10	Nuclear
Das (2011)	45	66,6	50	Nuclear
Xing (2011)	50	80	25	Nuclear y citoplasmática
Huang (2012)	264	36,7	10	Nuclear y citoplasmática
Kahn (2015)	97	86,6	10	Nuclear

Tabla 5: Expresión de ciclina D1 en COCE

En relación con los parámetros clínico-patológicos, se han observado relación entre expresión de ciclina D1 y tamaño tumoral, presencia de metástasis ganglionares, diferenciación histológica y estadio clínico. Así, con respecto al tamaño tumoral, Das *et al.* observaron mayor número de tumores (el 78,1 %) con ciclina D1 sobreexpresada en tumores mayores (T3 y T4), en relación con el número de tumores pequeños (el 38,5 %) (T1 y T2) con ciclina D1 sobreexpresada, con diferencias significativas (p<0,01)[238]. Guimaraes *et al.* observaron que el 80 % de los tumores t3 y t4 tenían la ciclina D1 sobreexpresada y que solamente el 46,7 % de los tumores T1 y T2 estaban con la ciclina D1 sobreexpresada[242]. Otros autores como Mineta *et al.* también observaron esta tendencia, pero no encontraron diferencias significativas[208]. Por otro lado, Huang *et al.* observaron que el 33,3 % de los tumores T3 y T4 presentaban la ciclina D1 sobreexpresada y que la tasa de sobreexpresión en los tumores T1 y T2 era de 40,3 %, pero estas diferencias no fueron estadísticamente significativas (p=0,240)[240].

De acuerdo con la presencia de metástasis ganglionares, la mayoría de los investigadores observaron que tumores con metástasis cervicales suelen tener la ciclina D1 sobreexpresada. Mineta *et al.* observaron que el 29 % de los tumores con N(+) estaban sobreexpresados para la ciclina D1 y que únicamente el 5 % de los tumores con N(-) estaría sobreexpresado (p=0,016)[208]. Con resultados similares, Goto *et al.* observaron que el 50 % de los tumores con presencia de metástasis ganglionares tenía la ciclina D1 sobreexpresada y que sólo el 21,7 % de los tumores con abstinencia de metástasis sobreexpresaba la ciclina D1 (p=0,059)[232]. Vicente *et al.* observaron resultados idénticos: el 35,7 % de los tumores N(+) estaban sobreexpresados, frente al 5 % de los tumores N(-)[231]. Khan *et al.* observaron que el 90 % de los tumores que tenían más del 50 % de células teñidas eran tumores con metástasis cervicales[241]. Kuo *et al.* observaron resultados contrarios, pero sin concordancia estadística[228].

En términos de diferenciación histológica, la gran parte de los autores observaron que los tumores poco diferenciados suelen presentar la ciclina D1 sobreespresada. Miyamoto *et al.* observaron que el 77,7 % de los tumores pobre o moderadamente diferenciados tenía la ciclina D1 sobreexpresada y que solamente el 42,8 % de los tumores bien diferenciados tenía la ciclina D1 sobreexpresada (p=0,039)[234]. En la misma línea, Huang *et al.* observaron que el 42 % de los tumores pobre o moderadamente diferenciados tenía la ciclina D1 sobreexpresada, frente a un 29 % de tumores bien diferenciados (p=0,031)[240].

El estadio clínico también muestra diferencias en la expresión, estadios más avanzados suelen estar relacionados con la sobreexpresión de la ciclina D1. Huang *et al.* observaron sobreexpresión de ciclina D1 en el 40,4 % de los tumores avanzados, frente a un 27,6 % en estadios iniciales[240]. Zhang *et al.* observaron resultados idénticos: el 100 % de los tumores mal diferenciados presentaban sobreexpresión de ciclina D1 (p=0,042)[243].

En términos de localización, a pesar de las dificultades para comparar las distintas localizaciones anatómicas, se ha observado que los tumores de lengua suelen manifestar con mayor frecuencia la sobreexpresión de ciclina D1 cuando se compara con las demás localizaciones. Huang *et al.* observaron que el 48 % de tumores de lengua están sobreexpresados frente a un 23,6 % del resto de localizaciones con expresión positiva (p=0,007)[240].

En relación con la edad, sexo, consumo de tabaco o alcohol, ningún autor observó diferencias significativas.

En términos del análisis de supervivencia, la sobreexpresión de la ciclina D1 está relacionada con peor pronóstico en varios tumores sólidos. En el cáncer oral constatamos la misma tendencia. Así, Mineta *et al.* observaron que la supervivencia era estadísticamente (p=0,04) inferior en los tumores sobreexpresados (39 %), comparado con los tumores subexpresados (62 %); la supervivencia a los 5 años era de 46,2 % en los tumores con sobreexpresión de ciclina D1, mientras que los tumores con subexpresión tenían una tasa de supervivencia de 77,7% [208] . Goto *et al.* presentaron resultados en la misma línea con mayor significancia (p=0,025) [232]. Khan *et al.* observaron resultados similares: los tumores con expresión fuertemente positiva mostraron tener peor pronóstico cuando se comparaban con los tumores moderadamente positivos (p=0,002) y con los tumores levemente positivos[241].

3.6.2 Correlación de la expresión de ciclina D1 con *p53*

Por su parte, el gen *p53* uno de los genes más estudiados en varios tipos de tumores con una clara relación entre la sobreexpresión del *p53* y el peor pronóstico del tumor también ha sido analizado en COCE con la expresión de ciclina D1. Swaminathan *et al.* estudiaron la expresión de ciclina D1 y de *p53* en el COCE, en comparación con mucosa normal, y observaron un aumento de expresión de ambos genes[244]. En lo que respecta a la frecuencia de correlación de los genes, es decir, cuando ambos genes se encuentran sobreexpresados o cuando ambos se encuentran subexpresados, hay tres estudios con resultados similares: Mineta *et al.* reportan resultados estadísticamente significativos para la correlación entre la expresión de ciclina D1 y de *p53*, observando que los tumores con aumento de expresión de *p53* también tienen un aumento de expresión de ciclina D1 y que, de esta manera, la mutación de *p53* puede preceder al aumento de expresión de ciclina D1[208]. Por su parte Lam *et al.* detectaron que el 68 % de los tumores estudiados presentaban un comportamiento similar en la expresión, pero, por otro lado, que en algunos casos las proteínas se expresaban de manera independiente[229]. Swaminathan *et al.* observaron que el 60 % de los tumores estudiados estaban correlacionados[244]. Khan *et al.* constataron un peor pronóstico en los tumores con sobreexpresión simultánea de ciclina D1 y de *p53*; reportaron también que estos tumores son más resistentes a tratamientos con radioterapia, y que es importante combinar radioterapia y quimioterapia para tener éxito en el tratamiento de estos pacientes[241].

4 EXPRESIÓN DE GENES SUPRESORES TUMORALES REGULADORES DEL CICLO CELULAR

4.1! Estudio clínico

Realizamos un estudio clínico retrospectivo para ello as historias clínicas de 68 pacientes diagnosticados de carcinoma oral de células escamosas en el Servicio de Cirugía Maxilofacial del Hospital Clínico Universitario de Santiago de Compostela en el período 2005 y 2009 fueron analizadas retrospectivamente. Los casos clínicos se localizaron a partir de los informes de las biopsias, con diagnóstico de COCE, en el Servicio de Anatomía Patológica y seguidamente se procedió a la revisión de las historias clínicas en el Archivo Central del Hospital Clínico Universitario de Santiago de Compostela. Fueron seleccionados aquellos pacientes tratados quirúrgicamente de acuerdo a los procedimientos estándar, que incluyen la resección del tumor primario, el vaciamiento radical, selectivo, unilateral ó bilateral de las glándulas linfáticas de la región, con un período de seguimiento mínimo de 3 años (excepto aquellos casos de deceso durante este período de seguimiento). Únicamente se incluyeron en el estudio pacientes con sus datos clínicos completos y tumores con cantidad suficiente de material embebido en parafina para la construcción de matrices. Los pacientes sometidos a quimioterapia ó radioterapia previa a la cirugía resectiva fueron excluidos.

Los datos clínicos analizados fueron: edad, sexo, localización del tumor, clasificación TNM, estadio clínico, tratamiento postquirúrgico (radioterapia y/o quimioterapia), displasia en los márgenes adyacentes al tumor, hábito de tabaco o alcohol, presencia de recidiva, aparición de tumores secundarios, período libre de enfermedad y estatus vital (causa de la muerte).

Se incluyeron las lesiones tumorales asentadas en las siguientes localizaciones: porción móvil de la lengua, base de la lengua, encía en todas sus localizaciones, suelo de boca, mejilla y trígono retromolar. La clasificación de los tumores se realizó en función del estadio tumoral en el momento del diagnóstico, según la 7a edición del *Manual de estadificación del cáncer* del *American Joint Committee on Cancer* del año 2010.[50] El consumo de tabaco y alcohol se registró según el tiempo de consumo considerándose como:

- Fumador (los pacientes fumadores ó que abandonaron el hábito tabáquico hace menos de 10 años).

- Ex fumador (los pacientes que abandonaron el hábito de fumar hace más de 10 años).

- No fumadores (los pacientes que nunca fumaron).

- Bebedor (los pacientes consumidores de alcohol ó que dejaron de beber hace menos de 10 años).

- Ex bebedor (los pacientes que dejaron el hábito del consumo de alcohol hace más de 10 años).

- No bebedor (los pacientes que nunca tuvieron el hábito de un consumo excesivo de alcohol).

El *período libre de enfermedad* fue definido como el tiempo medido desde la fecha del tratamiento inicial hasta la fecha del diagnóstico de la recidiva, ésta se registró como recidiva local (en la misma localización del tumor primario), como recidiva regional (se incluyeron metástasis cervicales tardías y recidivas de metástasis cervicales) o como recidiva a distancia (diseminación tumoral a partir del tumor primario hacia órganos o nódulos linfáticos a distancia).

4.2 Metodología de investigación

4.2.1 Generación de *microarrays* de tejidos

Seleccionamos los bloques de parafina en base a la disponibilidad de tejido embebido en parafina, fijados con formalina correctamente (con al menos deben tener 1 mm de grosor). Para la caracterización de la expresión inmunohistoquímica de las proteínas, se construyeron tres series diferentes de tejidos conteniendo las áreas representativas de cada tumor. Tras la evaluación microscópica, seleccionamos dos de las áreas de cada tumor, evitando depósitos de necrosis y queratina. Se tomaron dos cilindros de 1,5 mm de diámetro de las áreas más representativas de cada tumor, de cada uno de los bloques de parafina, con instrumentación de precisión. Los tejidos se fijaron con formalina al 4 % y fueron embebidos en parafina, siguiendo los procedimientos de rutina. Las áreas seleccionadas para los núcleos de los cilindros serán representativas de los tumores, los cortes iniciales se tiñeron con hematoxilina-eosina para verificar los hallazgos histopatológicos.

4.2.2 Inmunohistoquímica de *p16INK4a*

4.2.2.1 Protocolo de laboratorio

De los bloques de TMA se hicieron secciones de tejido de tres micrómetros que fueron montadas en laminillas con una capa de poli-L-lisina para inmunohistoquímica (*DAKO*, Glostrup, Dinamarca). La inmunohistoquímica de p16INK4a se realizó empleando el *CINtec Histology Kit* (*Roche*, Barcelona, España) siguiendo las instrucciones del fabricante. En resumen, la recuperación del antígeno se realizó durante 10 minutos a 95-99° C en baño maría con tampón citrato a pH=6,0. Después de bloquear la actividad de la peroxidasa endógena empleando Reactivo Bloqueante de Peroxidasa (*DAKO*, Glostrup, Dinamarca) durante 5 minutos, las laminillas fueron incubadas durante 30 minutos con el anticuerpo de p16INK4a (clon E6H4). El anticuerpo secundario anti-ratón se aplicó durante 30 minutos. Después del paso de visualización cromogénica utilizando el cromógeno 3-3`diaminobencidina, las laminillas fueron contrateñidas con hematoxilina. Se realizaron controles negativos usando el *Negative Reagent Control* (anticuerpo de control del isotipo).

4.2.2.2! Evaluación de los resultados inmunohistoquímicos

Los casos con positividad citoplasmática o nuclear para p16INK4a se consideraron como positivos. Las laminillas fueron digitalizadas utilizando un escáner para automatizar placas con el objetivo de conseguir imágenes de alta resolución, para realizar un análisis cuantitativo visual con un sistema automático de análisis de imagen *ACIS® III (Dako*, Glostrup, Dinamarca). Las imágenes digitales de las laminillas fueron capturadas mediante el escáner ACIS de amplificación a baja potencia y todas las imágenes de las láminas fueron visionadas en un monitor. Las regiones con un mayor porcentaje de células positivas fueron seleccionadas para una contabilización automática. Un mínimo de tres de estas áreas que contienen sólo células tumorales fueron seleccionadas manualmente para una evaluación cuantitativa. El resultado final fue el promedio de las diferentes áreas medidas. Para confirmar la exactitud de las medidas, áreas seleccionadas de diez de las muestras se midieron tres veces. Con el fin de poder comparar nuestros resultados con los descritos en la literatura, hemos adaptado además las mediciones a valores

158

semicuantitativos de la siguiente manera: expresión por debajo de 5% y expresión positiva por encima de 5%.

4.2.2.3! Metilación de p16INK4a

4.2.2.3! Muestras de ADN

Se obtuvieron muestras de ADNs genómicos de 36 tumores. El ADN genómico de la amígdala humana se utilizó como control para el ADN no metilado, y el *CpGenome*^{TM} *Universal Methylated DNA* (*Chemicon*), para el ADN metilado. El ADN genómico fue modificado utilizando el *EZ DNA Methylation Kit* (*Zymo Research*) o, por procedimientos estándar, fue modificado mediante un tratamiento con bisulfito de sodio y, posteriormente, purificado con el sistema *Wizard DNA Clean-up* (*Promega, Madison, WI*), siguiendo el protocolo del fabricante.

4.2.2.3.2! Distribución del promotor aberrante de metilación

La reacción en cadena de la polimerasa específica de metilación (MSP) se llevó a cabo siguiendo el método desarrollado por Herman. Las islas CpG se identificaron utilizando el programa *CpGPlot* (EMBOSS: http://bioweb.pasteur.fr/ seqanal/interferences/ cpgplot.html).

El análisis MSP se utilizó para determinar el estado de metilación del *gen p16INK4a* para todas las muestras. Se extrajo ADN utilizando el *QIAmp DNA Mini Kit* (*Qiagen GmbH*, Hilden, Alemania) y se modificó utilizando el *EZ DNA Methylation Kit* (*Zymo Research*). Las secuencias del cebador y las condiciones de la PCR fueron (Tm 60 º C):

Metilado directo: TTATTAGAGGGTGGGGCGGATCGC

Metilado inverso: GACCCCGAACCGCGACCGTAA.

No-metilado directo: TTATTAGAGGGTGGGGTGGATTGT

No-metilado inverso: CAACCCCAAACCACAACCATAA

Los fragmentos del promotor humano del *gen p16INK4a*, que contienen el sitio de inicio de la transcripción, fueron seleccionados de la base de datos del *National Center for Biotechnology Information (NCBI)*. Esta secuencia fue analizada con el programa *CpGPLOT* (http://bioinfo.hku.hk/cgi-bin/) utilizando la siguiente configuración: proporción de CpG de 0,6 observada/prevista, isla de al menos 200 nt y contenido mínimo de G+C del 50 %. Fue identificado un fragmento de nucleótido (nt) positivo, que contenía islas de CpG y el sitio de inicio de la transcripción.

Los patrones de metilación del ADN en las islas CpG de *este* gen venían determinados por la conversión química de las citosinas no-metiladas, y no de las metiladas, en uracilo, y la posterior reacción en cadena de la polimerasa utilizando cebadores específicos para ADN, ya sea metilado o no-metilado modificado. Se realizaron controles sin ADN para cada serie de la reacción en cadena de la polimerasa.

La PCR se realizó en un termociclador de ADN *Perkin Elmer 9600*. La amplificación se llevó a cabo en un volumen de 25 µl que contenía 200 µm de cada dATP, dCTP, dGTP y dTTP; 0,2 µm de cada cebador directo e inverso; 10 mm *Tris* (pH 8.4); 50 mm KCl; 1,5 mm MgCl2; y 0,5 unidades de polimerasa Taq (*Invitrogen*). Los ciclos consistieron en un ciclo de 10 min a 95° C; 35 ciclos de 30 s a 95° C, 45 s a 57ºC para *p16INK4a* y 1 min a 72° C; y un paso final a 72° C durante 10 min. Los productos de la PCR fueron separados en gel de agarosa al 2%, teñidos con bromuro de etidio y visualizados bajo iluminación UV.

4.2.3 Inmunohistoquímica de p21Cip1, p27Kip1 y Ciclina D1

4.2.3.1 Protocolo de laboratorio

De los bloques de TMA se hicieron secciones de tejido de tres micrómetros que fueron montadas en laminillas con una capa de poli-L-lisina para inmunohistoquímica (*DAKO*, Glostrup, Dinamarca). Para el estudio inmunohistoquímico, se utilizaran anticuerpos monoclonales: contra p21Cip1 humano (*Dako, FLEX, RTU, Clon SX118*), contra ciclina D1 (*Dako, FLEX, RTU* clon EP12) y contra p27Kip1 (*Dako, FLEX, RTU, Clon SX53G8*). Se realizó la recuperación de epítopo en una solución tamponada de 10 mM de citrato de sodio (pH 6.0) puesta a baño maría durante 40 min a 95-99° C. La peroxidasa endógena fue bloqueada utilizando Reactivo Bloqueante de Peroxidasa (*DAKO*, Glostrup, Dinamarca) durante 5 minutos. La incubación con el anticuerpo primario se llevó a cabo a temperatura ambiente durante 20 minutos y la tinción se reveló con *EnVision/DAB (Dako,* Glostrup, Denmark) y las laminillas se tiñeron para muestra con hematoxilina. Los controles negativos se realizaron utilizando el *NegativeReagent Control* (anticuerpo de control del isotipo).

4.2.3.2! Evaluacion de los resultados inmunohistoquimicos

Para su análisis cuantitativo visual con un sistema automático de análisis de imagen *ACIS® III (Dako*, Glostrup, Dinamarca), las laminillas fueron digitalizadas utilizando un escáner para automatizar placas con el objeto de obtener imágenes de alta resolución. Las imágenes digitales de las laminillas fueron capturadas mediante el escáner ACIS de amplificación a baja potencia y todas las imágenes de las láminas fueron visionadas en un monitor. Las regiones con un mayor porcentaje de células positivas fueron seleccionadas para una contabilización automática. Un mínimo de tres de estas áreas con sólo células tumorales fueron seleccionadas manualmente para una evaluación cuantitativa. El resultado final fue el promedio de las diferentes áreas medidas. Para confirmar la exactitud de las medidas, áreas seleccionadas de diez de las muestras se midieron tres veces.

La coloración se restringió a los núcleos para p21Cip1. Cualquier grado de tinción citoplasmática o nuclear fue considerada positiva para p27Kip1 mientras que solo la tinción nuclear se tuvo en cuenta para la ciclina D1.

Para facilitar el análisis estadístico la variable expresión fue categorizada de manera semi-cuantitativa. De manera que para p21Cip1 se considera negativa por debajo de 5% y positiva igual ó por encima. Para p27Kip1 y ciclina D1 el punto de corte es el 50%.

4.3 ¡Análisis estadístico

Los datos fueron registrados en una base de datos utilizando el *software Microsoft Excel 2010* para Windows (Microsoft Office, EEUU) y analizados estadísticamente mediante el *software SPSS* versión 20.0 para *Windows (SPSS Inc.*, Chicago, ILL, EEUU) ó el software *R* versión *R 2.15.0 (R Development Core Team*, 2012), empleando el paquete *survival* (para el montaje de modelos paramétricos de regresión de Cox), el paquete *survivalROC* (para estimar las curvas ROC tiempo-dependientes) y la función *censboot* (del paquete *bootstrap*) para técnicas de remuestreo (*bootstrapping*) de modelos de supervivencia con observaciones censuradas. La función *stepAIC* (del paquete *MASS*) también se utilizó para obtener el modelo multivariante con el mejor AIC. Todos estos paquetes están disponibles de forma gratuita en http://www.R-project.org.

Las variables continuas se describen como medias y su desviación estándar. Para analizar las diferencias entre las medias de variables continuas (p.ej. edad) se utilizó la prueba *T* de *Student,* en el caso de dos variables, y el *análisis de la varianza* (*ANOVA*), en el caso de tres o más variables.

Las variables categóricas se describen en números absolutos y porcentajes. Para contrastar las variables categóricas se utilizó la prueba de *Chi-cuadrado* o el *Test exacto de Fisher*. Se consideraron significativos los valores de probabilidad menores o iguales a 0,05 (p ≤ 0,05).

El tiempo libre de enfermedad y la supervivencia se representan en medias con sus respectivos intervalos de confianza del 95%. Para variables categóricas, el intervalo libre de enfermedad y la supervivencia fueron estimados mediante el método de *Kaplan Meier* y se aplicó la prueba de *Log Rank* para valorar la significación de las diferencias entre las curvas de supervivencia con un intervalo de confianza del 95 %.

El método de regresión de Cox se utilizó para valorar el intervalo libre de enfermedad y la supervivencia cuando las variables eran continuas. Las variables con significación estadística a nivel del 0,05 en el análisis univariante fueron introducidas en un modelo de regresión multivariante mediante el modelo de riesgo proporcional de Cox.

4.4! Análisis de datos

En total fueron identificadas y revisadas 124 historias clínicas de pacientes con tratamiento quirúrgico de un COCE en el territorio maxilofacial, en el período de años 2005-2009. De éstos, se seleccionaron 97 pacientes que cumplían los criterios de inclusión, en relación con el diagnóstico de un COCE localizado primariamente en la cavidad oral. De los 97 pacientes seleccionados, 29 fueron excluidos: 14 por no presentar la historia clínica completa, 9 por presentar un seguimiento incompleto o inferior a los 3 años y 6 por haber recibido tratamiento con quimioterapia antes de la extirpación quirúrgica de la lesión. Finalmente la muestra contaba de 68 pacientes diagnosticados de COCE, tratados primariamente con cirugía, con un seguimiento mínimo de 3 años, exceptuando *exitus* a causa de la enfermedad.

4.4.1! Características clínicas y anatómico-patológicas de la muestra

4.4.1.1   Sexo

Nuestra muestra de pacientes estaba compuesta por 68 35 varones (51,5%) y 33 mujeres (48,5%).

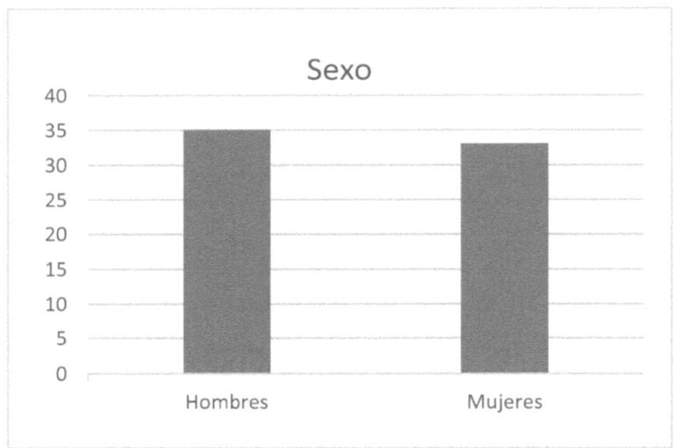

Gráfico 1: Distribución de pacientes según sexo

4.4.1.2!   Edad

La edad media de presentación fue de 67,00 ± 13,08 (rango de 41 a 96 años); 14 pacientes (20,6%) tenían una edad ≤ 55 años y 54 (79,4%) tenían una edad > 55 años.

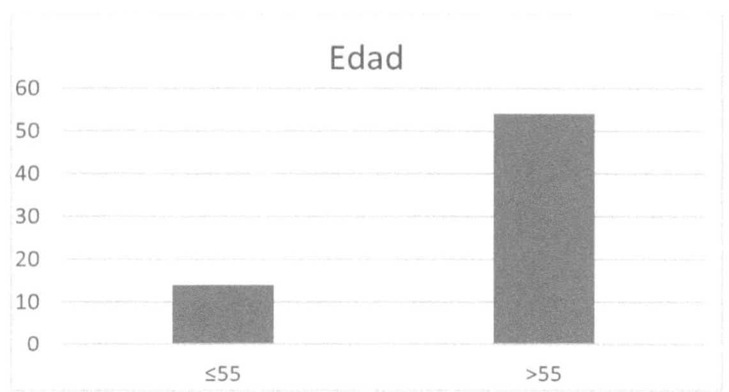

Gráfico 2: Distribución de pacientes por edad

4.4.1.3! Tabaco

En relación al hábito tabáquico 32 pacientes (47,1%) eran no fumadores, 12 eran fumadores (17,6%) y 24 pacientes eran ex fumadores (35,3%).

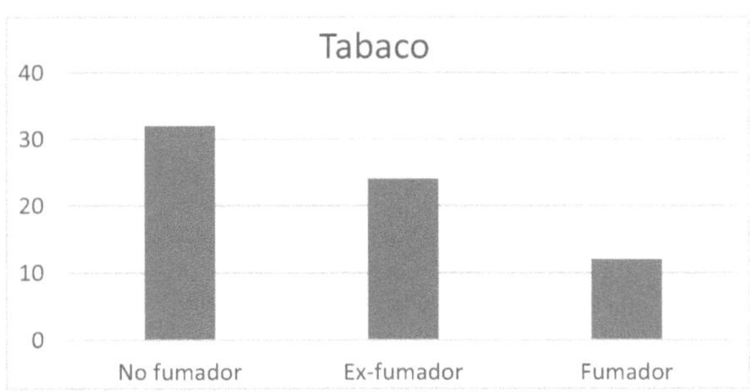

Gráfico 3: Distribución de pacientes según estatus fumador

4.4.1.4！   Alcohol

Respecto al hábito alcohólico, 33 pacientes (48,5%) eran
no bebedores, 22 eran bebedores (32,4%) y 13 pacientes
eran ex bebedores (19,1%).

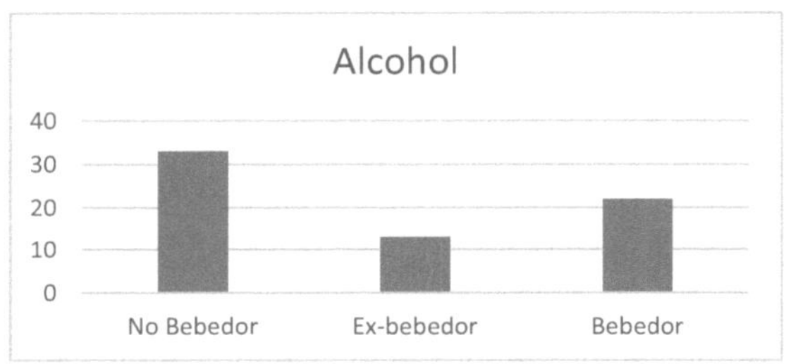

Gráfico 4: Distribución de pacientes según estatus alcohólico

4.4.1.5！   Localización

Según la localización primaria de las lesiones, los cánceres
de lengua fueron los más frecuentes con un total de 22
casos (32,4%), seguidos de los tumores localizados en
reborde alveolar (n= 17, 25,0%), suelo de boca y paladar
blando (n= 8, 11,8%), trígono retromolar (n= 6, 8,8%) y
mucosa yugal (n= 6, 8,8%).

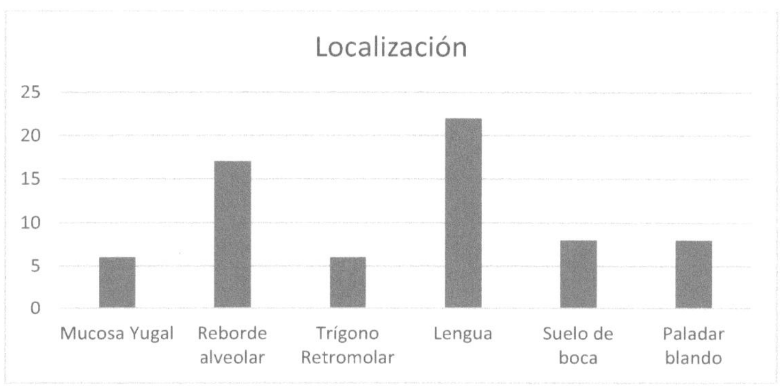

Gráfico 5: Distribución de pacientes por localización tumoral

4.4.1.6 Tamaño del tumor primario (T)

De acuerdo al tamaño del tumor primario, 21 tumores (30,9%) eran T1, 21 (30,9%) eran T2, 4 (5,9%) eran T3 y 22 (32,4%) eran T4.

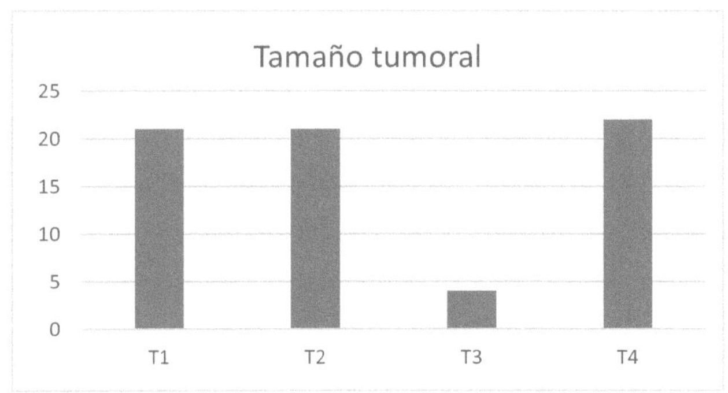

Gráfico 6: Distribución de pacientes según tamaño tumoral

4.4.1.7! Ganglios linfáticos cervicales (N)

Respecto a los ganglios linfáticos cervicales, la mayoría de los pacientes (n=55) no presentaban adenopatías cervicales palpables (80,9%) y los casos con adenopatías palpables se repartían en: 7 (10,3%) N1 y 6 (8,8%) N2.

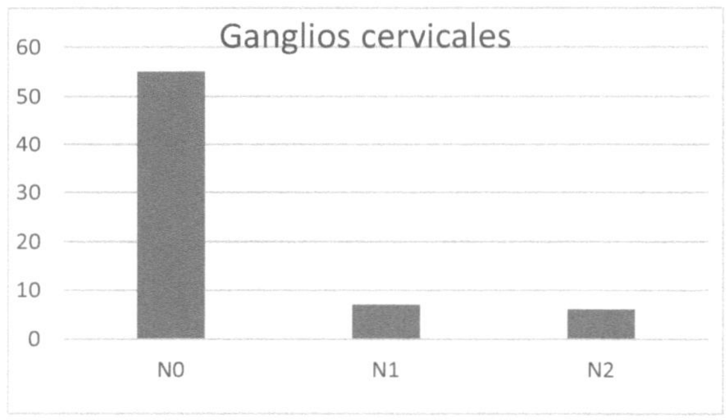

Gráfico 7: Distribución según presencia de ganglios linfáticos cervicales

4.4.1.8! Estadio clínico

Presentaron tumores en estadio I un total de 20 pacientes (29,4%), 12 pacientes (17,6%) en estadio II, 9 pacientes (13,2%) en estadio III, y 27 pacientes (39,7%) en estadio IV. Si agrupamos los casos clínicos de tumores en estadio I-II (estadios tempranos) y III-IV (estadios avanzados), 32

172

pacientes (47,1%) presentaron tumores en estadios tempranos y 36 pacientes (52,9%) en estadios avanzados.

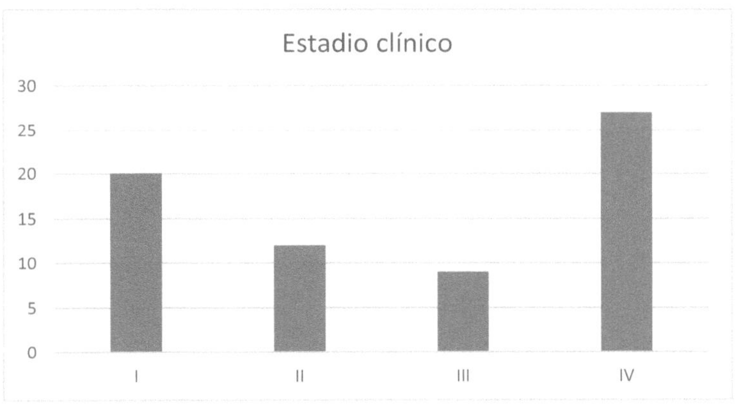

Gráfico 8: Distribución de pacientes según el estadio clínico

4.4.1.9! Diferenciación histológica

Según los criterios establecidos por la OMS[50] para la clasificación histológica de los tumores, 30 tumores (44,1%) eran bien diferenciados, 30 tumores (44,1%) moderadamente diferenciados y 8 (11,8%) tumores pobremente diferenciados.

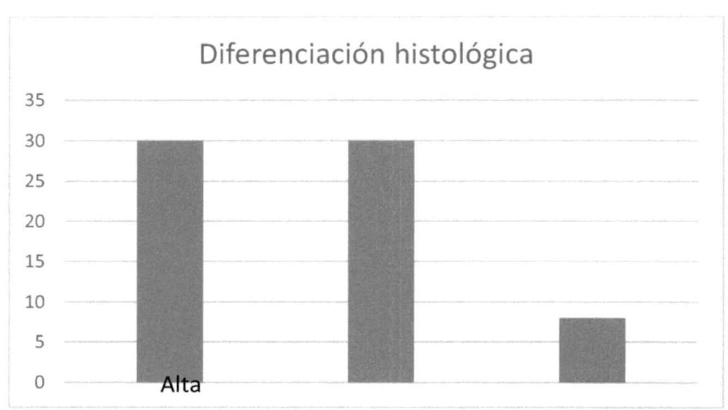

Gráfico 9: Distribución de tumores por grado de diferenciación histológica

4.4.1.10! Evolución de la enfermedad

4.4.1.10.1! Recidivas locales

Unos 29 pacientes (32,4%) presentaron recidiva local durante el tiempo de seguimiento del estudio, con un intervalo medio de 11,06 ± 6,43 meses (rango 3- 27).

4.4.1.10.2! Recidivas regionales

Unos 32 pacientes (47,1%) presentaron recidivas regionales. La media del intervalo de presentación fue de 14,08 ± 7,11 meses (rango 3 - 31).

4.4.1.10.3 Metástasis a distancia

Unos 5 pacientes presentaron metástasis a distancia, localizadas todas ellas en el pulmón. Además 2 pacientes (4,25%) desarrollaron un segundo tumor primario durante el período de seguimiento, localizados ambos en la laringe. El intervalo medio de presentación de las metástasis a distancia y segundos tumores primarios fue de 38,42 ± 16,30 meses (rango 19-64).

4.4.1.11 Evolución del paciente

Al término del estudio, 36 (52,9%) pacientes permanecían vivos y 32 (47,1%) habían falecido a causa de la enfermedad. No se registraron muertes debido a otras causas durante el período de seguimento.

4.4.2 Expresión de *p16INK4a* en el COCE

4.4.2.1 Expresión cuantitativa

La tinción inmunohistoquímica con *p16INK4aINK4a* se apreció tanto en el núcleo como en el citoplasma de las células tumorales. Cualquier grado de tinción en cualquiera de estas localizaciones fue considerado como positivo y su expresión fue variable en los diferentes tumores (Figura 14). Se obtuvo un CCI de 0,90 entre las dos mediciones de *p16INK4aINK4a*, un valor elevado que avala la técnica de análisis cuantitativo utilizada, por lo que, para cada muestra, hemos utilizado el valor medio de las dos medidas. La media de expresión de *p16INK4aINK4a* (n=64) es de 67,58 (SD=14,07); con un rango entre 0-99.

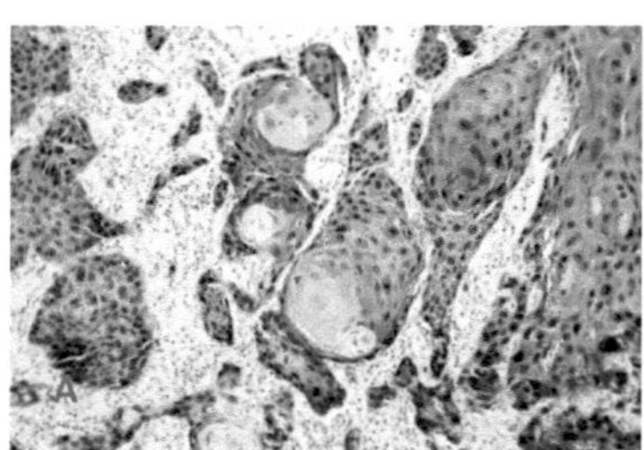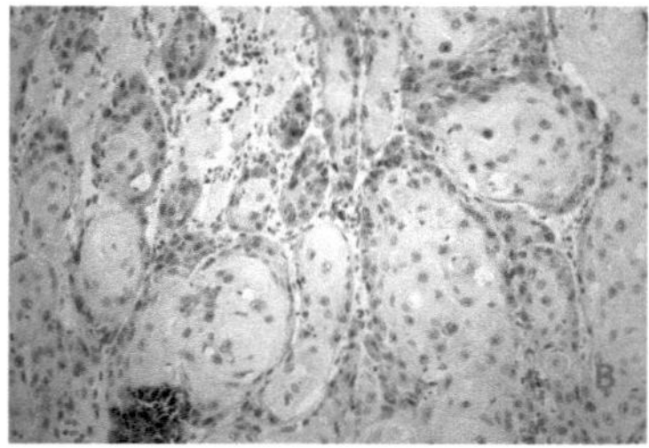

Figura 14: El *p16INK4a* presentó expresión nuclear y citoplasmática, mostrándose alta expresión de *p16INK4a* (A) y baja expresión de *p16INK4a* (B) 40X.

4.4.2.2 Expresión semi-cuantitativa

		Frecuencia	Porcentaje
	Expresión negativa	42	65,6
P16INK4A	Expresión positiva	22	34,4
	Total	64	100,0

Tabla 6: Distribución pacientes según análisis semicuantitativo p16INK4a

4.4.2.3 Relación entre expresión de *p16INK4a* y los factores clínico-patológicos

4.4.2.3.1 Sexo

Respecto a la relación entre la expresión de *p16INK4a* y el sexo del paciente, no encontramos diferencias estadísticamente significativas. Observamos una media de expresión de 9,79 (SD=15,42) en los varones y una media de 8,39 (SD=16,42) en las mujeres (p=0,809).

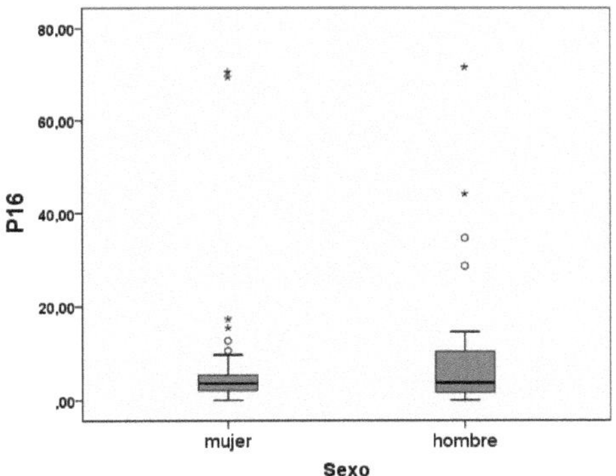

Gráfico 10: Expresión de p16INK4a según sexo paciente

En el análisis semicuantitativo, observamos que las mujeres tienen mayor frecuencia de tumores con expresión negativa de *p16INK4a* (57,1%) y que los hombres presentaron mayor frecuencia de tumores con expresión positiva de *p16INK4a* (59,1%), aunque estas diferencias no fueron estadísticamente significativas (p=0,217).

	SEXO		Mujer	Hombre	Total
p16INK4a	Expresión negativa	Recuento	24	18	42
		% en *p16INK4a*	57,1%	42,9%	100,0%
		% en sexo	72,7%	58,1%	65,6%
		% del total	37,5%	28,1%	65,6%
	Expresión positiva	Recuento	9	13	22
		% en *p16INK4a*	40,9%	59,1%	100,0%
		% en sexo	27,3%	41,9%	34,4%
		% del total	14,1%	20,3%	34,4%
Total		Recuento	33	31	64
		% en *p16INK4a*	51,6%	48,4%	100,0%
		% en sexo	100,0%	100,0%	100,0%
		% del total	51,6%	48,4%	100,0%

Tabla 7: Distribución del análisis semicuantitativo p16INK4a y sexo

4.4.2.3.2! Edad

No existió relación significativa entre la edad del paciente en el momento del diagnóstico y la expresión de *p16INK4a*. La expresión media de *p16INK4a* de los tumores en pacientes ≤ 55 años fue de 7,76 ± 9,10 y de 9,40 ± 17,19 en los pacientes > 55 años, esta diferencia no fue estadísticamente significativa (p=0,321).

En el análisis semicuantitativo, observamos una distribución idéntica en los pacientes con ≤ 55 y con > 55 años, en la frecuencia de tumores con sub-expresión de *p16INK4a* (61,5% y 66,7% respectivamente); estas diferencias no fueron estadísticamente significativas (p=0,728).

EDAD		≤ 55	> 55	Total
p16INK4a	**Expresión negativa**			
	Recuento	8	34	42
	% en *p16INK4a*	19,0%	81,0%	100,0%
	% en edad	61,5%	66,7%	65,6%
	% del total	12,5%	53,1%	65,6%
	Expresión positiva			
	Recuento	5	17	22
	% en *p16INK4a*	22,7%	77,3%	100,0%
	% en edad	38,5%	33,3%	34,4%
	% del total	7,8%	26,6%	34,4%
Total	Recuento	13	51	64
	% en *p16INK4a*	20,3%	79,7%	100,0%
	% en edad	100,0%	100,0%	100,0%
	% del total	20,3%	79,7%	100,0%

Tabla 8: Distribución del análisis semicuantitativo p16INK4a y edad

4.4.2.3.3! Tabaco

En relación con el consumo de tabaco no se observaron diferencias estadísticamente significativas. Los pacientes no fumadores registraron una media de expresión de 11,69 (SD=18,36), mientras los ex-fumadores fue de 8,29 (SD=15,48) y los pacientes fumadores la media de expresión fue 3,54 (SD= 4,25) (p=0,335).

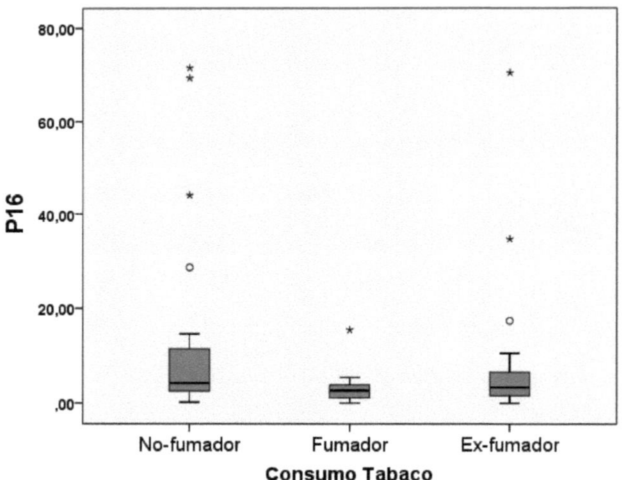

Gráfico 11: Expresión de p16INK4a según consumo tabaco

En el análisis semicuantitativo observamos que los pacientes fumadores tienen mayor porcentaje de tumores con expresión negativa de *p16INK4a* (81,8%), comparados con los pacientes ex-fumadores (69,6%) y los pacientes no fumadores (56,7%); estas diferencias no fueron estadísticamente significativas (p=0,286).

	CONSUMO TABACO	No-fumador	Fumador	Ex-fumador	Total
p16INK4a	Expresión negativa — Recuento	17	9	16	42
	Expresión negativa — % en *p16INK4a*	40,5%	21,4%	38,1%	100,0%
	Expresión negativa — % en consumo tabaco	56,7%	81,8%	69,6%	65,6%
	Expresión negativa — % del total	26,6%	14,1%	25,0%	65,6%
	Expresión positiva — Recuento	13	2	7	22
	Expresión positiva — % en *p16INK4a*	59,1%	9,1%	31,8%	100,0%
	Expresión positiva — % en consumo tabaco	43,3%	18,2%	30,4%	34,4%
	Expresión positiva — % del total	20,3%	3,1%	10,9%	34,4%
Total	Recuento	30	11	23	64
	% en *p16INK4a*	46,9%	17,2%	35,9%	100,0%
	% en consumo tabaco	100,0%	100,0%	100,0%	100,0%
	% do Total	46,9%	17,2%	35,9%	100,0%

Tabla 9: Distribución pacientes según análisis semicuantitativo p16INK4a y consumo tabaco

4.4.2.3.4!Alcohol

En relación con el consumo de alcohol no se encontraron diferencias estadísticamente significativas; en los pacientes no bebedores observamos una expresión media para el *p16INK4a* de 11,74 (SD=18,33), en los exbebedores observamos una media de 5,19 (SD=9,22) y en los pacientes bebedores del 7,64 (SD=15,13) (p=0,412).

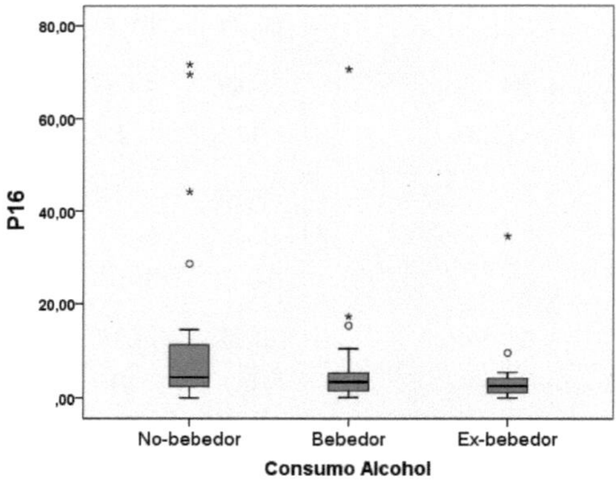

Gráfico 12: Expresión de p16INK4a según consumo alcohol

En el análisis semicuantitativo no observamos diferencias entre el consumo de alcohol y el tipo de expresión de *p16INK4a* (p=0,347).

CONSUMO ALCOHOL		No-bebedor	Bebedor	Ex-bebedor	Total
p16INK 4a	Expresión negativa				
		Recuento	17	15	10	42
		% en *p16INK4a*	40,5%	35,7%	23,8%	100,0%
		% en consumo alcohol	56,7%	71,4%	76,9%	65,6%
		% del total	26,6%	23,4%	15,6%	65,6%
	Expresión positiva	Recuento	13	6	3	22
		% en *p16INK4a*	59,1%	27,3%	13,6%	100,0%
		% en consumo alcohol	43,3%	28,6%	23,1%	34,4%
		% del total	20,3%	9,4%	4,7%	34,4%
Total		Recuento	30	21	13	64
		% en *p16INK4a*	46,9%	32,8%	20,3%	100,0%
		% en consumo alcohol	100,0%	100,0%	100,0%	100,0%
		% del total	46,9%	32,8%	20,3%	100,0%

Tabla 10: Distribución según el análisis semicuantitativo de p16INK4a y consumo alcohol

4.4.2.3.5 Localización tumor primario (T)

Cuando analizamos la expresión de *p16INK4a* con la localización del tumor primario, no registramos diferencias estadísticamente significativas. Observamos una media de expresión de *p16INK4a* en los tumores de lengua de 12,97 (SD=21,09), una media de 5,76 (SD=4,74) en los tumores de reborde alveolar, en los de suelo de boca una media de expresión de 1,77 (SD=1,88), 5,89 (SD=4,54) en los tumores de paladar blando, para los tumores del trígono retromolar una media de 9,64 (SD=13,78) y una media de expresión de 17,12 (SD=30,41) en los tumores de mucosa yugal (p=0,407).

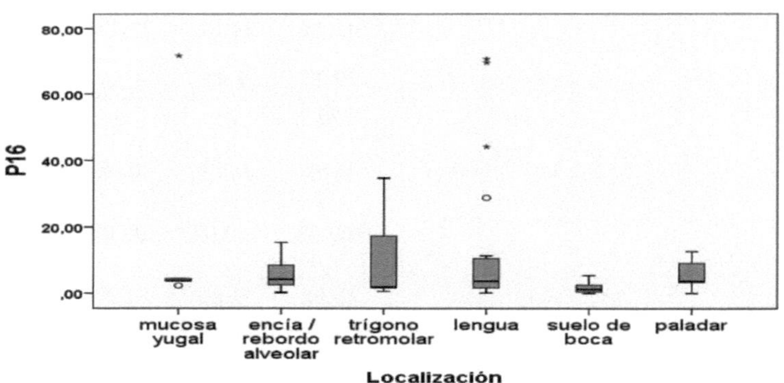

Gráfico 13: Expresión de p16INK4a según localización tumoral

En el análisis semicuantitativo, no observamos grandes diferencias, todas las localizaciones presentan una frecuencia mayor de tumores con sub-expresión de Ciclina D1; estas diferencias no fueron estadísticamente significativas (p= 0,803).

184

LOCALIZACIÓN TUMORAL		lengua	encía/ reborde alveolar	trígono retro-molar	labio	suelo de boca	paladar	Total
p16INK4a	**Expresión negativa** Recuento		4	10	4	14	6	4	42
	% en *p16INK4a*	9,5%	23,8%	9,5%	33,3%	14,3%	9,5%	100,0%
	% en localización	80,0%	58,8%	66,7%	63,6%	85,7%	57,1%	65,6%
	% del total	6,3%	15,6%	6,3%	21,9%	9,4%	6,3%	65,6%
	Expresión positiva Recuento	1	7	2	8	1	3	22
	% en *p16INK4a*	4,5%	31,8%	9,1%	36,4%	4,5%	13,6%	100,0%
	% en localización	20,0%	41,2%	33,3%	36,4%	14,3%	42,9%	34,4%
	% del total	1,6%	10,9%	3,1%	12,5%	1,6%	4,7%	34,4%
Total	Recuento	5	17	6	22	7	7	64
	% en *p16INK4a*	7,8%	26,6%	9,4%	34,4%	10,9%	10,9%	100,0%
	% en localización	100,0%	100,0%	100,0%	100,0%	100,0%	100,0%	100,0%
	% del total	7,8%	26,6%	9,4%	34,4%	10,9%	10,9%	100,0%

Tabla 11: Distribución análisis semicuantitativo de p16INK4a y localización

4.4.2.3.6 Tamaño del tumor primario (T)

En la comparación entre el tamaño del tumor primario y la expresión del *p16INK4a*, no se observaron diferencias estadísticamente significativas, aunque se observa una tendencia hacia una mayor expresión de *p16INK4a* en los tumores T1. Se registró una media de expresión de 15,61 (SD=22,85) en los tumores T1, de 8,06 (SD=16,35) en los tumores T2, una media de expresión de 2,79 (SD=1,76) en los tumores T3 y de 5,66 (SD=4,28) en los tumores T4 (p=0,191).

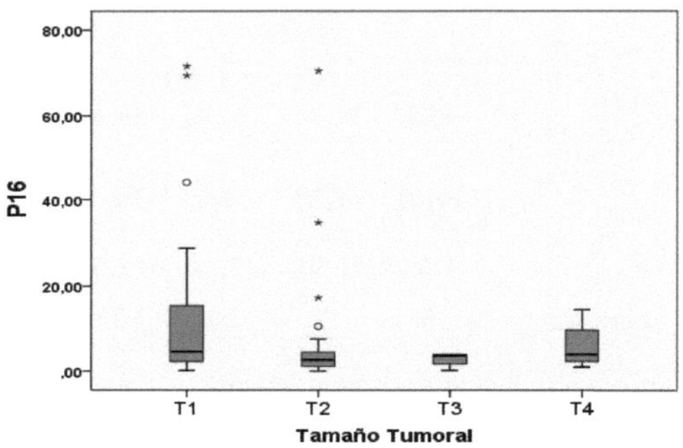

Gráfico 14: Expresión de p16INK4a según tamaño tumoral

En el análisis semicuantitativo no se observaron diferencias mayores: una tendencia a que los tumores T1 tuviesen un porcentaje de tumores con sub-expresión más pequeña que los demás, con un 50%, mientras que en los tumores T2 se observó un 76,2%, en los tumores T3 un 100% y en los tumores T4 el 61,9% (p=0,157).

186

TAMAÑO TUMORAL (T)		T1	T2	T3	T4	Total
p16INK 4a	Expresión negativa					
		Recuento	9	16	4	13	42

<table>
<tr><td colspan="2">TAMAÑO TUMORAL (T)</td><td>T1</td><td>T2</td><td>T3</td><td>T4</td><td>Total</td></tr>
<tr><td rowspan="8">p16INK 4a</td><td rowspan="4">Expresión negativa</td></tr>
<tr><td>Recuento</td><td>9</td><td>16</td><td>4</td><td>13</td><td>42</td></tr>
<tr><td>% en p16INK4a</td><td>21,4%</td><td>38,1%</td><td>9,5%</td><td>31,0%</td><td>100,0%</td></tr>
<tr><td>% en tamaño tumoral</td><td>50,0%</td><td>76,2%</td><td>100,0%</td><td>61,9%</td><td>65,6%</td></tr>
<tr><td>% del total</td><td>14,1%</td><td>25,0%</td><td>6,3%</td><td>20,3%</td><td>65,6%</td></tr>
<tr><td rowspan="4">Expresión positiva</td><td>Recuento</td><td>9</td><td>5</td><td>0</td><td>8</td><td>22</td></tr>
<tr><td>% en p16INK4a</td><td>40,9%</td><td>22,7%</td><td>0,0%</td><td>36,4%</td><td>100,0%</td></tr>
<tr><td>% en tamaño tumoral</td><td>50,0%</td><td>23,8%</td><td>0,0%</td><td>38,1%</td><td>34,4%</td></tr>
<tr><td>% del total</td><td>14,1%</td><td>7,8%</td><td>0,0%</td><td>12,5%</td><td>34,4%</td></tr>
<tr><td colspan="2" rowspan="4">Total</td><td>Recuento</td><td>18</td><td>21</td><td>4</td><td>21</td><td>64</td></tr>
<tr><td>% en p16INK4a</td><td>28,1%</td><td>32,8%</td><td>6,3%</td><td>32,8%</td><td>100,0%</td></tr>
<tr><td>% en tamaño tumoral</td><td>100,0%</td><td>100,0%</td><td>100,0%</td><td>100,0%</td><td>100,0%</td></tr>
<tr><td>% del total</td><td>28,1%</td><td>32,8%</td><td>6,3%</td><td>32,8%</td><td>100,0%</td></tr>
</table>

Tabla 12: Distribución según análisis semicuantitativo p16INK4a y tamaño tumoral

4.4.2.3.7 Ganglios linfáticos cervicales (N)

En relación con la correlación entre la expresión de *p16INK4a* y la presencia de metástasis en los ganglios linfáticos cervicales, no se observaron diferencias estadísticamente significativas. Se registró una media de expresión de 9,59 (SD=16,83) en los tumores con ausencia de metástasis cervicales, una media de 9,38 (SD=13,10) en los tumores N1 y una media de 3,12 (SD= 1,49) en los tumores N2 (p=0,688).

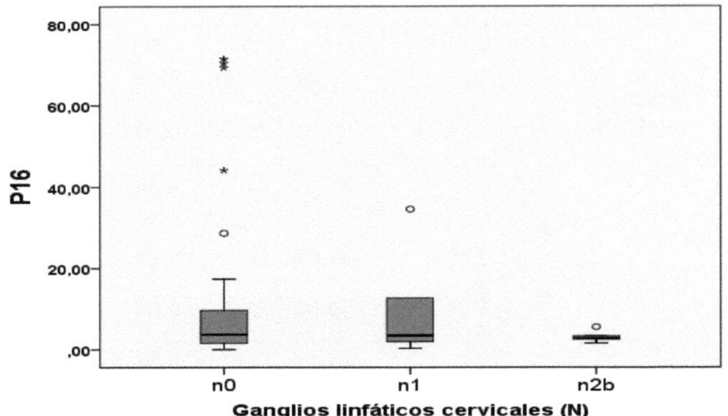

Gráfico 15: Expresión de p16INK4a según presencia de ganglios linfáticos cervicales

En el análisis semicuantitativo, observamos que no hay diferencias entre la presencia de metástasis ganglionares y el tipo de expresión de *p16INK4a* (p=0,774).

188

GANGLIOS LINFÁTICOS CERVICALES (N)		N0	N1	N2b	Total
p16INK4 a	**Expresión negativa**				
	Recuento	34	4	4	42
	% en *p16INK4a*	81,0%	9,5%	9,5%	100,0%
	% en ganglios linfáticos cervicales (N)	64,2%	66,7%	80,0%	65,6%
	% del total	53,1%	6,3%	6,3%	65,6%
	Expresión positiva				
	Recuento	19	2	1	22
	% en *p16INK4a*	86,4%	9,1%	4,5%	100,0%
	% en ganglios linfáticos cervicales (N)	35,8%	33,3%	20,0%	34,4%
	% del total	29,7%	3,1%	1,6%	34,4%
Total	Recuento	53	6	5	64
	% en *p16INK4a*	82,8%	9,4%	7,8%	100,0%
	% en ganglios linfáticos cervicales (N)	100,0%	100,0%	100,0%	100,0%
	% del total	82,8%	9,4%	7,8%	100,0%

Tabla 13: Distribución según análisis semicuantitativo p16INK4a y ganglios linfáticos cervicales

4.4.2.3.8! Estadio clínico

En relación con el estadio clínico, observamos medias de expresión en los estadios iniciales ligeramente mayores que en los estadios avanzados: en el estadio I una expresión media de 15,09 (SD=23,08), en el estadio II, de 9,77 (SD=19,77), en el estadio III una expresión media de 6,28 (SD=11,53) y en el estadio IV, de 5,43 (SD=4,20);

estas diferencias no fueron estadísticamente significativas
(p=0,239).

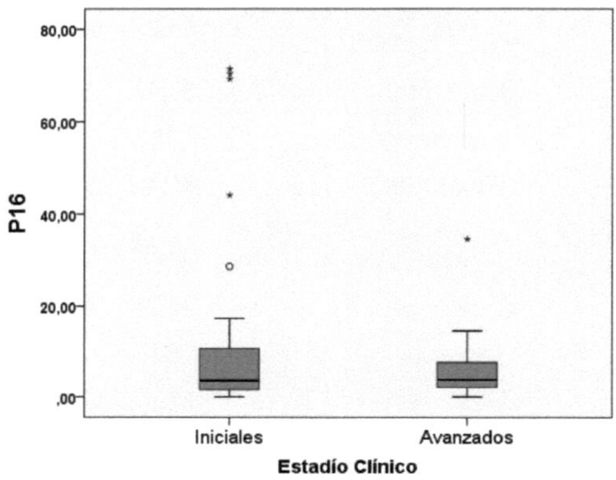

Gráfico 16: Expresión de p16INK4a por estadio clínico (grupos)

Si analizamos únicamente estadios iniciales y avanzados,
observamos una tendencia a mayor expresión de
p16INK4a en los estadios iniciales que en los estadios
avanzados (p=0,064), con una media de expresión de
p16INK4a de 12,96 (SD=21,62) para estadios iniciales y de
5,63 (SD=6,46) para estadios avanzados.

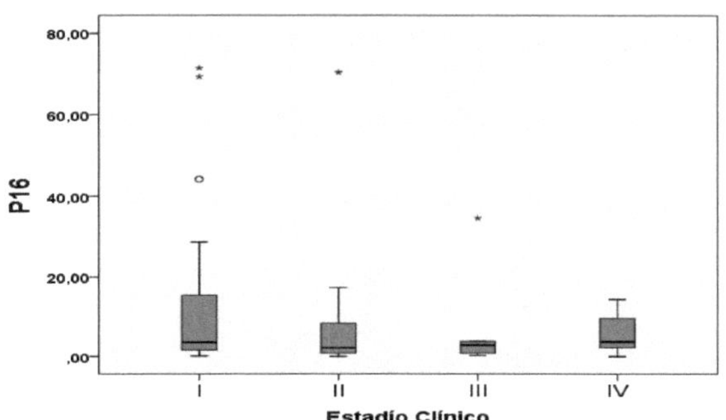

Gráfico 17: Expresión de p16INK4a según estadio clínico

En análisis semicuantitativo, no se hallaron grandes diferencias: se registra un porcentaje de sub-expresión de 55,6% en los tumores en estadio I; de 66,7% en los tumores en estadio II; de 87,5% en los tumores de estadio III y de 65,4% en los tumores de estadio IV (p=0,473).

ESTADIO TUMORAL			I	II	III	IV	Total
p16INK4a	Expresión negativa	Recuento	10	8	7	17	42
		% en *p16INK4a*	23,8%	19,0%	16,7%	40,5%	100,0%
		% en estadio tumoral	55,6%	66,7%	87,5%	65,4%	65,6%
		% del total	15,6%	12,5%	10,9%	26,6%	65,6%
	Expresión positiva	Recuento	8	4	1	9	22
		% en *p16INK4a*	36,4%	18,2%	4,5%	40,9%	100,0%
		% en estadio tumoral	44,4%	33,3%	12,5%	34,6%	34,4%
		% del total	12,5%	6,3%	1,6%	14,1%	34,4%
Total		Recuento	18	12	8	26	64
		% en *p16INK4a*	28,1%	18,8%	12,5%	40,6%	100,0%
		% en estadio tumoral	100,0%	100,0%	100,0%	100,0%	100,0%
		% del total	28,1%	18,8%	12,5%	40,6%	100,0%

Tabla 14: Distribución según análisis semicuantitativo p16INK4a y estadio clínico tumoral

Si analizamos estadios iniciales *vs* estadios avanzados, observamos un porcentaje de subexpresión de 60,0% en los estadios iniciales y de 70,6% en los avanzados (p=0,373).

	ESTADIO TUMORAL (grupos)		Iniciales	Avanzados	Total
p16INK4a	Expresión negativa	Recuento	18	24	42
		% en *p16INK4a*	42,9%	57,1%	100,0%
		% en estadio tumoral	60,0%	70,6%	65,6%
		% del total	28,1%	37,5%	65,6%
	Expresión positiva	Recuento	12	10	22
		% en *p16INK4a*	54,5%	45,5%	100,0%
		% en estadio tumoral	40,0%	29,4%	34,4%
		% del total	18,8%	15,6%	34,4%
Total		Recuento	30	34	64
		% en *p16INK4a*	46,9%	53,1%	100,0%
		% en estadio tumoral	100,0%	100,0%	100,0%
		% del total	46,9%	53,1%	100,0%

Tabla 15: Distribución según análisis semicuantitativo p16INK4a y estadio clínico tumoral (grupos)

4.4.2.3.9! Diferenciación histológica

En lo que respecta a la correlación entre la media de expresión de *p16INK4a* y la diferenciación tumoral, no se registraron diferencias estadísticamente significativas, pero observamos una tendencia de los tumores con peor grado de diferenciación histológica a presentar mayor grado de expresión de *p16INK4a*. Registramos una expresión media de *p16INK4a* del 7,07 (SD=14,14) en los tumores bien diferenciados, una media de 7,96 (SD=13,64) en los tumores moderadamente diferenciados y en los tumores pobremente diferenciados una media de 21,77 (SD=25,44) (p=0,076).

En el análisis semicuantitativo, observamos que los pacientes con los tumores bien y moderadamente diferenciados tienen gran frecuencia de tumores con sub-expresión de *p16INK4a*, (69,0% para los tumores bien diferenciados y 71,4% en los tumores moderadamente diferenciados) y que los tumores pobremente diferenciados presentan gran frecuencia de tumores con expresión elevada de *p16INK4a* (71,4%), estas diferencias no fueron estadísticamente significativas (p= 0,090).

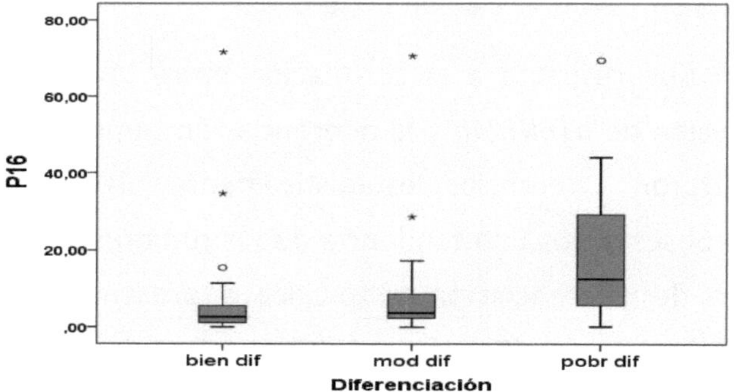

Gráfico 18: Expresión de p16INK4a según diferenciación histológica

DIFERENCIACIÓN HISTOLÓGICA			bien diferenciado	moderadamente diferenciado	pobremente diferenciado	Total
p16INK4a	Expresión negativa	Recuento	20	20	2	42
		% en *p16INK4a*	47,6%	47,6%	4,8%	100,0%
		% en diferenciación	69,0%	71,4%	28,6%	65,6%
		% del total	31,3%	31,3%	3,1%	65,6%
	Expresión positiva	Recuento	9	8	5	22
		% en *p16INK4a*	40,9%	36,4%	22,7%	100,0%
		% en diferenciación	31,0%	28,6%	71,4%	34,4%
		% del total	14,1%	12,5%	7,8%	34,4%
Total		Recuento	29	28	7	64
		% en *p16INK4a*	45,3%	43,8%	10,9%	100,0%
		% en diferenciación	100,0%	100,0%	100,0%	100,0%
		% del total	45,3%	43,8%	10,9%	100,0%

Tabla 16: Distribución según análisis semicuantitativo *p16INK4a* y diferenciación histológica

4.4.2.3.10! Displasia en el margen adyacente

En relación con la displasia en el margen adyacente, no observamos diferencias estadísticamente significativas. Registramos una media de expresión de *p16INK4a* de 9,81 (SD=16,84) en los tumores que no presentan displasia en el margen adyacente, en los tumores con displasia en el margen, observamos una expresión de 12,54 (SD=20,52) y en los tumores con carcinoma *in situ*, en el margen observamos una expresión de 4,27 (SD=4,50) (p=0,359).

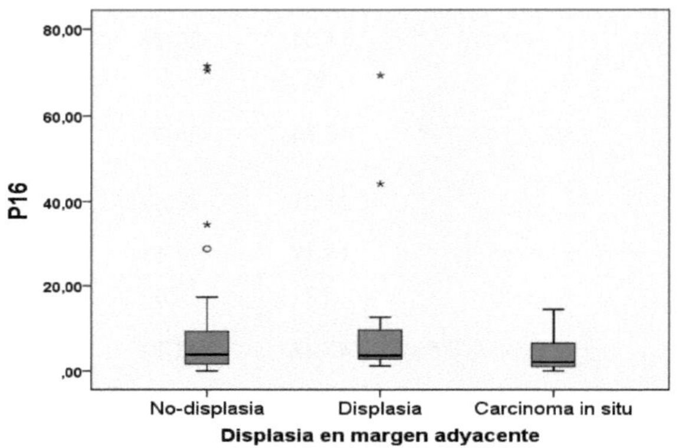

Gráfico 19: Expresión de p16INK4a según displasia en margen adyacente

En el análisis semicuantitativo, observamos una frecuencia mayor de tumores con sub-expresión de *p16INK4a* en aquellos con presencia de carcinoma *in situ* en el margen (73,3%) y en los que solamente presentaban displasia (69,2%), que en los tumores que no presentaban displasia (61,1%); estas diferencias no fueron estadísticamente significativas (p= 0,672).

196

DISPLASIA MARGEN ADYACENTE		No-displasia	Displasia	Carcinoma *in situ*	Total
p16INK4a	**Expresión negativa**				
	Recuento	22	9	11	42
	% en *p16INK4a*	52,4%	21,4%	26,2%	100,0%
	% en displasia en margen adyacente	61,1%	69,2%	73,3%	65,6%
	% del total	34,4%	14,1%	17,2%	65,6%
	Expresión positiva				
	Recuento	14	4	4	22
	% en *p16INK4a*	63,6%	18,2%	18,2%	100,0%
	% en displasia en margen adyacente	38,9%	30,8%	26,7%	34,4%
	% del total	21,9%	6,3%	6,3%	34,4%
Total	Recuento	36	13	15	64
	% en *p16INK4a*	56,3%	20,3%	23,4%	100,0%
	% en displasia en margen adyacente	100,0%	100,0%	100,0%	100,0%
	% del total	56,3%	20,3%	23,4%	100,0%

Tabla 17: Distribución según análisis semicuantitativo p16INK4a y displasia en margen adyacente

4.4.2.3.11! Recidiva

En relación a la existencia de recidiva, no se observaron diferencias estadísticamente significativas en los valores de expresión de *p16INK4a*. Se registró una expresión media de 10,79 (SD=18,79) de *p16INK4a* en los tumores de pacientes que sufrieron recidiva y una expresión media de 7,81 (SD=13,40) en los que no la sufrieron (p=0,743).

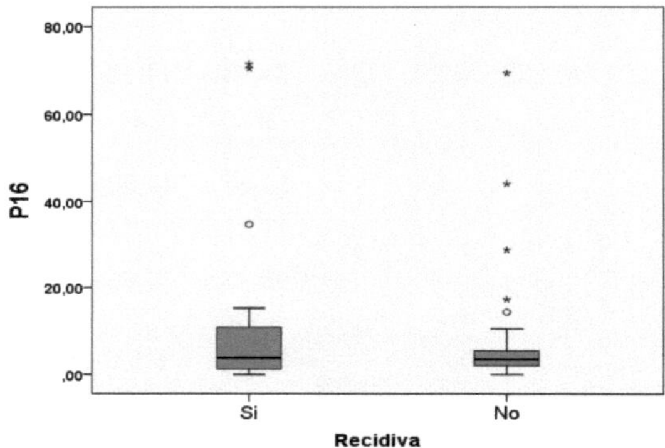

Gráfico 20: Expresión de p16INK4a según recidiva tumoral

En el análisis semicuantitativo, observamos mayor frecuencia de tumores con sub-expresión de *p16INK4a* en los tumores que no recidivaron (73,0%) que en los tumores no presentaron recidiva (55,6%), aunque estas diferencias no fueron estadísticamente significativas (p= 0,147).

RECIDIVA TUMORAL		Si	No	Total
p16INK4a	Expresión negativa	Recuento	15	27	42
		% en *p16INK4a*	35,7%	64,3%	100,0%
		% en recidiva	55,6%	73,0%	65,6%
		% del total	23,4%	42,2%	65,6%
	Expresión positiva	Recuento	12	10	22
		% en *p16INK4a*	54,5%	45,5%	100,0%
		% en recidiva	44,4%	27,0%	34,4%
		% del total	18,8%	15,6%	34,4%
Total		Recuento	27	37	64
		% en *p16INK4a*	42,2%	57,8%	100,0%
		% en recidiva	100,0%	100,0%	100,0%
		% del total	42,2%	57,8%	100,0%

Tabla 18: Distribución según análisis semicuantitativo p16INK4a y recidiva tumoral

4.4.2.4! Análisis de supervivencia

En el análisis de supervivencia, cuando comparamos tumores con baja expresión de *p16INK4a* con tumores con expresión alta de *p16INK4a*, no observamos diferencias entre el pronóstico de los pacientes con diferente expresión de la proteína (*Log Rank* p=0,615).

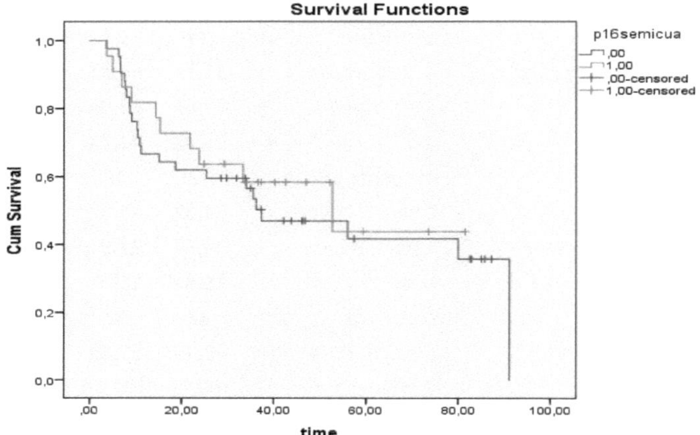

Gráfico 21: Análisis de supervivencia según tipo de expresión de p16INK4a.

4.4.2.5! Análisis univariante de Cox

En el análisis univariante de regresión de Cox (Tabla 19), observamos que los individuos con recurrencia tuvieron un riesgo más elevado (casi 9 veces más) que los que no presentaron recurrencia (p<0,001; HR=8,91; IC 95%, 4,18-19,02). El l valor de *p16INK4a* no resultó estadísticamente significativo (p=0,39).

Los pacientes con una diferenciación moderada tuvieron 2,4 veces más riesgo que los pacientes con una diferenciación buena (p<0,05; HR=2,44; IC 95%, 1,15-5,19). Los pacientes con un estadio avanzado (III/IV) tuvieron casi 3 veces más riesgo que los pacientes con estadios iniciales (I/II) (p<0,01; HR=2,61; IC 95%, 1,27-5,33). Los pacientes con N2 tuvieron casi 3 veces más riesgo que los pacientes con N0 (p<0,05; HR=2,81; IC 95%, 1,07-7,34). Sin embargo, no se detectaron diferencias significativas, en términos de riesgo, entre los pacientes con N0 y N1. De la misma manera, los pacientes con displasia leve tuvieron 8.5 veces más riesgo que los pacientes que no la tuvieron (p<0,001; HR =8,47; IC 95%, 3,29-21,84) y, además, los pacientes con displasia en el margen adyacente (en cualquier grado), tuvieron 3 veces más riesgo que los pacientes que no tuvieron displasia (p<0,01; HR = 3,32; IC 95%, 1,47-7,53).

	VARIABLES	HR	95% CI	p-value
Recidiva				
	NO	1		
	SI	8.91	4.175-19.02	< 0.001
p16INK4a	p16INK4a	0.98757	0.9596-1.016	0.393
Sexo				
	Hombre	1		
	Mujer	1.611	0.821-3.162	0.166
Edad	Edad	1.01894	0.9924-1.046	0.163
Localización				

VARIABLES		HR	95% CI	p-value
	Suelo de boca	1		
	Mucosa yugal	0.92357	0.1808-6.486	0.931
	Encía	1.84891	0.4433-9.041	0.346
	Trígono	0.80030	0.1215-6.179	0.808
	Lengua	1.18397	0.2806-5.856	0.798
	Paladar blando	2.82471	0.6154-15.200	0.143
Diferenciación histológica				
	Alta	1		
	Moderada	2.4409	1.1483-5.189	< 0.05
	Pobre	2.0641	0.7106-5.996	0.1828
Estadio				
	I/II	1		
	III/IV	2.6059	1.274-5.33	< 0.01
Tamaño				
	T1	1		
	T2	0.98898	0.3924-2.493	0.981
	T3	2.12779	0.6517-6.948	0.211
	T4	1.53020	0.6521-3.591	0.328
Metástasis				
	N0	1		
	N1	1.1260	0.3904-3.248	0.8262
	N2	2.8079	1.0684-7.379	< 0.05
Displasia margen adyacente				
	Sin displasia	1		
	displasia	3.3237	1.4663-7.534	< 0.01
	CIS	1.5510	0.6641-3.622	0.31047
Status Fumador				
	No	1		
	Sí actual	0.4926	0.1663-1.459	0.201

	VARIABLES	HR	95% CI	p-value
Status Alcohol	No actual	0.8456	0.4136-1.729	0.646
	No	1		
	Sí actual	0.472870	0.1974-1.133	0.093
	No actual	1.001314	0.4524-2.216	0.997

Tabla 19: Análisis univariante de regresión de Cox de p16INK4a

4.4.2.6 Análisis multivariante de Cox

En el análisis multivariante de Cox, el modelo multivariante con el menor AIC obtenido incluyó las covariables: recidiva, *p16INK4a*, sexo, diferenciación, estadio, tamaño, displasia en margen adyacente y la interacción entre *p16INK4a* y displasia en margen adyacente (AIC=193,4085). Todas las variables resultaron estadísticamente significativas, excepto el tamaño (Tabla 20). Con este modelo, es decir, ajustando por las restantes variables del modelo, se obtiene que los pacientes con recidiva tuvieron 9,65 veces más riesgo que los pacientes que no presentaron recidiva (p<0,001; HR=9,65; IC 95%, 3,46-26,90). Por cada unidad de aumento de *p16INK4a*, el riesgo disminuye en 0,94 (o lo que es lo mismo, por cada unidad de disminución de *p16INK4a*, el riesgo aumenta en

1,06) (p<0,05; HR=0,94; IC 95%, 0,89-1,00). Las mujeres tuvieron 4,59 veces más riesgo que los hombres (p<0,01; HR=4,59; IC 95%, 1,67-12,59). Los pacientes con un estadio avanzado del tumor (III o IV) tuvieron 4,39 veces más riesgo que los pacientes con un estadio inicial (I o II) (p < 0,01; HR=4,39; IC 95%, 1,10-17,48).

VARIABLES		HR	95% CI	p-value
Recidiva				
	NO	1		
	SI	9.649	3.461-26.902	< 0.001 ***
p16INK4a	p16INK4a	1.060	0.892-0.997	< 0.05 *
Sexo				
	Hombre	1		
	Mujer	4.589	1.672-12.592	< 0.01 **
Diferenciación histológica				
	alta	1		
	Moderada	4.249	1.341-13.465	< 0.05 *
	Pobre	0.863	0.132-5.626	0.878
Estadio				
	I/II	1		
	III/IV	4.389	1.101-17.483	< 0.05 *
Tamaño				
	T1	1		
	T2	3.431	0.770-15.280	0.106
	T3	2.605	0.268-25.311	0.409
	T4	0.651	0.111-3.824	0.634
Displasia margen adyacente				

VARIABLES		HR	95% CI	p-value
(DMA)				
	sin displasia	1		
	Displasia	1.083	0.279-4.197	0.908
	CIS	0.123	0.025-0.591	< 0.01 **
P16INK4A*DMA				
	sin displasia	1		
	Displasia	1.070	0.961-1.192	0.217
	CIS	1.590	1.202-2.102	< 0.01 **

Tabla 20: Análisis multivariante de regresión de Cox de p16INK4a

4.4.2.7 Metilación de *p16INK4a*

En cuanto al estatus de metilación, de los 68 casos sólo pudieron analizarse, por las condiciones del ADN, 36 (52,9 %), de los cuáles, 20 estaban metilados (55,6 %) frente a 16 no metilados (44,4%). Observamos una media de expresión de *p16INK4a* de los tumores que no estaban de 10,89 (SD=17,59), frente a una media de 10,29 (SD=16,87), no siendo estas diferencias significativas (p=0,918).

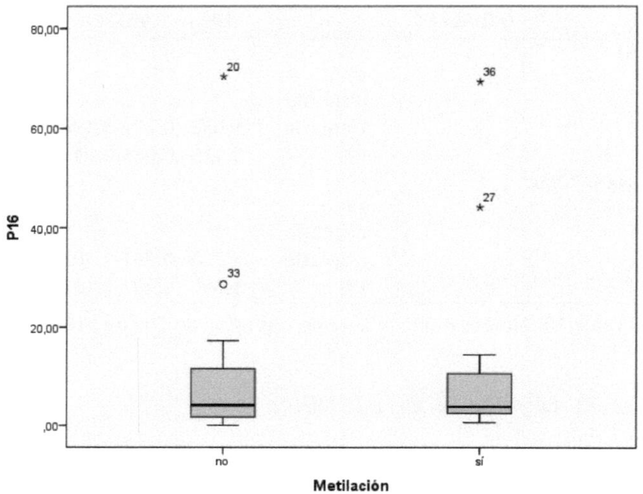

Gráfico 22: Expresión de p16INK4a según la metilación

La frecuencia de metilación fue similar en los estadios iniciales (53,3 %) que en los avanzados (57,1 %) (X^2=0,51; p=0,821). La metilación de *p16INK4a* no se asoció con ninguna de las variables clínico-patológicas.

206

VARIABLES		N	Metilación (%)	P
Total		36	20 (55,6%)	
Sexo	Mujer	21	13 (61,9%)	0,364
	Varón	15	7 (46,7%)	
Edad	>55	7	5 (71,4%)	0,887
	<55	29	15 (51,7%)	
Consumo de alcohol	No bebedor	17	10 (58,8%)	0,866
	Bebedor	14	7 (50%)	
	Ex-bebedor	5	3 (60%)	
Consumo de tabaco	No fumador	16	8 (50%)	0,821
	Fumador	8	5 (62,5%)	
	Ex-fumador	12	7 (58,3%)	
Estadio clínico	I	9	5 (55,6%)	0,726
	II	5	2 (40%)	
	III	1	1 (100%)	
	IV	21	12 (57,1%)	
Estadio (grupos)	Iniciales	14	8 (53,3%)	0,423
	Avanzados	22	13 (59,1%)	
Tamaño tumoral	T1	9	4 (44,4%)	0,550
	T2	11	7 (63,6%)	
	T3	1	0 (0%)	
	T4	15	9 (60%)	
Metástasis ganglionares	N0	33	18 (54,5%)	0,657
	N1	2	1 (50%)	
	N2	1	1 (100%)	
Diferenciación	Alta	10	5 (50%)	0,491
	Moderada	21	11 (52,4%)	
	Pobre	5	4 (80,0%)	
Displasia en margen (DMA)	NO	16	10 (62,5%)	0,301
	SI	11	7 (63,6%)	
	Carcinoma *in situ*	9	3 (33,3%)	

| Recidiva | Sí | 11 | 5 (45,5%) | 0,418 |
| | No | 25 | 15 (60%) | |

Tabla 21: Distribución según metilación p16INK4a y variables clínico-patológicas

4.4.3! Expresión de *p21Cip1*

4.4.3.1! Expresión cuantitativa

La tinción inmunohistoquímica con *p21Cip1* se limitó al núcleo de las células tumorales (Figura 16). Cualquier grado de tinción en alguna de estas localizaciones fue considerado como positivo y su expresión fue variable en los diferentes tumores.

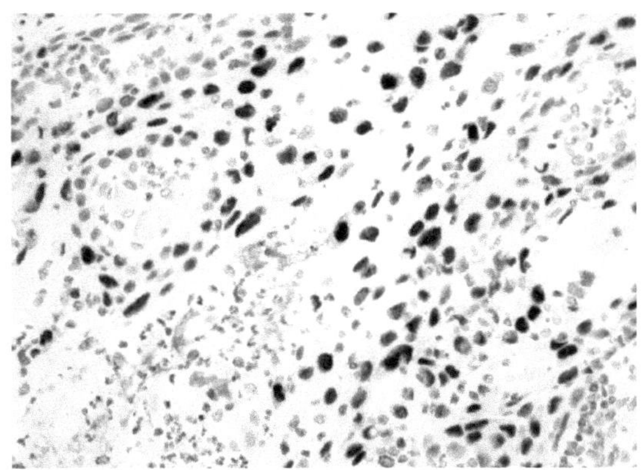

Figura 16: COCE con patrón de localización nuclear
característico de expresión de *p21Cip1*. 100X

Se registró un CCI (coeficiente de correlación intraclase) de 0,82 entre las dos mediciones de *p21Cip1*, un valor elevado, que avala la técnica de análisis cuantitativo utilizada, por lo que, para cada muestra, hemos utilizado el valor medio de las dos medidas. La media de expresión de *p21Cip1* (n=62) es de 4,01 (SD=4,66) con un rango entre 0,01-21,28, siendo prácticamente similar en los estadios iniciales (media 4,46, SD 1,36) y en los avanzados (4,76, SD 0,98) (*"U" de Mann Whitney*=458,00; p=0,772).

4.4.3.2! Expresión semi-cuantitativa

		Frecuencia	Porcentaje
P21CIP1	Expresión negativa	43	69,4
	Expresión positiva	19	30,6
	Total	62	100,0

Tabla 19: Expresión semi-cuantitativa

4.4.3.3! Relación entre expresión de *p21Cip1* y los factores clínico-patológicos

4.4.3.3.1! Sexo

Respecto a la relación entre la expresión de *p21Cip1* y el sexo del paciente, no encontramos diferencias estadísticamente significativas, observamos una media de expresión de 4,93 (SD=1,07) para los varones y de 4,21 (SD=1,18) para las mujeres (p= 0,877 *test de t-student*).

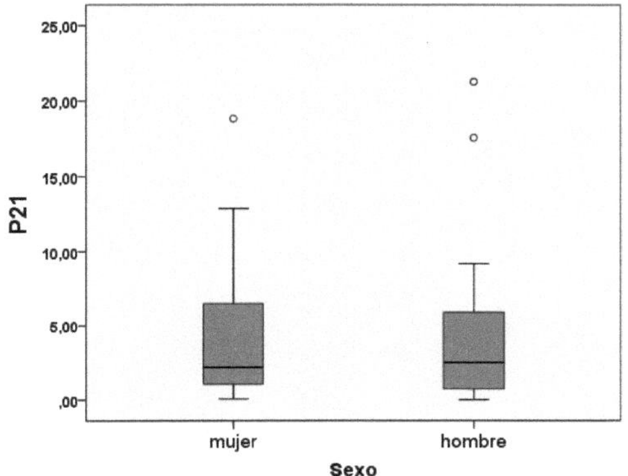

Gráfico 23: Expresión de p21Cip1 por sexo

En el análisis semicuantitativo, observamos una distribución muy similar entre hombres y mujeres con respecto a tumores con expresión positiva y negativa de *p21Cip1*, no se observaron diferencias significativas (p=0,915).

	SEXO	Mujer	Hombre	Total
P2				
	Expresión negativa — Recuento	22	21	43
	% en *p21Cip1*	51,2%	48,8%	100,0%
	% en sexo	68,8%	70,0%	69,4%
	% del total	35,5%	33,9%	69,4%
	Expresión positiva — Recuento	10	9	19
	% en *p21Cip1*	52,6%	47,4%	100,0%
	% en sexo	31,3%	30,0%	30,6%
	% del total	16,1%	14,5%	30,6%
	Total — Recuento	32	30	62
	% en *p21Cip1*	51,6%	48,4%	100,0%
	% en sexo	100,0%	100,0%	100,0%
	% del total	51,6%	48,4%	100,0%

Tabla 20: Distribución por análisis semicuantitativo p21Cip1 y sexo

4.4.3.3.2! Edad

No existió relación significativa entre la edad del paciente en el momento del diagnóstico y la expresión de *p21Cip1*. La expresión media de *p21Cip1* de los tumores en pacientes ≤ 55 años fue de 4,57± 3,91 y de 3,88 ± 4,84 en los pacientes > 55 años; esta diferencia no fue estadísticamente significativa (p=0,999).

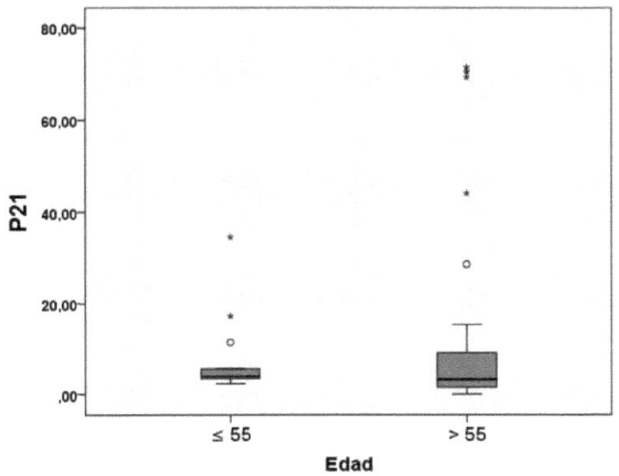

Gráfico 24: Expresión de p21Cip1 por edad

En el análisis semicuantitativo, observamos que los pacientes con ≤ 55 años tienen menor frecuencia de tumores con sub-expresión de *p21Cip1* (58,3%) que los pacientes con edad superior a 55 años, que presentaron una frecuencia de tumores con sobreexpresión más alta (72,0%), aunque estas diferencias no fueron estadísticamente significativas (p= 0,356).

	EDAD		≤ 55	> 55	Total
		Recuento	7	36	43
	Expresión negativa	% en *p21Cip1*	16,3%	83,7%	100,0%
		% en edad	58,3%	72,0%	69,4%
P21CIP1		% del total	11,3%	58,1%	69,4%
		Recuento	5	14	19
	Expresión positiva	% en *p21Cip1*	26,3%	73,7%	100,0%

		41,7%	28,0%	30,6%
	% en edad	41,7%	28,0%	30,6%
	% del total	8,1%	22,6%	30,6%
Total	Recuento	12	50	62
	% en *p21Cip1*	19,4%	80,6%	100,0%
	% en edad	100,0%	100,0%	100,0%
	% del total	19,4%	80,6%	100,0%

Tabla 21: Distribución de pacientes por análisis semicuantitativo de p21Cip1 y edad

4.4.3.3.3 Tabaco

En relación con el consumo de tabaco, no se observaron diferencias estadísticamente significativas: en los pacientes no fumadores registramos una media de expresión de 3,98 (SD=1,13) mientras que en los pacientes ex fumadores es de 4,38 (SD=1,19) y en los pacientes fumadores la media de expresión es de 6,54 (SD= 2,29) (p=0,710).

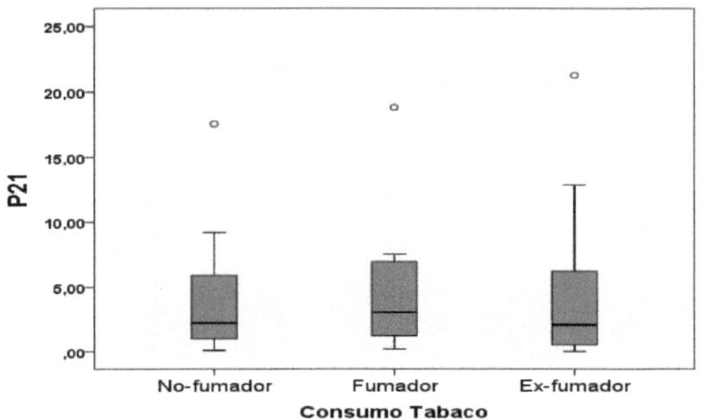

Gráfico 25: Expresión de p21Cip1 según consumo tabaco

En el análisis semicuantitativo no observamos grandes diferencias según el hábito de fumar de los pacientes; los pacientes fumadores tienen menor porcentaje de tumores con baja expresión de *p21Cip1* (63,6%) que los pacientes ex fumadores (70,8%) y los pacientes no fumadores (70,4%); estas diferencias no fueron estadísticamente significativas (p=0,902).

CONSUMO TABACO		No-fumador	Fumador	Ex -fumador	Total
P21CIP 1	**Expresión negativa**	Recuento	19	7	17	43
		% en *p21Cip1*	44,2%	16,3%	39,5%	100,0%
		% en consumo tabaco	70,4%	63,6%	70,8%	69,4%
		% del total	30,6%	11,3%	27,4%	69,4%
	Expresión positiva	Recuento	8	4	7	19
		% en *p21Cip1*	42,1%	21,1%	36,8%	100,0%
		% en consumo tabaco	29,6%	36,4%	29,2%	30,6%
		% del total	12,9%	6,5%	11,3%	30,6%
	Total	Recuento	27	11	24	62
		% en *p21Cip1*	43,5%	17,7%	38,7%	100,0%
		% en consumo tabaco	100,0%	100,0%	100,0%	100,0%
		% del total	43,5%	17,7%	38,7%	100,0%

Tabla 22: Distribución de pacientes según análisis semicuantitativo de p21Cip1 y consumo tabaco

4.4.3.3.4!Alcohol

En relación con el consumo de alcohol, no se encontraron diferencias estadísticamente significativas: en los pacientes no bebedores observamos una expresión media para el *p21Cip1* de 4,32 (SD=1,13), en los pacientes ex bebedores la media es de 3,90 (SD=1,19) y para los pacientes bebedores es de 6,54 (SD=2,29) (p=0,176).

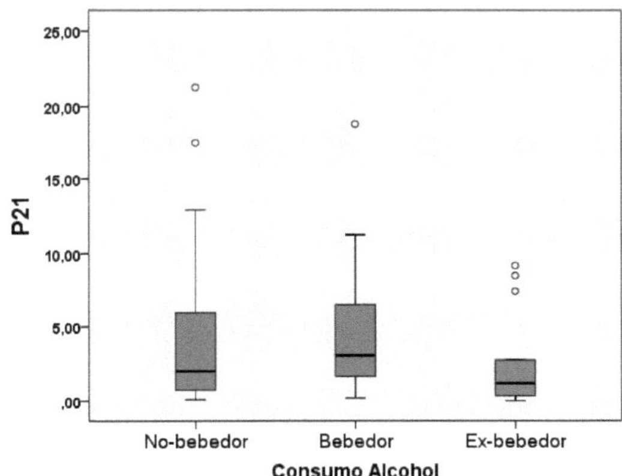

Gráfico 26: Expresión de p21Cip1 por consumo alcohol

En el análisis semicuantitativo no observamos diferencias entre el consumo de alcohol y el tipo de expresión de *p21Cip1* (p=0,620).

CONSUMO ALCOHOL		No-bebedor	Bebedor	Ex-bebedor	Total
P21CIP 1	**Expresión negativa** — Recuento	20	13	10	43
	% en *p21Cip1*	46,5%	30,2%	23,3%	100,0%
	% en consumo alcohol	71,4%	61,9%	76,9%	69,4%
	% del total	32,3%	21,0%	16,1%	69,4%
	Expresión positiva — Recuento	8	8	3	19
	% en *p21Cip1*	42,1%	42,1%	15,8%	100,0%
	% en consumo alcohol	28,6%	38,1%	23,1%	30,6%
	% del total	12,9%	12,9%	4,8%	30,6%
Total	Recuento	28	21	13	62
	% en *p21Cip1*	45,2%	33,9%	21,0%	100,0%
	% en consumo alcohol	100,0%	100,0%	100,0%	100,0%
	% del total	45,2%	33,9%	21,0%	100,0%

Tabla 23: Distribución de pacientes por análisis semicuantitativo p21Cip1 y consumo alcohol

4.4.3.3.5 Localización

Cuando estudiamos la expresión de *p21Cip1* con la localización del tumor primario, no encontramos diferencias estadísticamente significativas: registramos una media de expresión de *p21Cip1* en los tumores de lengua del 5,78 (SD=1,47), de 1,50 (SD=0,90) en los

218

tumores de reborde alveolar, en los tumores de suelo de boca una media de 6,37 (SD=3,43), 3,01 (SD=0,90) en los tumores de paladar blando, para los tumores de trígono retromolar una media de expresión de 3,24 (SD=1,61) y de 9,06 (SD=1,95) en los tumores de mucosa yugal (p=0,132).

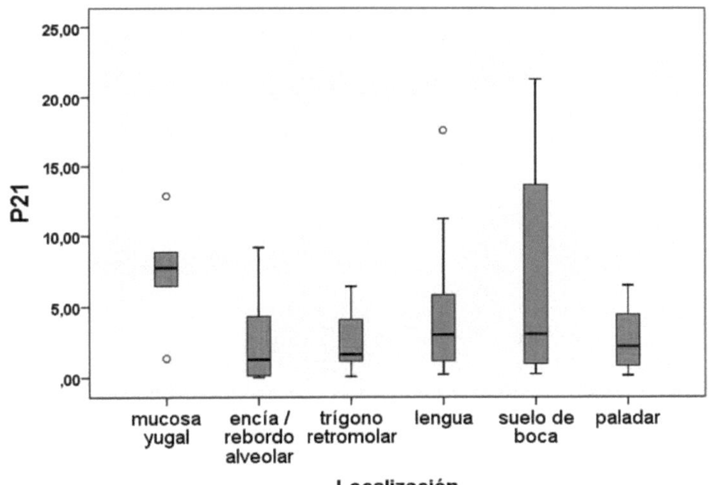

Gráfico 27: Expresión de p21Cip1 por localización tumoral

En el análisis semicuantitativo, observamos una frecuencia mayor de tumores con sobreexpresión de *p21Cip1* en los tumores de lengua (80%), mientras que el resto de localizaciones tumorales presentan mayor frecuencia de tumores con sub-expresión; estas diferencias no fueron estadísticamente significativas (p= 0,204).

LOCALIZACIÓN TUMORAL			lengua	encía/ reborde alveolar	trígono retromolar	labio	suelo de boca	paladar	total
P21CIP1	Expresión negativa	Recuento	1	12	5	14	4	6	42
		% en p21Cip1	2,4%	28,6%	11,9%	33,3%	9,5%	14,3%	100,0 %
		% en localización	20,0%	75,0%	83,3%	73,7%	57,1%	75,0%	68,9%
		% del total	1,6%	19,7%	8,2%	23,0%	6,6%	9,8%	68,9%
	Expresión positiva	Recuento	4	4	1	5	3	2	19
		% en p21Cip1	21,1%	21,1%	5,3%	26,3%	15,8%	10,5%	100,0 %
		% en localización	80,0%	25,0%	16,7%	26,3%	42,9%	25,0%	31,1%
		% del total	6,6%	6,6%	1,6%	8,2%	4,9%	3,3%	31,1%
Total		Recuento	5	16	6	19	7	8	61
		% en p21Cip1	8,2%	26,2%	9,8%	31,1%	11,5%	13,1%	100,0 %
		% en localización	100,0 %	100,0 %	100,0%	100,0 %	100,0 %	100,0 %	100,0 %
		% del total	8,2%	26,2%	9,8%	31,1%	11,5%	13,1%	100,0 %

Tabla 24: Distribución de pacientes según el análisis semicuantitativo de p21Cip1 y localización tumoral

4.4.3.3.6! Tamaño del tumor primario (T)

En la comparación entre el tamaño del tumor primario y la expresión del *p21Cip1* no se observaron diferencias estadísticamente significativas, aunque se haya registrado una tendencia hacia una mayor expresión de *p21Cip1* en los tumores T1. Se observó una media de expresión de 15,61 (SD=22,85) en los tumores T1, de 8,06 (SD=16,35) en los tumores T2, una media de expresión de 2,79 (SD=1,76) en los tumores T3 y de 5,66 (SD=4,28) en los tumores T4 (p=0,191).

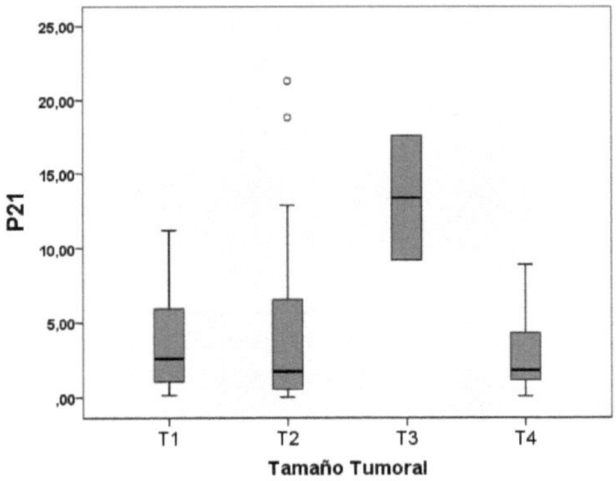

Gráfico 28: Expresión de p21Cip1 por tamaño tumoral

En el análisis semi-cuantitativo no se observaron diferencias: registramos que los tumores T1 tienen un porcentaje de tumores con sub-expresión del 72,2%, mientras que los tumores T2 tienen un 66,7%, los tumores T3, 0% y los tumores T4, el 76,2% (p=0,163).

	TAMAÑO TUMORAL		T1	T2	T3	T4	Total
P21CIP 1	Expresión negativa	Recuento	13	14	0	16	43
		% en *p21Cip1*	30,2%	32,6%	0,0%	37,2%	100,0%
		% en tamaño tumoral	72,2%	66,7%	0,0%	76,2%	69,4%
		% del total	21,0%	22,6%	0,0%	25,8%	69,4%
	Expresión positiva	Recuento	5	7	2	5	19
		% en *p21Cip1*	26,3%	36,8%	10,5%	26,3%	100,0%
		% en tamaño tumoral	27,8%	33,3%	100,0%	23,8%	30,6%
		% del total	8,1%	11,3%	3,2%	8,1%	30,6%
	Total	Recuento	18	21	2	21	62
		% en *p21Cip1*	29,0%	33,9%	3,2%	33,9%	100,0%
		% en tamaño tumoral	100,0%	100,0%	100,0%	100,0%	100,0%
		% del total	29,0%	33,9%	3,2%	33,9%	100,0%

Tabla 25: Distribución de pacientes por análisis semicuantitativo de p21Cip1 y tamaño tumoral

4.4.3.3.7 Ganglios linfáticos cervicales (N)

En lo que respecta a la correlación entre la expresión de *p21Cip1* y la presencia de metástasis, en los ganglios linfáticos cervicales no se observaron diferencias estadísticamente significativas, pero sí una tendencia a que los tumores sin metástasis cervicales tuviesen medias de expresión mayores. Se registró una media de expresión de 4,58 (SD=4,93) en los tumores con ausencia de metástasis cervicales, una media de 2,07 (SD= 2,84) en los tumores N1 y una media de 1,25 (SD= 1,15) en los tumores N2 (p=0,143).

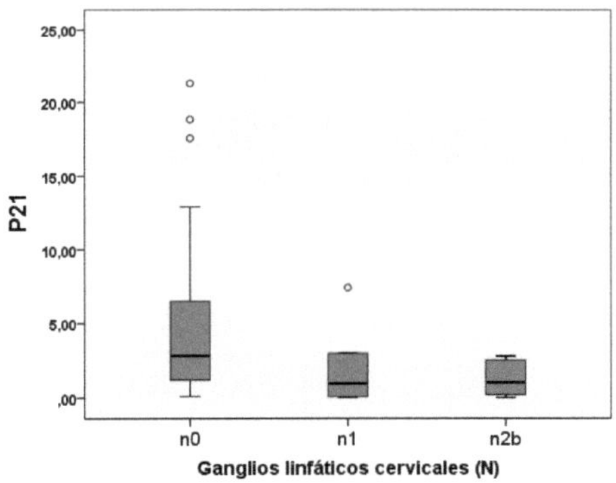

Gráfico 29: Expresión de p21Cip1 según presencia de ganglios linfáticos cervicales

En el análisis semicuantitativo, observamos que no hay diferencias entre la presencia de metástasis ganglionares y el tipo de expresión de *p21Cip1* (p=0,144).

GANGLIOS LINFÁTICOS CERVICALES (N)		N0	N1	N2b	Total
P21CIP1	**Expresión negativa**	Recuento	32	5	6	43
		% en *p21Cip1*	74,4%	11,6%	14,0%	100,0%
		% en ganglios linfáticos cervicales (N)	64,0%	83,3%	100,0%	69,4%
		% del total	51,6%	8,1%	9,7%	69,4%
	Expresión positiva	Recuento	18	1	0	19
		% en *p21Cip1*	94,7%	5,3%	0,0%	100,0%
		% en ganglios linfáticos cervicales (N)	36,0%	16,7%	0,0%	30,6%
		% del total	29,0%	1,6%	0,0%	30,6%
	Total	Recuento	50	6	6	62
		% en *p21Cip1*	80,6%	9,7%	9,7%	100,0%
		% en ganglios linfáticos cervicales (N)	100,0%	100,0%	100,0%	100,0%
		% do Total	80,6%	9,7%	9,7%	100,0%

Tabla 26: Distribución por análisis semicuantitativo p21Cip1 y presencia de ganglios linfáticos cervicales

4.4.3.3.8! Estadio clínico

En relación con el estadio clínico, observamos las medias de expresión siguientes en los estadios iniciales y en los estadios avanzados: en el estadio I una expresión media de 3,12 (SD=2,94), en el estadio II una media de 5,65 (SD=7,19), en el estadio III una expresión media de 3,00 (SD=3,76) y en el estadio IV una media de 4,11 (SD=4,37);

estas diferencias no fueron estadísticamente significativas (p=0,495).

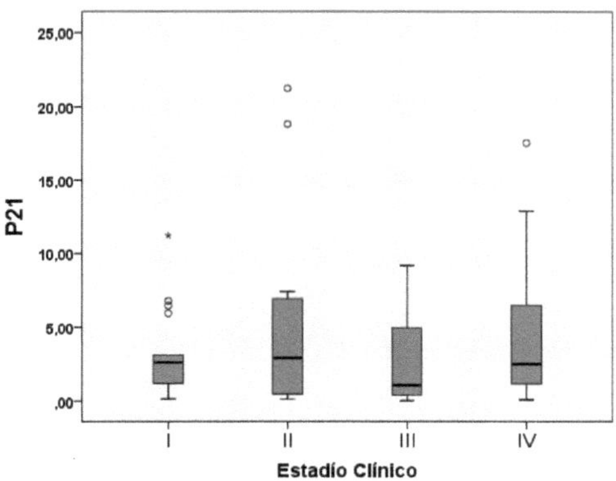

Gráfico 30: Expresión de p21Cip1 según estadio clínico tumoral

Si analizamos solamente estadios iniciales y avanzados, observamos la misma tendencia a la expresión de *p21Cip1* en ambos estadios (p=0,807), con una media de expresión de *p21Cip1* de 4,17 (SD=5,18) para estadios iniciales y de 3,87 (SD=4,22) para estadios avanzados.

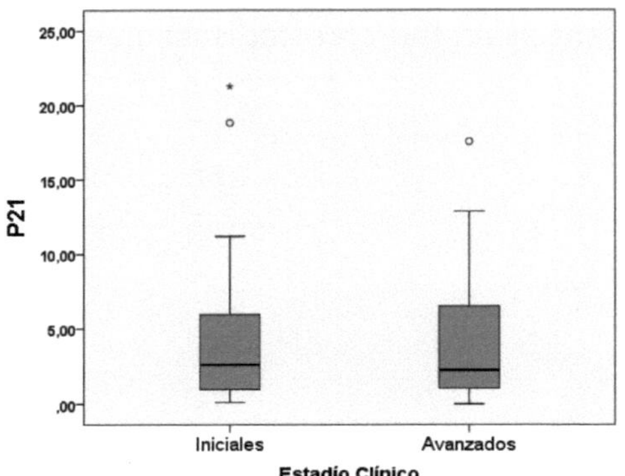

Gráfico 31: Expresión de p21Cip1 por estadio clínico (grupos)

En análisis semicuantitativo, no observamos grandes diferencias, registrando un porcentaje de sub-expresión de 76,5% en los tumores en estadio I; de 66,7% en los tumores en estadio II; de 71,4% en los tumores de estadio III y de 65,4% en los tumores de estadio IV (p=0,884).

	ESTADIO TUMORAL		I	II	III	IV	Total
P21CIP 1	Expresión negativa	Recuento	13	8	5	17	43
		% en *p21Cip1*	30,2%	18,6%	11,6%	39,5%	100,0%
		% en estadio tumoral	76,5%	66,7%	71,4%	65,4%	69,4%
		% del total	21,0%	12,9%	8,1%	27,4%	69,4%
	Expresión positiva	Recuento	4	4	2	9	19
		% en *p21Cip1*	21,1%	21,1%	10,5%	47,4%	100,0%

	% en estadio tumoral	23,5%	33,3%	28,6%	34,6%	30,6%
	% del total	6,5%	6,5%	3,2%	14,5%	30,6%
Total	Recuento	17	12	7	26	62
	% em *p21Cip1*	27,4%	19,4%	11,3%	41,9%	100,0%
	% en estadio tumoral	100,0%	100,0%	100,0%	100,0%	100,0%
	% del total	27,4%	19,4%	11,3%	41,9%	100,0%

Tabla 27: Distribución por análisis semicuantitativo de p21Cip1 y estadio clínico tumoral

Si analizamos agrupando por estadios iniciales *vs* estadios avanzados, observamos un porcentaje de subexpresión de 72,4% en los estadios iniciales y de 66,7% en los estadios avanzados (p=0,624).

ESTADIO TUMORAL (grupos)		Iniciales	Avanzados	Total
P21CIP 1	Expresión negativa	Recuento	21	22	43
		% en *p21Cip1*	48,8%	51,2%	100,0%
		% en estadio tumoral	72,4%	66,7%	69,4%
		% del total	33,9%	35,5%	69,4%
	Expresión positiva	Recuento	8	11	19
		% en *p21Cip1*	42,1%	57,9%	100,0%
		% en estadio tumoral	27,6%	33,3%	30,6%
		% del total	12,9%	17,7%	30,6%
Total		Recuento	29	33	62
		% en *p21Cip1*	46,8%	53,2%	100,0%
		% en estadio tumoral	100,0%	100,0%	100,0%
		% del total	46,8%	53,2%	100,0%

Tabla 28: Distribución por análisis semicuantitativo p21Cip1 y estadio clínico (grupos)

4.4.3.3.9! Diferenciación histológica

Con respecto a la correlación entre la media de expresión de *p21Cip1* y la diferenciación tumoral, no se observaron diferencias estadísticamente significativas. Registramos una expresión media de *p21Cip1* del 6,42 (SD=1,92) en los tumores bien diferenciados, una media de 4,29 (SD=0,82) en los tumores moderadamente diferenciados y en los tumores pobremente diferenciados una media de 1,48 (SD=0,79) (p=0,181).

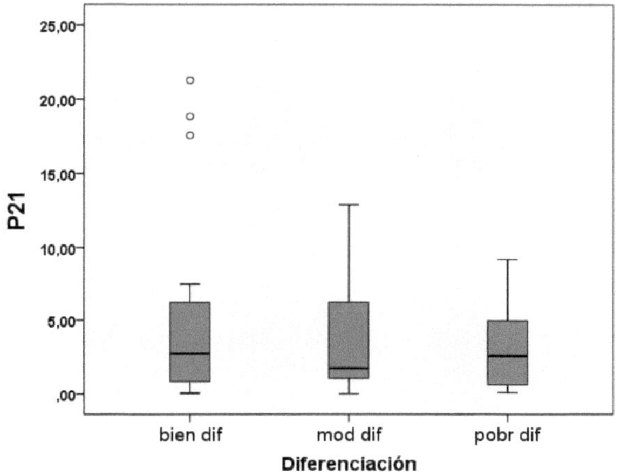

Gráfico 32: Expresión de p21Cip1 por diferenciación histológica

En el análisis semicuantitativo, observamos una distribución idéntica en los pacientes con los distintos grados de diferenciación celular del tumor, en la frecuencia de tumores con sub-expresión de *p21Cip1*: 66,7% para los tumores bien diferenciados, 71,4% en los tumores moderadamente diferenciados y del 71,4% en los tumores pobremente diferenciados; estas diferencias no fueron estadísticamente significativas (p= 0,922).

DIFERENCIACIÓN HISTOLÓGICA		Bien diferenciado	moderadamente diferenciado	pobremente diferenciado	total
P21CIP 1	**Expresión negativa** — Recuento	18	20	5	43
	% en *p21Cip1*	41,9%	46,5%	11,6%	100,0%
	% en diferenciación	66,7%	71,4%	71,4%	69,4%
	% del total	29,0%	32,3%	8,1%	69,4%
	Expresión positiva — Recuento	9	8	2	19
	% en *p21Cip1*	47,4%	42,1%	10,5%	100,0%
	% en diferenciación	33,3%	28,6%	28,6%	30,6%
	% del total	14,5%	12,9%	3,2%	30,6%
Total	Recuento	27	28	7	62
	% en *p21Cip1*	43,5%	45,2%	11,3%	100,0%
	% en diferenciación	100,0%	100,0%	100,0%	100,0%
	% del total	43,5%	45,2%	11,3%	100,0%

Tabla 29: Distribución por análisis semicuantitativo p21Cip1 y diferenciación histológica

4.4.3.3.10! Displasia en el margen del tumor

De acuerdo con el registro displasia en el margen adyacente, no observamos diferencias estadísticamente significativas: hallamos una media de expresión de *p21Cip1* de 4,48 (SD=15,83) en los tumores que no presentan displasia en el margen adyacente; en los tumores con displasia en el margen, registramos una expresión de 4,56 (SD=5,20) y en los tumores con carcinoma *in situ*, en el margen observamos una expresión de 2,48 (SD=2,27) (p=0,346).

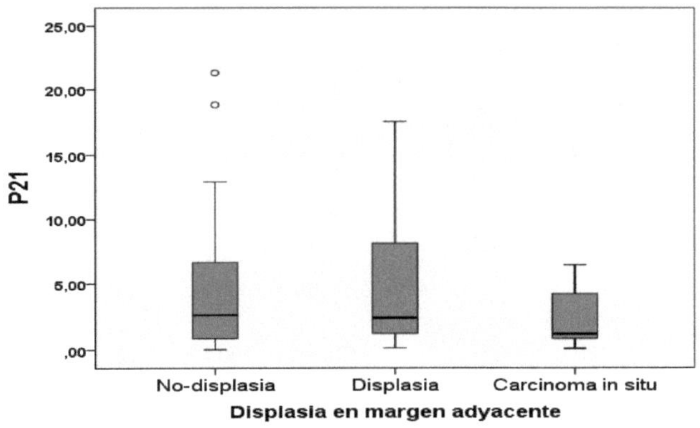

Gráfico 33: Expresión p21Cip1 según displasia en margen adyacente

En el análisis semicuantitativo observamos una frecuencia mayor de tumores con sub-expresión de *p21Cip1* en los tumores con presencia de carcinoma *in situ* en el margen (80%) que en los tumores que no presentaban displasia (65,7%) y que en los tumores que solamente presentaban displasia (66,7%); estas diferencias no fueron estadísticamente significativas (p= 0,589).

DISPLASIA MARGEN ADYACENTE		No-displasia	Displasia	Carcinoma *in situ*	Total
P21CIP 1	**Expresión negativa** Recuento	23	8	12	43
	% en *p21Cip1*	53,5%	18,6%	27,9%	100,0%
	% en displasia en margen adyacente	65,7%	66,7%	80,0%	69,4%
	% del total	37,1%	12,9%	19,4%	69,4%
	Expresión positiva Recuento	12	4	3	19
	% en *p21Cip1*	63,2%	21,1%	15,8%	100,0%
	% en displasia en margen adyacente	34,3%	33,3%	20,0%	30,6%
	% del total	19,4%	6,5%	4,8%	30,6%
Total	Recuento	35	12	15	62
	% en *p21Cip1*	56,5%	19,4%	24,2%	100,0%
	% en displasia en margen adyacente	100,0%	100,0%	100,0%	100,0%
	% del total	56,5%	19,4%	24,2%	100,0%

Tabla 30: Distribución por análisis semicuantitativo p21Cip1 y displasia en margen adyacente (DMA)

4.4.3.3.11! Recidiva

De acuerdo con el registro aparición de recidiva, no se observaron diferencias estadísticamente significativas en los valores de expresión de *p21Cip1*: registrándose una expresión media de 4,52 (SD=0,93) de *p27Kip1* en los tumores de pacientes con recidiva y una expresión media de 4,90 (SD=1,56) en los tumores que no recidivaron (p=1,00).

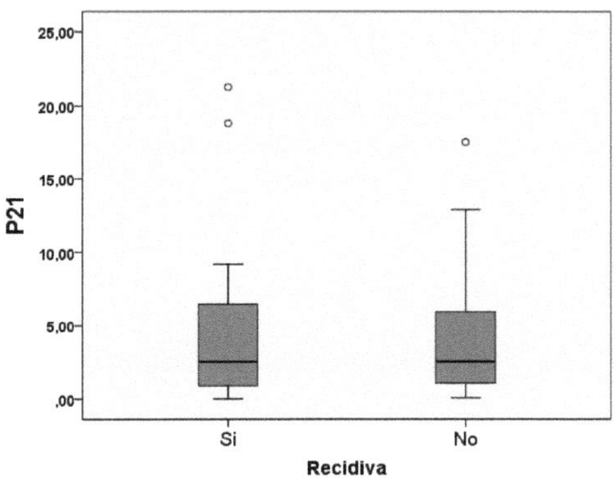

Gráfico 34: Expresión de p21Cip1 por recidiva tumoral

En el análisis semicuantitativo, observamos una frecuencia similar de tumores con sub-expresión de *p27Kip1* en los tumores que no recidivaron (70,4%) y en los que se observó recidiva (68,6%); estas diferencias no fueron estadísticamente significativas (p=0,879).

RECIDIVA TUMORAL		SI	NO	Total
	Recuento	19	24	43
	% en *p21Cip1*	44,2%	55,8%	100,0%
P21CIP1 Expresión negativa	% en recidiva	70,4%	68,6%	69,4%
	% del total	30,6%	38,7%	69,4%
Expresión positiva	Recuento	8	11	19

		42,1%	57,9%	100,0%
	% en *p21Cip1*	42,1%	57,9%	100,0%
	% en recidiva	29,6%	31,4%	30,6%
	% del total	12,9%	17,7%	30,6%
Total	Recuento	27	35	62
	% en *p21Cip1*	43,5%	56,5%	100,0%
	% en recidiva	100,0%	100,0%	100,0%
	% del total	43,5%	56,5%	100,0%

Tabla 31: Distribución por análisis semicuantitativo p21Cip1 y recidiva tumoral

4.4.3.4! Análisis de supervivencia

En el análisis de supervivencia, cuando comparamos tumores con expresión negativa de *p21Cip1* con tumores con expresión positiva de *p21Cip1*, no se observan diferencias entre el pronóstico de los pacientes con diferente expresión de la proteína (*Log Rank* p=0,854).

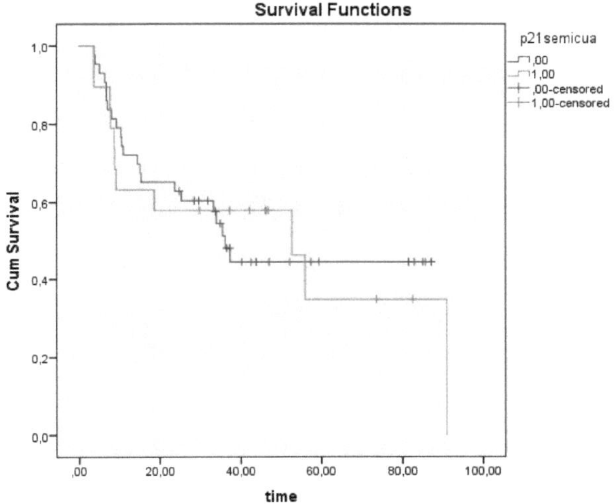

Survival Functions

Gráfico 35: Análisis de supervivencia por tipo de expresión de p21Cip1.

4.4.3.5! Análisis univariante

El análisis univariante de regresión de Cox verifica que el efecto de solamente el valor de *p21Cip1* no resultó estadísticamente significativo (p=0,6), pero ajustando el modelo por recidiva, se observó que los individuos con recurrencia tuvieron 10 veces más riesgo que los que no la presentaron (p<0,001; HR=10,182; IC 95%, 4,60-22,53).

4.4.3.6! Análisis multivariante

En el análisis multivariante de Cox, el modelo multivariante con el menor AIC obtenido incluyó las covariables: recidiva, *p21Cip1*, sexo, estadio, displasia en el margen adyacente y la interacción entre *p21Cip1* y el estadio y la interacción entre *p21Cip1* y la displasia en margen adyacente (AIC=178,78). Todas las variables resultaron estadísticamente significativas, excepto *p21Cip1*, estadio, displasia en el margen adyacente y su interacción con *p21Cip1* (Tabla 32). Con este modelo, es decir, ajustando por las restantes variables del modelo, se obtiene que los pacientes con recidiva tuvieron 12,14 veces más riesgo que los pacientes que no tuvieron recidiva (p<0,001; HR=12,14; IC 95%, 4,82-30,53). Las mujeres tuvieron 3,16 veces más riesgo que los hombres (p<0,01; HR=3,16; IC 95%, 1,36-7,35). Los pacientes con displasia tuvieron 3,77 veces más riesgo que los pacientes que no presentaron displasia (p<0,05; HR=3,77; IC 95%, 1,01-14,09). Si el paciente tiene un estadio avanzado del tumor, por cada unidad de incremento en *p21Cip1Waf1/CIP1*, el riesgo se incrementa en 1,66 (p<0,05; HR=3,77; IC 95%, 1,09-2,52).

236

VARIABLES		HR	95% CI	p-value
Recidiva				
	NO	1		
	SI	12.136	4.824-30.531	< 0.001 ***
p21Cip1	p21Cip1	0.745	0.508-1.091	0.131
Sexo				
	Hombre	1		
	Mujer	3.163	1.361-7.349	< 0.01 **
Estadio				
	I/II	1		
	III/IV	0.494	0.135-1.802	0.285
Displasia margen adyacente (DMA)				
	sin displasia	1		
	displasia	3.770	1.009-14.093	<0.05 *
	CIS	1.220	0.820-5.260	0.790
p21Cip1*Estadio				
	I/II	1		
	III/IV	1.660	1.093-2.523	<0.05 *
p21Cip1*DMA				
	sin displasia	1		
	Displasia	0.755	0.608-0.937	<0.05 *
	CIS	1.071	0.735-1.562	0.721

Tabla 32: Análisis multivariante de regresión de Cox de expresión p21Cip1

4.4.4 Expresión de *p27Kip1*

4.4.4.1 Expresión de *p27Kip1* en COCE

4.4.4.1.1 Expresión cuantitativa

La tinción inmunohistoquímica con *p27Kip1* se apreció tanto en el núcleo como en el citoplasma de las células tumorales. Cualquier grado de tinción en una de estas localizaciones fue considerado como positivo y su expresión fue variable en los diferentes tumores (Figura 17). Obtuvimos un CCI de 0.87 entre las dos mediciones de *p27Kip1*, un valor elevado, que avala la técnica de análisis cuantitativo utilizada, por lo que, para cada muestra, hemos utilizado el valor medio de las dos medidas. La media de expresión de *p27Kip1* (n=38) es de 62,92 (SD=24,17) con un rango entre 3,47-98,92.

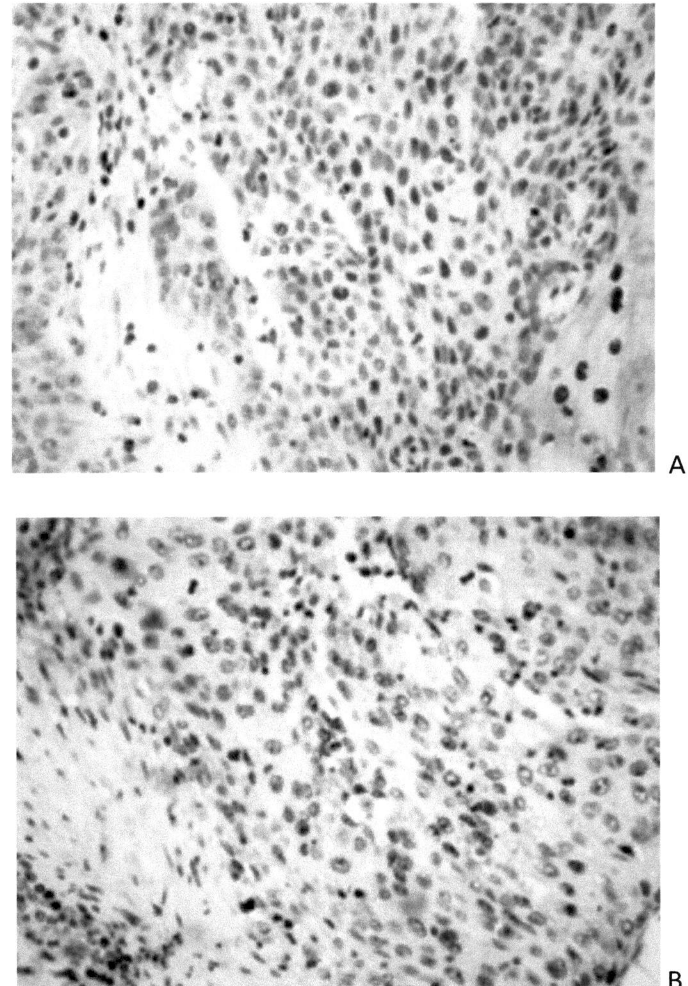

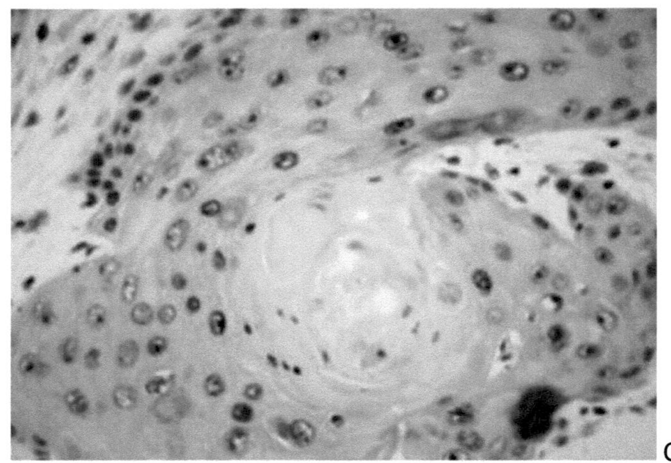

Figura 17: El *p27Kip1* presentó expresión casi exclusivamente nuclear, con alta expresión de *p16INK4a* (A), expresión moderada (B) y baja expresión de *p16INK4a* (C) 40X.

4.4.4.1.2 Expresión semi-cuantitativa

		Frecuencia	Porcentaje
	Expresión negativa	9	23,7
P27KIP1	Expresión positiva	29	76,3
	Total	38	100,0

Tabla 33: Expresión semi-cuantitativa

4.4.4.2 Relación entre expresión de *p27Kip1* y los factores clínico-patológicos

4.4.2.1! Sexo

Respecto a la relación entre la expresión de *p27Kip1* y el sexo del paciente, no encontramos diferencias estadísticamente significativas; observamos una media de expresión de 64,40 (SD=22,46) en los varones y una media de 61,97 (SD=25,68) en las mujeres (p= 0,439).

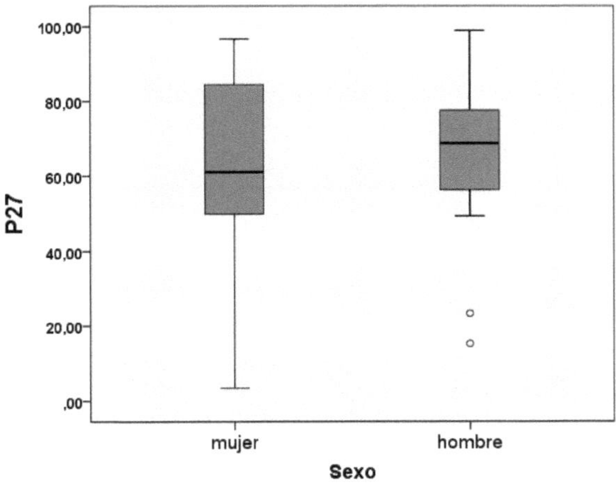

Gráfico 36: Expresión de p27Kip1 por sexo paciente

En el análisis semicuantitativo, mujeres y hombres tienen frecuencia similar de tumores con sobreexpresión de *p27Kip1*, con el 73,9% para las mujeres y el 80% para los hombres; estas diferencias no fueron estadísticamente significativas (p=0,666).

SEXO			Mujer	Hombre	Total
P27KIP1	Expresión negativa	Recuento	6	3	9
		% en *p27Kip1*	66,7%	33,3%	100,0%
		% en sexo	26,1%	20,0%	23,7%
		% del total	15,8%	7,9%	23,7%
	Expresión positiva	Recuento	17	12	29
		% en *p27Kip1*	58,6%	41,4%	100,0%
		% en sexo	73,9%	80,0%	76,3%
		% del total	44,7%	31,6%	76,3%
Total		Recuento	23	15	38
		% en *p27Kip1*	60,5%	39,5%	100,0%
		% en sexo	100,0%	100,0%	100,0%
		% del total	60,5%	39,5%	100,0%

Tabla 34: Distribución por análisis semicuantitativo de p27Kip1 y sexo

4.4.4.2.2 Edad

No se registró relación significativa entre la edad del paciente en el momento del diagnóstico y la expresión de *p27Kip1*. La expresión media de *p27Kip1* de los tumores en pacientes ≤ 55 años fue de 65,19 ± 22,55 y de 62,22 ± 25,00 en los pacientes > 55 años; esta diferencia no fue estadísticamente significativa (p=0,548).

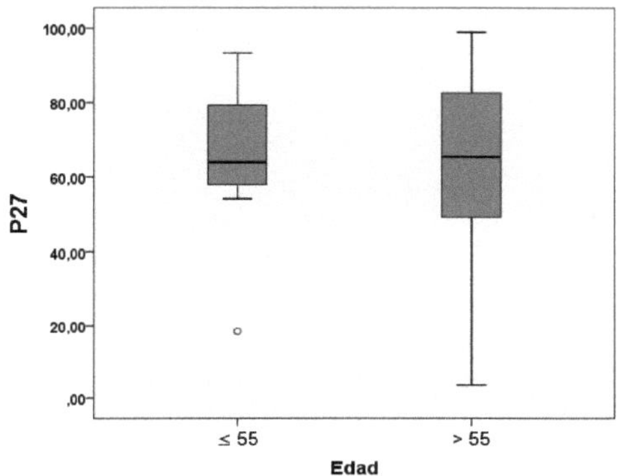

Gráfico 37: Expresión de p27Kip1 por edad paciente

En el análisis semicuantitativo, los pacientes con ≤ 55 años presentan gran frecuencia de tumores con sobreexpresión de *p27Kip1* (88,9%) mientras que los pacientes con edad superior a 55 años presentan una frecuencia de tumores con sobreexpresión más baja (72,4%); aunque estas diferencias no fueron estadísticamente significativas (p=0,310).

	EDAD		≤ 55	> 55	Total
P27KIP1	Expresión negativa	Recuento	1	8	9
		% en p27Kip1	11,1%	88,9%	100,0%
		% en edad	11,1%	27,6%	23,7%
		% del total	2,6%	21,1%	23,7%
	Expresión	Recuento	8	21	29

		27,6%	72,4%	100,0%
positiva	% en *p27Kip1*	27,6%	72,4%	100,0%
	% en edad	88,9%	72,4%	76,3%
	% del total	21,1%	55,3%	76,3%
Total	Recuento	9	29	38
	% en *p27Kip1*	23,7%	76,3%	100,0%
	% en edad	100,0%	100,0%	100,0%
	% del total	23,7%	76,3%	100,0%

Tabla 35: Distribución por análisis semicuantitativo de p27Kip1 y edad

4.4.4.2.3! Tabaco

En relación con el consumo de tabaco, no se observaron diferencias estadísticamente significativas; en los pacientes no fumadores registramos una media de expresión de 62,67 (SD=24,32) mientras que en los pacientes ex-fumadores la media es de 65,19 (SD=25,99) y, en los pacientes fumadores, de 59,16 (SD= 22,97) (p=0,856).

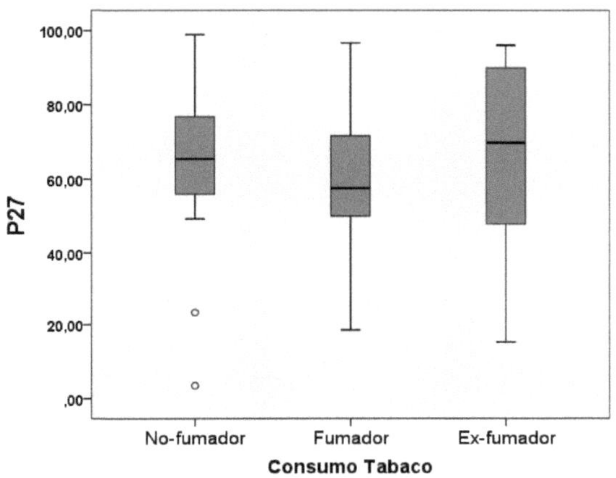

Gráfico 38: Expresión de p27Kip1 según consumo tabaco

En el análisis semicuantitativo, no observamos grandes diferencias según el hábito de fumar de los pacientes; los pacientes no fumadores tienen menor porcentaje de tumores con expresión negativa de *p21Cip1* (20,0%) que los pacientes ex-fumadores (26,7%) y los pacientes fumadores (25,0%); estas diferencias no fueron estadísticamente significativas (p=0,907).

245

	CONSUMO TABACO	No-fumador	Fumador	Ex-fumador	Total
P27 KIP1	**Expresión negativa**				
	Recuento	3	2	4	9
	% en *p27Kip1*	33,3%	22,2%	44,4%	100,0%
	% en consumo tabaco	20,0%	25,0%	26,7%	23,7%
	% del total	7,9%	5,3%	10,5%	23,7%
	Expresión positiva				
	Recuento	12	6	11	29
	% en *p27Kip1*	41,4%	20,7%	37,9%	100,0%
	% en consumo tabaco	80,0%	75,0%	73,3%	76,3%
	% del total	31,6%	15,8%	28,9%	76,3%
Total	Recuento	15	8	15	38
	% en *p27Kip1*	39,5%	21,1%	39,5%	100,0%
	% en consumo tabaco	100,0%	100,0%	100,0%	100,0%
	% del total	39,5%	21,1%	39,5%	100,0%

Tabla 36: Distribución análisis semicuantitativo p27Kip1 y consumo tabaco

4.4.4.2.4 Alcohol

En relación con el consumo de alcohol, no se hallaron diferencias estadísticamente significativas: en los pacientes no bebedores observamos una expresión media para el *p27Kip1* de 64,75 (SD=25,14), en los pacientes ex-bebedores de 58,20 (SD=32,20) y en los pacientes bebedores del 62,59 (SD=22,12) (p=0,873).

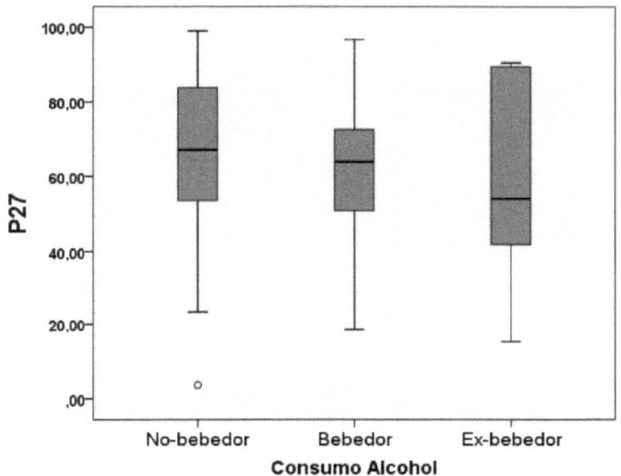

Gráfico 39: Expresión de p27Kip1 según consumo alcohol

En el análisis semicuantitativo no observamos diferencias entre el consumo de alcohol y el tipo de expresión de *p27Kip1* (p=0,621).

CONSUMO ALCOHOL		No-bebedor	Bebedor	Ex-bebedor	Total
P27KIP 1	**Expresión negativa**	Recuento	3	4	2	9
		% en *p27Kip1*	33,3%	44,4%	22,2%	100,0%
		% en consumo alcohol	18,8%	23,5%	40,0%	23,7%
		% del total	7,9%	10,5%	5,3%	23,7%
	Expresión positiva	Recuento	13	13	3	29
		% en *p27Kip1*	44,8%	44,8%	10,3%	100,0%
		% en consumo alcohol	81,3%	76,5%	60,0%	76,3%
		% del total	34,2%	34,2%	7,9%	76,3%
	Total	Recuento	16	17	5	38
		% en *p27Kip1*	42,1%	44,7%	13,2%	100,0%
		% en consumo alcohol	100,0%	100,0%	100,0%	100,0%
		% del total	42,1%	44,7%	13,2%	100,0%

Tabla 37: Distribución análisis semicuantitativo p27Kip1 y consumo alcohol

4.4.4.2.5 Localización

Cuando analizamos los registros: expresión de *p27Kip1* y localización del tumor primario, no observamos diferencias estadísticamente significativas. Se registra una media de expresión de *p27Kip1* en los tumores de lengua del 55,93 (SD=26,22), una media de 62,30 (SD=33,98) en los tumores de reborde alveolar, en los tumores de suelo de boca una media de expresión de 48,61 (SD=10,95), 74,22 (SD=14,88) en los tumores de paladar blando, para los tumores de trígono retromolar una media de expresión de 83,40 (SD=16,09) y una media de 65,22 (SD=15,24) en los tumores de mucosa yugal (p=0,237).

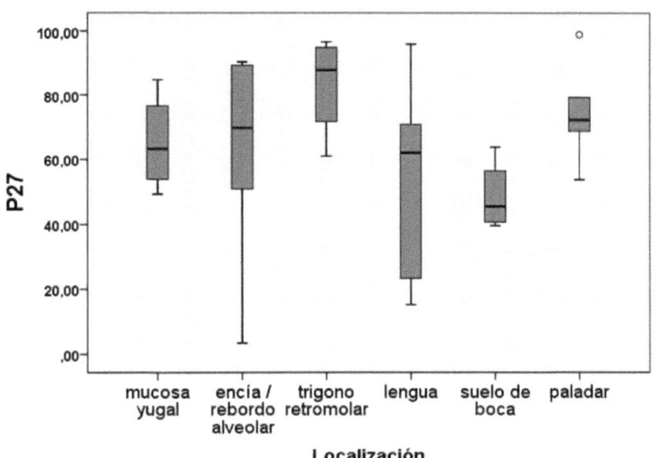

Gráfico 40: Expresión de p27Kip1 según localización tumoral primaria

En el análisis semicuantitativo, observamos que los tumores de suelo de boca presentan una frecuencia mayor de tumores con sub-expresión de *p27Kip1* (75%), mientras que el resto de localizaciones tumorales presentan mayor frecuencia de tumores con sobreexpresión; estas diferencias no fueron estadísticamente significativas (p= 0,098).

LOCALIZACIÓN			lengua	encía/ reborde alveolar	trígono retromolar	Labio	Suelo de boca	paladar	Total
P27KIP1	Expresión negativa	Recuento	1	1	0	4	3	0	9
		% en *p27Kip1*	11,1%	11,1%	0,0%	44,4%	33,3%	0,0%	100,0%
		% en localización	25,0%	16,7%	0,0%	28,6%	75,0%	0,0%	23,7%
		% del total	2,6%	2,6%	0,0%	10,5%	7,9%	0,0%	23,7%
	Expresión positiva	Recuento	3	5	4	10	1	6	29
		% en *p27Kip1*	10,3%	17,2%	13,8%	34,5%	3,4%	20,7%	100,0%
		% en localización	75,0%	83,3%	100,0%	71,4%	25,0%	100,0%	76,3%
		% del total	7,9%	13,2%	10,5%	26,3%	2,6%	15,8%	76,3%
Total		Recuento	4	6	4	14	4	6	38
		% en *p27Kip1*	10,5%	15,8%	10,5%	36,8%	10,5%	15,8%	100,0%
		% en localización	100,0%	100,0%	100,0%	100,0%	100,0%	100,0%	100,0%
		% del total	10,5%	15,8%	10,5%	36,8%	10,5%	15,8%	100,0%

Tabla 38: Distribución según análisis semicuantitativo p27Kip1 y localización tumoral

250

4.4.4.2.6! Tamaño del tumor primario (T)

En la comparación entre el tamaño del tumor primario y la expresión del *p27Kip1*, no se observaron diferencias estadísticamente significativas. Se registró una media de expresión de 67,85 (SD=8,80) en los tumores T1, de 54,93 (SD=32,25) en los tumores T2, una media de expresión de 23,37 en los tumores T3 y de 67,85 (SD=23,98) en los tumores T4 (p=0,175).

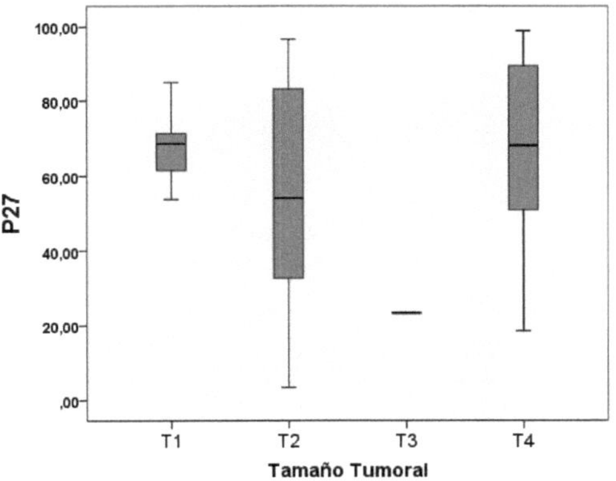

Gráfico 41: Expresión de p27Kip1 por tamaño tumoral

En el análisis semicuantitativo observamos que todos los tumores T1 presentan sobreexpresión de *p27Kip1*, mientras que en los tumores T2 se registró una tasa de

subexpresión de 45,5%, en los tumores T3 del 100% y en
los tumores T4 del 21,4% (p=0,020).

	TAMAÑO TUMORAL	T1	T2	T3	T4	Total
P27KIP 1	**Expresión negativa**					
	Recuento	0	5	1	3	9
	% en *p27Kip1*	0,0%	55,6%	11,1%	33,3%	100,0 %
	% en tamaño tumoral	0,0%	45,5%	100,0 %	21,4%	23,7%
	% del total	0,0%	13,2%	2,6%	7,9%	23,7%
	Expresión positiva					
	Recuento	12	6	0	11	29
	% en *p27Kip1*	41,4%	20,7%	0,0%	37,9%	100,0 %
	% en tamaño tumoral	100,0 %	54,5%	0,0%	78,6%	76,3%
	% del total	31,6%	15,8%	0,0%	28,9%	76,3%
	Total					
	Recuento	12	11	1	14	38
	% en *p27Kip1*	31,6%	28,9%	2,6%	36,8%	100,0 %
	% en tamaño tumoral	100,0 %	100,0 %	100,0 %	100,0 %	100,0 %
	% del total	31,6%	28,9%	2,6%	36,8%	100,0 %

Tabla 39: Distribución análisis semicuantitativo p27Kip1 y tamaño tumoral

4.4.4.2.7!Ganglios linfáticos cervicales (N)

En lo que respecta a la correlación entre la expresión de
p27Kip1 y la presencia de metástasis en los ganglios
linfáticos cervicales, no se observaron diferencias
estadísticamente significativas, aunque sí una tendencia a

que los tumores con metástasis cervicales tengan mayor expresión de *p27Kip1*. Se registró una media de expresión de 62,41 (SD= 24,36) en los tumores con ausencia de metástasis cervicales y una media de 72,25 (SD= 25,75) en los tumores n1 (p=0,582).

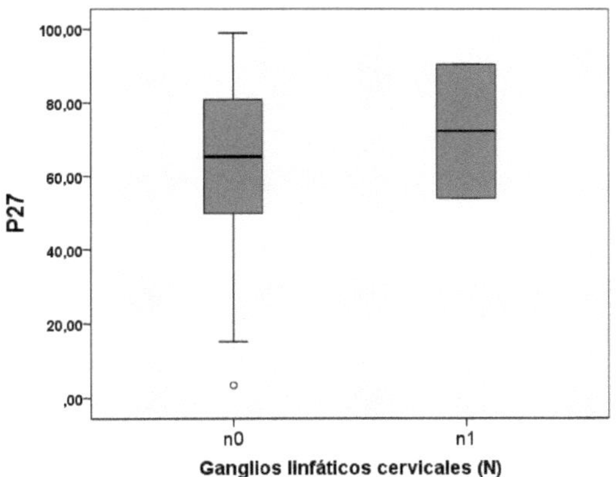

Gráfico 42: Expresión p27Kip1 y presencia de ganglios linfáticos cervicales

En el análisis semicuantitativo, observamos que no hay diferencias entre la presencia de metástasis ganglionares y el tipo de expresión de *p27Kip1* (p=0,418).

GANGLIOS LINFÁTICOS CERVICALES (N)		N0	N1	Total
P27KIP1	**Expresión negativa** Recuento	9	0	9
	% en *p27Kip1*	100,0%	0,0%	100,0%
	% en ganglios linfáticos cervicales (N)	25,0%	0,0%	23,7%
	% del total	23,7%	0,0%	23,7%
	Expresión positiva Recuento	27	2	29
	% en *p27Kip1*	93,1%	6,9%	100,0%
	% en ganglios linfáticos cervicales (N)	75,0%	100,0%	76,3%
	% del total	71,1%	5,3%	76,3%
Total	Recuento	36	2	38
	% en *p27Kip1*	94,7%	5,3%	100,0%
	% en ganglios linfáticos cervicales (N)	100,0%	100,0%	100,0%
	% del total	94,7%	5,3%	100,0%

Tabla 40: Distribución por análisis semicuantitativo p27Kip1 y presencia de ganglios linfáticos cervicales

4.4.4.2.8 Estadio clínico tumoral

Si consideramos el estadio clínico, observamos las siguientes medias de expresión en los estadios iniciales y en los estadios avanzados: en el estadio I una expresión media de 65,56 (SD=11,53), en el estadio II, de 54,17 (SD=37,47), en el estadio III una expresión media de 54,04 y en el estadio IV, de 65,70 (SD=24,27); estas diferencias no fueron estadísticamente significativas (p=0,687).

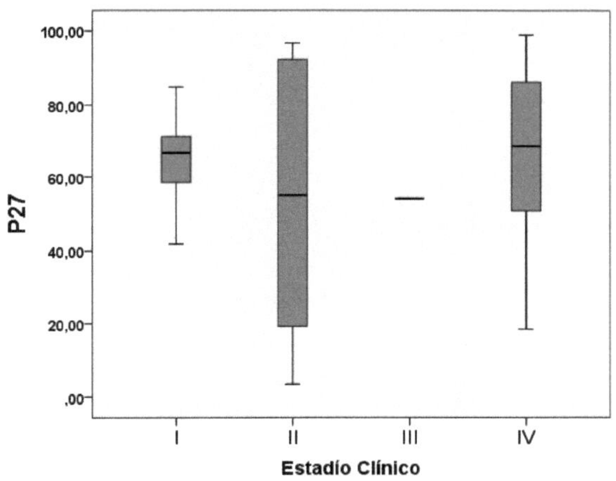

Gráfico 43: Expresión de p27Kip1 según estadio clínico tumoral

Si analizamos solamente estadios iniciales y avanzados, observamos la misma tendencia a la expresión de *p27Kip1* en los estadios iniciales y en los estadios avanzados (p=0,613), con una media de expresión de *p27Kip1* de 61,01 (SD=25,04) para estadios iniciales y de 65,06 (SD=23,71) para estadios avanzados.

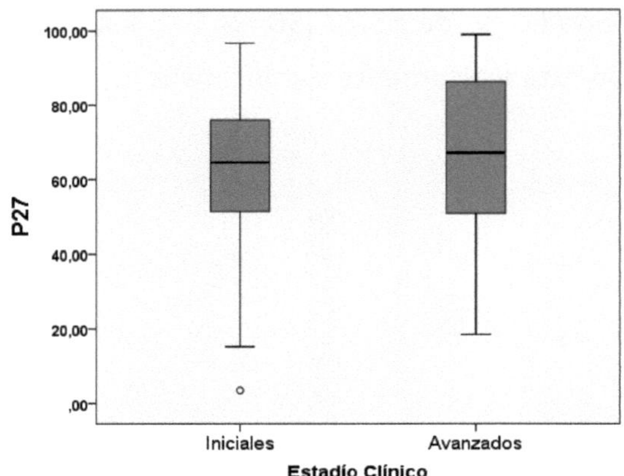

Gráfico 44: Expresión de p27Kip1 según el estadio clínico (grupos)

En el análisis semicuantitativo, no observamos grandes diferencias: se registra un porcentaje de sub-expresión de 8,3% en los tumores en estadio I; de 50,0% en los de estadio II; de 0% en los tumores de estadio III y de 23,5% en los de estadio IV, (p=0,176).

ESTADIO CLÍNICO TUMORAL			I	II	III	IV	Total
P27KIP 1	Expresión negativa	Recuento	1	4	0	4	9
		% en *p27Kip1*	11,1%	44,4%	0,0%	44,4%	100,0%
		% en estadio tumoral	8,3%	50,0%	0,0%	23,5%	23,7%
		% del total	2,6%	10,5%	0,0%	10,5%	23,7%
	Expresión	Recuento	11	4	1	13	29

positiva	% en *p27Kip1*	37,9%	13,8%	3,4%	44,8%	100,0%
	% en estadio tumoral	91,7%	50,0%	100,0%	76,5%	76,3%
	% del total	28,9%	10,5%	2,6%	34,2%	76,3%
Total	Recuento	12	8	1	17	38
	% en *p27Kip1*	31,6%	21,1%	2,6%	44,7%	100,0%
	% en estadio tumoral	100,0%	100,0%	100,0%	100,0%	100,0%
	% del total	31,6%	21,1%	2,6%	44,7%	100,0%

Tabla 41: Distribución análisis semicuantitativo p27Kip1 y estadio tumoral

Si analizamos estadios iniciales *vs* estadios avanzados, observamos un porcentaje de subexpresión de 25% en los estadios iniciales y de 22,2% en los estadios avanzados (p=0,841).

ESTADIO CLÍNICO TUMORAL (grupos)			Iniciales	Avanzados	Total
P27KIP1	Expresión negativa	Recuento	5	4	9
		% en *p27Kip1* semicuantitativa	55,6%	44,4%	100,0%
		% en estadio tumoral	25,0%	22,2%	23,7%
		% del total	13,2%	10,5%	23,7%
	Expresión positiva	Recuento	15	14	29
		% en *p27Kip1* semicuantitativa	51,7%	48,3%	100,0%
		% en estadio tumoral	75,0%	77,8%	76,3%
		% del total	39,5%	36,8%	76,3%
Total		Recuento	20	18	38
		% en *p27Kip1* semicuantitativa	52,6%	47,4%	100,0%
		% en estadio tumoral	100,0%	100,0%	100,0%
		% del total	52,6%	47,4%	100,0%

Tabla 42: Distribución análisis semicuantitativo p27Kip1 y estadio tumoral (grupos)

4.4.4.2.9 Diferenciación histológica

Analizando la correlación entre la media de expresión de *p27Kip1* y la diferenciación histológica tumoral, no se observaron diferencias estadísticamente significativas: registramos una expresión media de *p21Cip1* del 63,37 (SD=24,99) en los tumores bien diferenciados, una media de 61,21 (SD=26,65) en los moderadamente diferenciados y en los tumores pobremente diferenciados una media de 67,75 (SD=12,58) (p=0,869).

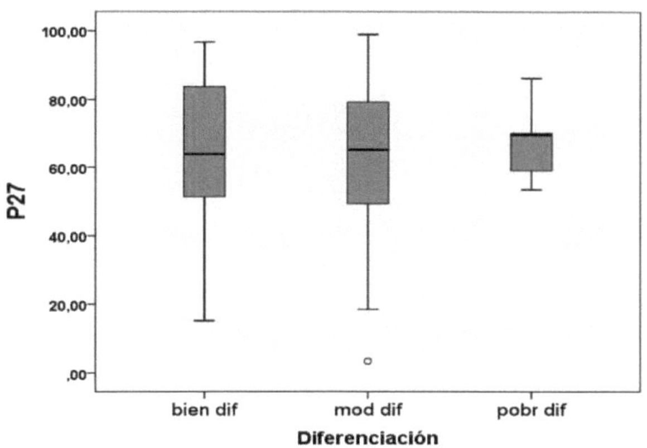

Gráfico 45: Expresión de p27Kip1 por diferenciación histológica tumoral

En el análisis semicuantitativo, observamos una distribución muy similar en los pacientes con los tumores bien y moderadamente diferenciados, en la frecuencia de tumores con sobreexpresión de *p27Kip1*, (73,3% para los tumores bien diferenciados y 72,2% en los tumores moderadamente diferenciados) y no registramos ningún tumor pobremente diferenciado con expresión negativa de *p27Kip1*; estas diferencias no fueron estadísticamente significativas (p= 0,408).

DIFERENCIACIÓN HISTOLÓGICA			bien diferenciado	moderadamente diferenciado	pobremente diferenciado	Total
P27KIP 1	Expresión negativa	Recuento	4	5	0	9
		% en *p27Kip1*	44,4%	55,6%	0,0%	100,0%
		% en diferenciación	26,7%	27,8%	0,0%	23,7%
		% del total	10,5%	13,2%	0,0%	23,7%
	Expresión positiva	Recuento	11	13	5	29
		% en *p27Kip1*	37,9%	44,8%	17,2%	100,0%
		% en diferenciación	73,3%	72,2%	100,0%	76,3%
		% del total	28,9%	34,2%	13,2%	76,3%
Total		Recuento	15	18	5	38
		% en *p27Kip1*	39,5%	47,4%	13,2%	100,0%
		% en diferenciación	100,0%	100,0%	100,0%	100,0%
		% del total	39,5%	47,4%	13,2%	100,0%

Tabla 43: Distribución análisis semicuantitativo p27Kip1 y diferenciación histológica tumoral

4.4.4.2.10! Displasia en el margen del tumor

En lo relativo a la existencia de displasia en el margen adyacente del tumor, no observamos diferencias estadísticamente significativas: registramos una media de expresión de *p27Kip1* de 60,17 (SD=26,49) en los tumores que no presentan displasia en el margen adyacente; en los tumores con displasia en el margen, observamos una expresión de 58,89 (SD=24,62) y en los tumores con carcinoma *in situ* en el margen, observamos una expresión de 71,66 (SD=24,17) (p=0,421).

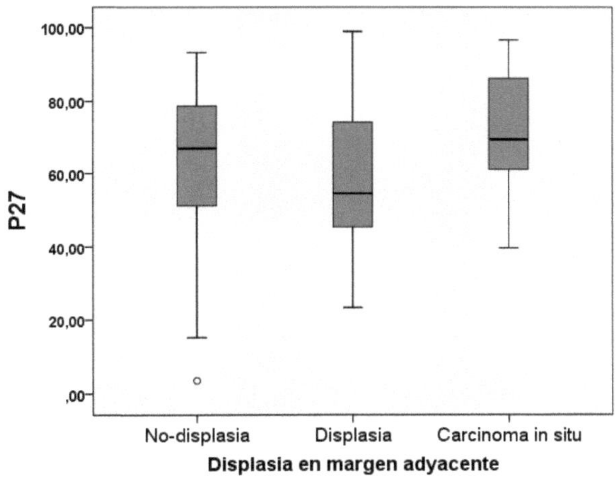

Gráfico 46: Expresión p27Kip1 por displasia en margen adyacente tumoral

En el análisis semicuantitativo, observamos una frecuencia mayor de tumores con sobreexpresión de *p27Kip1* en los tumores con presencia de carcinoma *in situ* en el margen (90,0%), que en los tumores que no presentaban displasia (70,0%) y que en los tumores que solamente presentaban displasia (62,5%); estas diferencias no fueron estadísticamente significativas (p= 0,387).

DISPLASIA MARGEN ADYACENTE		No-displasia	Displasia	Carcinoma *in situ*	Total
P27KIP1	**Expresión negativa**	Recuento	5	3	1	9
		% en *p27Kip1*	55,6%	33,3%	11,1%	100,0%
		% en displasia en margen adyacente	25,0%	37,5%	10,0%	23,7%
		% del total	13,2%	7,9%	2,6%	23,7%
	Expresión positiva	Recuento	15	5	9	29
		% en *p27Kip1*	51,7%	17,2%	31,0%	100,0%
		% en displasia en margen adyacente	75,0%	62,5%	90,0%	76,3%
		% del total	39,5%	13,2%	23,7%	76,3%
Total		Recuento	20	8	10	38
		% en *p27Kip1*	52,6%	21,1%	26,3%	100,0%
		% en displasia en margen adyacente	100,0%	100,0%	100,0%	100,0%
		% del total	52,6%	21,1%	26,3%	100,0%

Tabla 44: Distribución análisis semicuantitativo p27Kip1 y displasia en margen adyacente tumoral

4.4.4.2.11! Recidiva tumoral

Con respecto a la presencia de recidiva tumoral, no se observaron diferencias estadísticamente significativas en los valores de expresión de *p27Kip1*: se registró una expresión media de 61,13 (SD=22,54) de *p27Kip1* en los pacientes con tumores recidivantes y una expresión media de 63,86 (SD=25,38) en los tumores que no recidivaron (p=0,746).

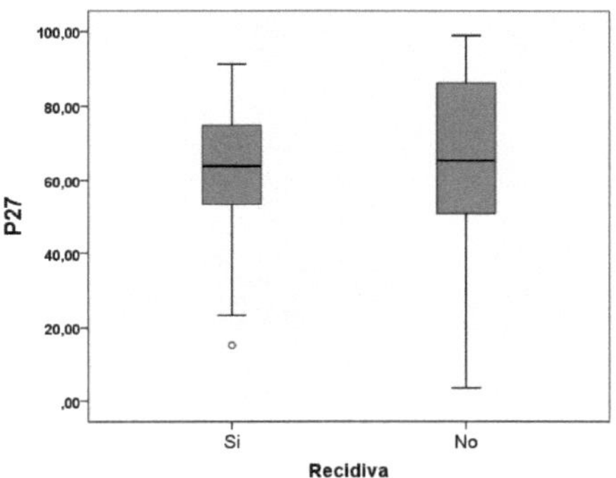

Gráfico 47: Expresión de p27Kip1 por recidiva tumoral

En el análisis semicuantitativo, observamos una frecuencia idéntica de tumores con sub-expresión de *p27Kip1* en los tumores que no recidivaron (23,1%) y en los tumores en que se observó recidiva (24,0%): estas diferencias no fueron estadísticamente significativas (p= 0,949).

RECIDIVA TUMORAL		SI	NO	Total
P27KIP1				
	Expresión negativa	Recuento	3	6	9
		% en *p27Kip1*	33,3%	66,7%	100,0%
		% en recidiva	23,1%	24,0%	23,7%
		% del total	7,9%	15,8%	23,7%
	Expresión positiva	Recuento	10	19	29
		% en *p27Kip1*	34,5%	65,5%	100,0%
		% en recidiva	76,9%	76,0%	76,3%
		% del total	26,3%	50,0%	76,3%
Total		Recuento	13	25	38
		% en *p27Kip1*	34,2%	65,8%	100,0%
		% en recidiva	100,0%	100,0%	100,0%
		% del total	34,2%	65,8%	100,0%

Tabla 45: Distribución según análisis semicuantitativo de p27Kip1 y recidiva tumoral

4.4.4.3! Análisis de supervivencia

En el análisis de supervivencia, cuando comparamos tumores con expresión negativa de *p27Kip1* con tumores con expresión positiva, observamos que los tumores con expresión positiva de *p27Kip1* tienen peor pronóstico, aunque estas diferencias no fueron estadísticamente significativas (*Log Rank* p=0,079).

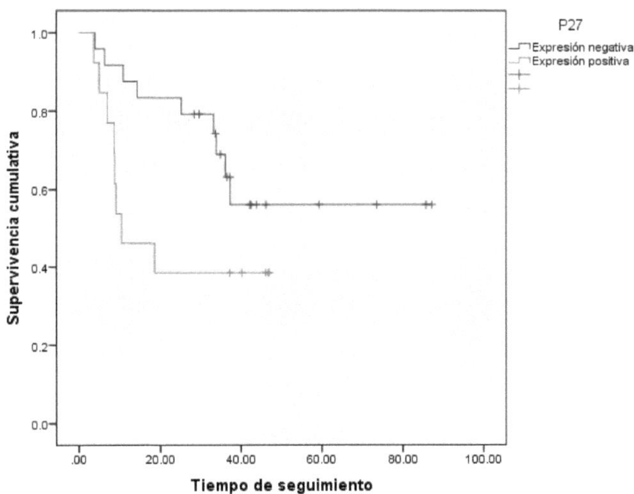

Gráfico 48: Análisis de supervivencia según tipo de expresión de p27Kip1

4.4.5! Expresión de Ciclina D1

4.4.5.1! Expresión cuantitativa

La tinción inmunohistoquímica con Ciclina D1 se apreció tanto en el núcleo como en el citoplasma de las células tumorales. Cualquier grado de tinción en una de estas localizaciones fue considerado como positivo y su expresión fue variable en los diferentes tumores (Fig 18).

Hemos obtenido un CCI de 0.88 entre las dos mediciones de Ciclina D1, un valor elevado, que avala la técnica de análisis cuantitativo utilizada, por lo que, para cada muestra, hemos utilizado el valor medio de las dos medidas. La media de expresión de Ciclina D1 (n=38) es de 44,68 (SD=28,25) con un rango entre 2,75-97,23.

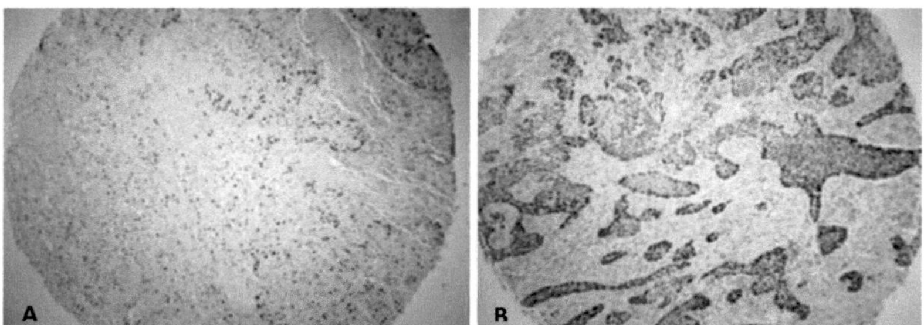

Figura 18: La Ciclina D1 presentó expresión nuclear y citoplasmática, con baja expresión de *p16INK4a* (A) y de alta expresión de *p16INK4a* (B) 10X.

4.4.5.2! Expresión semi-cuantitativa

		Frecuencia	Porcentaje
	Expresión Negativa	24	63,2
Ciclina D1	Expresión Positiva	14	36,8
	Total	38	100,0

Tabla 46: Expresión semi-cuantitativa

4.4.5.3! Relación entre expresión de Ciclina D1 y los factores clínico-patológicos

4.4.5.3.1! Sexo

En la relación entre la expresión de *p27Kip1* y el sexo del paciente, no encontramos diferencias estadísticamente significativas: registramos una media de expresión de 43,76 (SD=31,76) en los varones y una media de 45,21(SD=26,70) en las mujeres (p= 0,181).

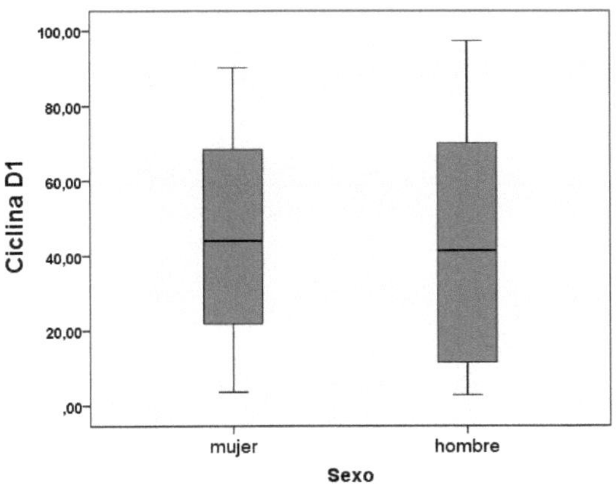

Gráfico 49: Expresión de Ciclina D1 por sexo paciente

En el análisis semicuantitativo, observamos que las mujeres presentan mayor frecuencia de tumores con sub-expresión de Ciclina D1 (66,6%) que los hombres (57,1%), aunque estas diferencias no fueron estadísticamente significativas (p=0,557).

SEXO		Mujer	Hombre	Total
Ciclina D1	**Expresión negativa**	Recuento	16	8	24
		% en Ciclina D1	66,7%	33,3%	100,0%
		% en sexo	66,7%	57,1%	63,2%
		% del total	42,1%	21,1%	63,2%
	Expresión positiva	Recuento	8	6	14
		% en Ciclina D1	57,1%	42,9%	100,0%
		% en sexo	33,3%	42,9%	36,8%
		% del total	21,1%	15,8%	36,8%
Total		Recuento	24	14	38
		% en Ciclina D1	63,2%	36,8%	100,0%
		% en sexo	100,0%	100,0%	100,0%
		% del total	63,2%	36,8%	100,0%

Tabla 47: Distribución según el análisis semicuantitativo Ciclina D1 y sexo

4.4.5.3.2!Edad

No se registró relación significativa entre la edad del paciente en el momento del diagnóstico y la expresión de Ciclina D1. La expresión media de *p16INK4a* de los tumores en pacientes ≤ 55 años fue de 42,72 ± 28,66 y de 45,29 ± 28,60 en los pacientes > 55 años; esta diferencia no fue estadísticamente significativa (p=0,791).

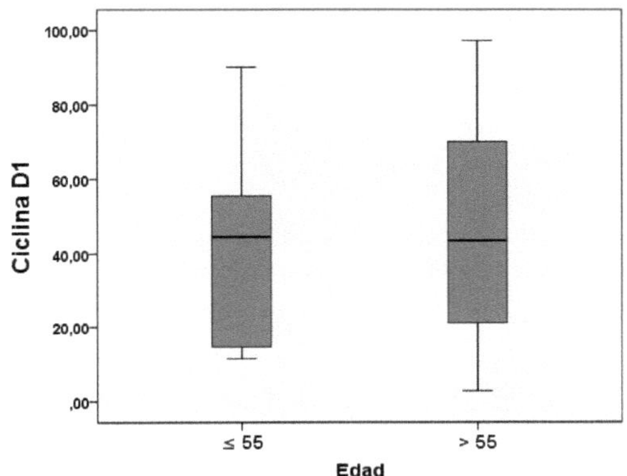

Gráfico 50: Expresión de Ciclina D1 según edad paciente

En el análisis semicuantitativo, observamos una distribución idéntica en los pacientes con ≤ 55 y > 55 años; en la frecuencia de tumores con sub-expresión de *ciclina D1*, 66,7% y 62,1% respectivamente; estas diferencias no fueron estadísticamente significativas (p=0,803).

EDAD			≤ 55	> 55	Total
Ciclina D1	Expresión negativa	Recuento	6	18	24
		% en Ciclina D1	25,0%	75,0%	100,0%
		% en edad	66,7%	62,1%	63,2%
		% del total	15,8%	47,4%	63,2%
	Expresión Positiva	Recuento	3	11	14
		% en Ciclina D1	21,4%	78,6%	100,0%

	% en edad	33,3%	37,9%	36,8%
	% del total	7,9%	28,9%	36,8%
Total	Recuento	9	29	38
	% en Ciclina D1	23,7%	76,3%	100,0%
	% en edad	100,0%	100,0%	100,0%
	% del total	23,7%	76,3%	100,0%

Tabla 48: Distribución análisis semicuantitativo Ciclina D1 y edad paciente

4.4.5.3.3! Tabaco

En relación con el consumo de tabaco, se observaron diferencias estadísticamente significativas: en los pacientes fumadores registramos una media de expresión de Ciclina del 62,67 (SD=24,32), mientras que en los pacientes ex-fumadores es de 65,19 (SD=25,99) y en los pacientes fumadores la media de expresión es de 59,16 (SD=22,97) (p=0,856).

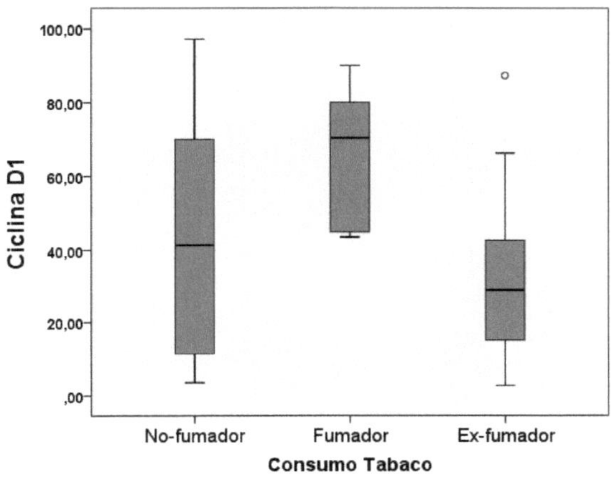

Gráfico 51: Expresión de Ciclina D1 según consumo tabaco

En el análisis semicuantitativo observamos los siguientes resultados: los pacientes fumadores tienen mayor porcentaje de tumores con expresión positiva de *ciclina D1* (66,7%) cuando se comparan con los pacientes ex-fumadores (13,3%) y los pacientes no fumadores (42,9%), estas diferencias fueron estadísticamente significativas (p=0,027).

CONSUMO TABACO		No-fumador	Fumador	Ex-fumador	Total
Ciclina D1	Expresión negativa	Recuento	8	3	13	24
		% en Ciclina D1	33,3%	12,5%	54,2%	100,0%
		% en consumo tabaco	57,1%	33,3%	86,7%	63,2%
		% del total	21,1%	7,9%	34,2%	63,2%
	Expresión positiva	Recuento	6	6	2	14
		% en Ciclina D1	42,9%	42,9%	14,3%	100,0%
		% en consumo tabaco	42,9%	66,7%	13,3%	36,8%
		% del total	15,8%	15,8%	5,3%	36,8%
Total		Recuento	14	9	15	38
		% en Ciclina D1	36,8%	23,7%	39,5%	100,0%
		% en consumo tabaco	100,0%	100,0%	100,0%	100,0%
		% del total	36,8%	23,7%	39,5%	100,0%

Tabla 49: Distribución según análisis semicuantitativo Ciclina D1 y consumo tabaco

4.4.5.3.4 Alcohol

En relación con el consumo de alcohol, no se encontraron diferencias estadísticamente significativas: en los pacientes no bebedores observamos una expresión media para el *p21Cip1* de 48,91 (SD=31,62), en los pacientes exbebedores la una media es de 33,07 (SD=29,54) y para los pacientes bebedores la media de expresión es del 44,38 (SD=25,55) (p=0,566).

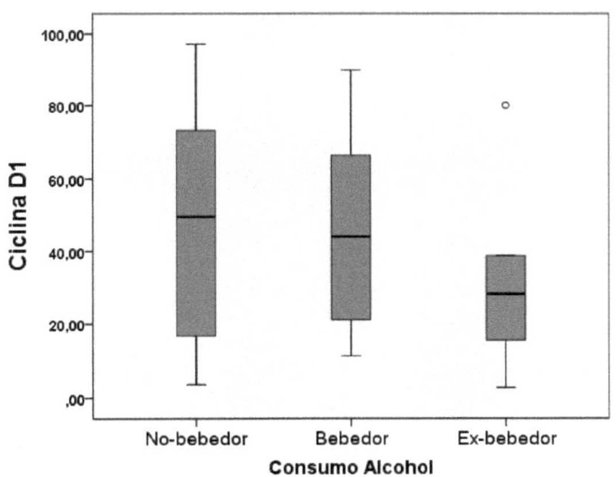

Gráfico 52: Expresión de Ciclina D1 según consumo alcohol

En el análisis semicuantitativo no observamos diferencias entre el consumo de alcohol y el tipo de expresión de Ciclina D1 (p=0,515).

CONSUMO ALCOHOL		No-bebedor	Bebedor	Ex-bebedor	Total
Ciclina Expresión	Recuento	8	12	4	24

D1 negativa		33,3%	50,0%	16,7%	100,0%
	% en Ciclina D1	33,3%	50,0%	16,7%	100,0%
	% en consumo alcohol	53,3%	66,7%	80,0%	63,2%
	% del total	21,1%	31,6%	10,5%	63,2%
Expresión positiva	Recuento	7	6	1	14
	% en Ciclina D1	50,0%	42,9%	7,1%	100,0%
	% en consumo alcohol	46,7%	33,3%	20,0%	36,8%
	% del total	18,4%	15,8%	2,6%	36,8%
Total	Recuento	15	18	5	38
	% en Ciclina D1	39,5%	47,4%	13,2%	100,0%
	% en consumo alcohol	100,0%	100,0%	100,0%	100,0%
	% del total	39,5%	47,4%	13,2%	100,0%

Tabla 50: Distribución por análisis semicuantitativo Ciclina D1 y alcohol

4.4.5.3.5! Localización

En el análisis de la expresión de Ciclina D1 con la
localización del tumor primario, no se observan
diferencias estadísticamente significativas: registramos
una media de expresión de Ciclina D1 en los tumores de
lengua del 40,54 (SD=24,83), una media de 54,53
(SD=31,87) en los tumores de reborde alveolar, en los
tumores de suelo de boca una media de 40,56 (SD=36,21),
44,81 (SD=27,00) en los tumores de paladar blando, para

los tumores de trígono retromolar una media de expresión de 34,80 (SD=27,89) y una media de 59,40 (SD=41,71) en los tumores de mucosa yugal (p=0,795).

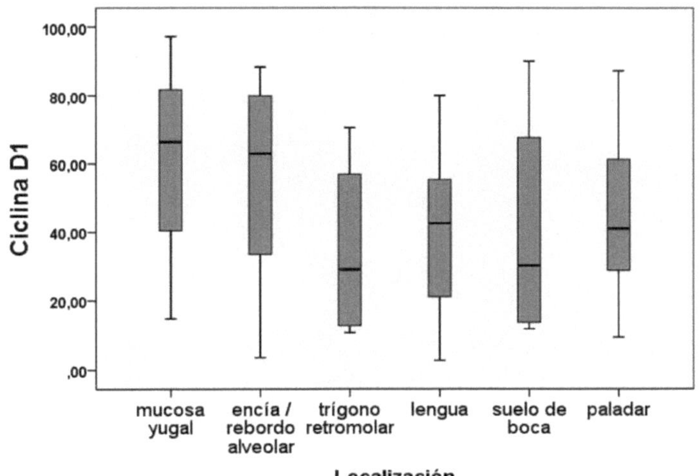

Gráfico 53: Expresión de Ciclina D1 según localización tumoral

En el análisis semicuantitativo, observamos una frecuencia mayor de tumores con sobreexpresión de Ciclina D1 en los tumores de lengua (66,7%) y reborde alveolar (57,1%), mientras que los demás tumores presentan mayor frecuencia de tumores con sub-expresión; estas diferencias no fueron estadísticamente significativas (p=0,652).

LOCALIZACIÓN TUMORAL		lengua	encía/ reborde alveolar	trígono retro-molar	labio	suelo de boca	paladar	Total
Ciclina D1	Expresión negativa							
		Recuento	1	3	3	10	3	4	24
		% en Ciclina D1	4,2%	12,5%	12,5%	41,7%	12,5%	16,7%	100,0%
		% en localización	33,3%	42,9%	75,0%	71,4%	75,0%	66,7%	63,2%
		% del total	2,6%	7,9%	7,9%	26,3%	7,9%	10,5%	63,2%
	Expresión positiva	Recuento	2	4	1	4	1	2	14
		% en Ciclina D1	14,3%	28,6%	7,1%	28,6%	7,1%	14,3%	100,0%
		% en localización	66,7%	57,1%	25,0%	28,6%	25,0%	33,3%	36,8%
		% del total	5,3%	10,5%	2,6%	10,5%	2,6%	5,3%	36,8%
Total		Recuento	3	7	4	14	4	6	38
		% en Ciclina D1	7,9%	18,4%	10,5%	36,8%	10,5%	15,8%	100,0%
		% en localización	100,0%	100,0%	100,0%	100,0%	100,0%	100,0%	100,0%
		% del total	7,9%	18,4%	10,5%	36,8%	10,5%	15,8%	100,0%

Tabla 51: Distribución según análisis semicuantitativo Ciclina D1 y localización tumoral

4.4.5.3.6! Tamaño del tumor primario (T)

En la comparación entre el tamaño del tumor primario y la expresión de la Ciclina D1 no se observaron diferencias estadísticamente significativas: se registró una media de expresión de 49,01 (SD=23,39) en los tumores T1, de 37,63 (SD=30,88) en los tumores T2, una media de 70,05 en T3 y una media de expresión de 44,70 (SD=31,08) en los tumores T4 (p=0,638).

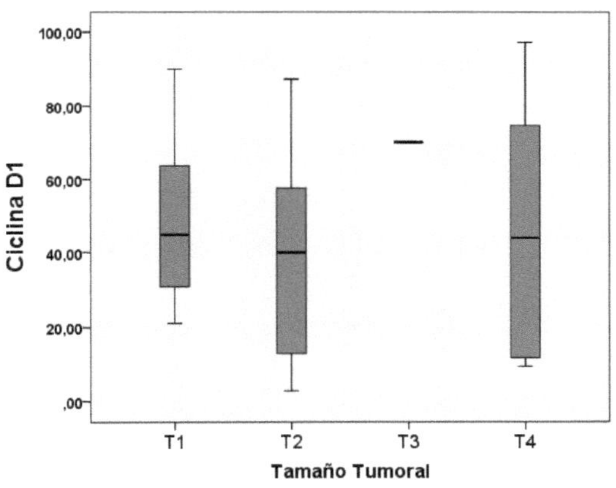

Gráfico 54: Expresión de Ciclina D1 según tamaño tumoral

En el análisis semicuantitativo no se observaron diferencias: en los tumores T1 registramos el 50% de tumores con subexpresión de Ciclina D1, en los tumores T2 se observó el 72,7%, en los tumores T3, el 0% y en los tumores T4, el 57,1% (p=0,488).

TAMAÑO TUMORAL		T1	T2	T3	T4	Total
Ciclina D1	Expresión negativa	Recuento	8	8	0	8	24
		% en Ciclina D1	33,3%	33,3%	0,0%	33,3%	100,0%
		% en tamaño tumoral	66,7%	72,7%	0,0%	57,1%	63,2%
		% del total	21,1%	21,1%	0,0%	21,1%	63,2%
	Expresión positiva	Recuento	4	3	1	6	14
		% en Ciclina D1	28,6%	21,4%	7,1%	42,9%	100,0%
		% en tamaño tumoral	33,3%	27,3%	100,0%	42,9%	36,8%
		% del total	10,5%	7,9%	2,6%	15,8%	36,8%
Total		Recuento	12	11	1	14	38
		% en Ciclina D1	31,6%	28,9%	2,6%	36,8%	100,0%
		% en tamaño tumoral	100,0%	100,0%	100,0%	100,0%	100,0%
		% del total	31,6%	28,9%	2,6%	36,8%	100,0%

Tabla 52: Distribución según análisis semicuantitativo Ciclina D1 y tamaño tumoral

4.4.5.3.7 Ganglios linfáticos cervicales (N)

En la correlación entre la expresión de Ciclina D1 y la presencia de metástasis, en los ganglios linfáticos cervicales no se registraron diferencias estadísticamente significativas, aunque se observó una tendencia a que los tumores con metástasis cervicales tengan mayor expresión de Ciclina D1. La media de expresión es de

44,15 (SD=28,28) en los tumores con ausencia de metástasis cervicales y de 54,19 (SD=36,60) en los tumores n1 (p=0,631).

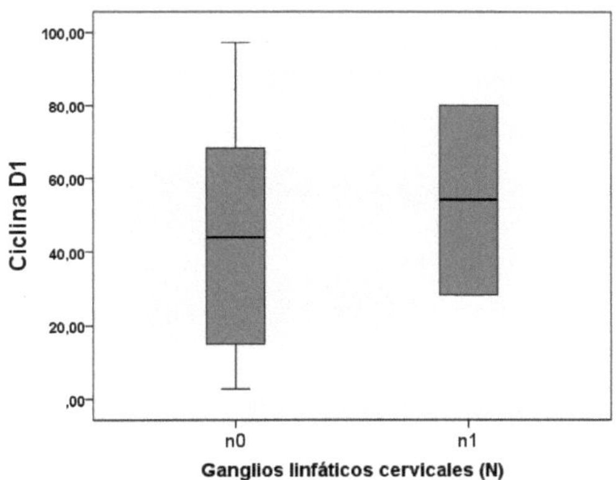

Gráfico 55: Expresión Ciclina D1 según presencia de ganglios linfáticos cervicales

En el análisis semicuantitativo, observamos que no hay diferencias entre la presencia de metástasis ganglionares y el tipo de expresión de Ciclina D1 (p=0,692).

GANGLIOS LINFÁTICOS CERVICALES (N)		N0	N1	Total
Ciclina D1	**Expresión negativa** Recuento	23	1	24
	% en Ciclina D1	95,8%	4,2%	100,0%
	% en ganglios linfáticos cervicales (N)	63,9%	50,0%	63,2%
	% del total	60,5%	2,6%	63,2%
	Expresión positiva Recuento	13	1	14
	% en Ciclina D1	92,9%	7,1%	100,0%
	% en ganglios linfáticos cervicales (N)	36,1%	50,0%	36,8%
	% del total	34,2%	2,6%	36,8%
Total	Recuento	36	2	38
	% en Ciclina D1	94,7%	5,3%	100,0%
	% en ganglios linfáticos cervicales (N)	100,0%	100,0%	100,0%
	% del total	94,7%	5,3%	100,0%

Tabla 53: Distribución por análisis semicuantitativo Ciclina D1 y presencia de ganglios linfáticos cervicales (N)

4.4.5.3.8 Estadio clínico

Con relación al estadio clínico, observamos medias de expresión en los estadios iniciales ligeramente menores que en los estadios avanzados. En el estadio I, una expresión media de 45,20 (SD=24,89), en el estadio II, una expresión media de 28,87 (SD=24,38), en el estadio III, una expresión media de 80,07 y en el estadio IV, una expresión media de 49,67 (SD=30,49); estas diferencias no fueron estadísticamente significativas. (p=0,205).

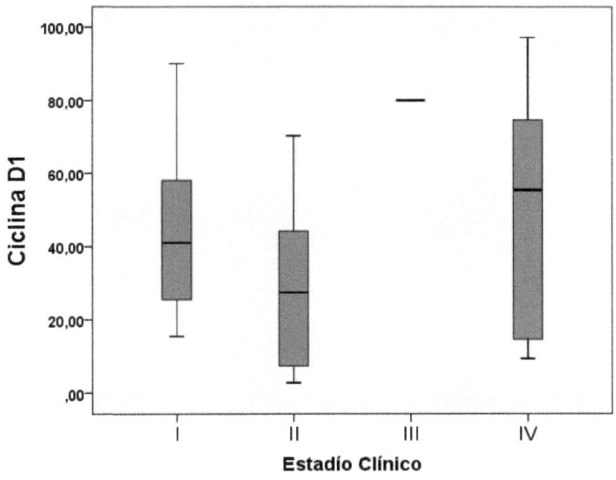

Gráfico 56: Expresión de Ciclina D1 según el estadio clínico

Si analizamos solamente estadios iniciales y avanzados, observamos una tendencia a la menor expresión de Ciclina D1 en los estadios iniciales que en los estadios avanzados (p=0,170), con una media de expresión de Ciclina D1 de 38,67 (SD=25,40) para estadios iniciales y de 51,36 (SD=30,44) para estadios avanzados.

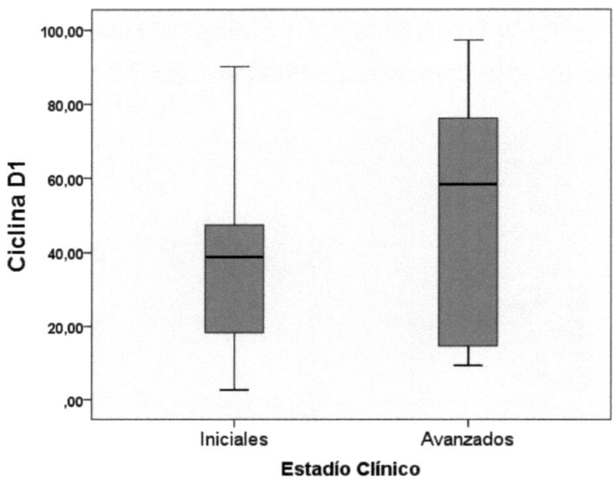

Gráfico 57: Expresión de Ciclina D1 según el estadio clínico (grupos)

En análisis semicuantitativo, observamos mayores porcentajes de tumores con expresión negativa de Ciclina D1 en los estadios iniciales, registrando un porcentaje de sub-expresión de 75,0% en los tumores en estadio I; de 87,5% en los tumores en estadio II; de 0% en los tumores de estadio III y de 47,1% en los tumores de estadio IV, (p=0,095).

282

ESTADIO CLÍNICO TUMORAL		I	II	III	IV	Total
Ciclina D1	**Expresión negativa** Recuento	9	7	0	8	24
	% en Ciclina D1	37,5%	29,2%	0,0%	33,3%	100,0%
	% en estadio tumoral	75,0%	87,5%	0,0%	47,1%	63,2%
	% del total	23,7%	18,4%	0,0%	21,1%	63,2%
	Expresión positiva Recuento	3	1	1	9	14
	% en Ciclina D1	21,4%	7,1%	7,1%	64,3%	100,0%
	% en estadio tumoral	25,0%	12,5%	100,0%	52,9%	36,8%
	% del total	7,9%	2,6%	2,6%	23,7%	36,8%
Total	Recuento	12	8	1	17	38
	% en Ciclina D1	31,6%	21,1%	2,6%	44,7%	100,0%
	% en estadio tumoral	100,0%	100,0%	100,0%	100,0%	100,0%
	% del total	31,6%	21,1%	2,6%	44,7%	100,0%

Tabla 54: Distribución por análisis semicuantitativo de Ciclina D1 y estadio clínico tumoral

Si analizamos estadios iniciales *vs* estadios avanzados, observamos diferencias estadísticamente significativas: registramos un porcentaje de subexpresión de 80% en los estadios iniciales y de 44,4% en los estadios avanzados (p=0,023).

ESTADIO CLÍNICO (grupos)		Iniciales	Avanzados	Total
Ciclina D1	**Expresión negativa** Recuento	16	8	24
	% en Ciclina D1	66,7%	33,3%	100,0%
	% en estadio tumoral	80,0%	44,4%	63,2%
	% del total	42,1%	21,1%	63,2%

Expresión positiva	Recuento	4	10	14
	% en Ciclina D1	28,6%	71,4%	100,0%
	% en estadio tumoral	20,0%	55,6%	36,8%
	% del total	10,5%	26,3%	36,8%
Total	Recuento	20	18	38
	% en Ciclina D1	52,6%	47,4%	100,0%
	% en estadio tumoral	100,0%	100,0%	100,0%
	% del total	52,6%	47,4%	100,0%

Tabla 55: Distribución por análisis semicuantitativo Ciclina D1 y estadio clínico (grupos)

4.4.5.3.9! Diferenciación histológica

Analizando la correlación entre la media de expresión de Ciclina D1 y la diferenciación tumoral, no se observaron diferencias estadísticamente significativas: registramos una expresión media de Ciclina D1 del 45,89 (SD=30,80) en los tumores bien diferenciados, una media de 43,19 (SD=27,99) en los tumores moderadamente diferenciados y en los tumores pobremente diferenciados una media de 46,39 (SD=26,68) (p=0,956).

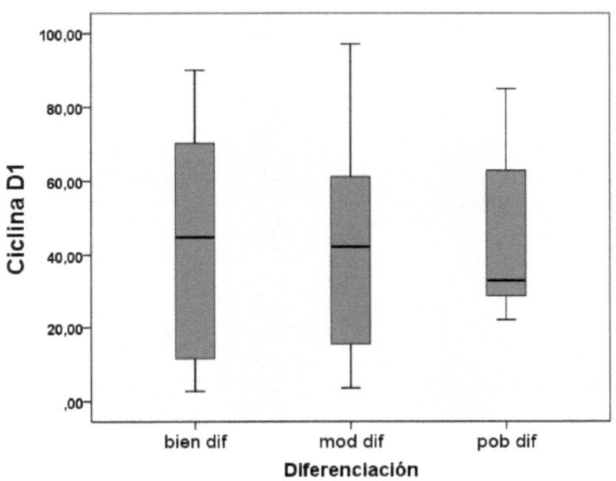

Gráfico 58: Expresión de Ciclina D1 por diferenciación histológica tumoral

En el análisis semicuantitativo, observamos una distribución idéntica en los pacientes con los distintos grados de diferenciación celular del tumor en la frecuencia de tumores con sub-expresión de Ciclina D1 (60,0% para los tumores bien diferenciados, 66,7% en los tumores moderadamente diferenciados y del 60,0% en los tumores pobremente diferenciados), estas diferencias no fueron estadísticamente significativas (p= 0,913).

DIFERENCIACIÓN HISTOLÓGICS			bien diferenciado	moderadamente diferenciado	pobremente diferenciado	Total
Ciclina D1	Expresión negativa	Recuento	9	12	3	24
		% en Ciclina D1	37,5%	50,0%	12,5%	100,0%
		% en diferenciación	60,0%	66,7%	60,0%	63,2%
		% del total	23,7%	31,6%	7,9%	63,2%
	Expresión positiva	Recuento	6	6	2	14
		% en Ciclina D1	42,9%	42,9%	14,3%	100,0%
		% en diferenciación	40,0%	33,3%	40,0%	36,8%
		% del total	15,8%	15,8%	5,3%	36,8%
Total		Recuento	15	18	5	38
		% en Ciclina D1	39,5%	47,4%	13,2%	100,0%
		% en diferenciación	100,0%	100,0%	100,0%	100,0%
		% del total	39,5%	47,4%	13,2%	100,0%

Tabla 56: Distribución por análisis semicuantitativo de Ciclina D1 y diferenciación histológica tumoral

4.4.5.3.10! Displasia en el margen del tumor

En relación con la displasia en el margen adyacente, no observamos diferencias estadísticamente significativas: registramos una media de expresión de Ciclina D1 de 43,47 (SD=30,76) en los tumores que no presentan displasia en el margen adyacente; en los tumores con displasia en el margen, observamos una expresión de 42,79 (SD=33,44) y en los tumores con carcinoma *in situ* en el margen, observamos una expresión de 48,61 (SD=6,24) (p=0,881).

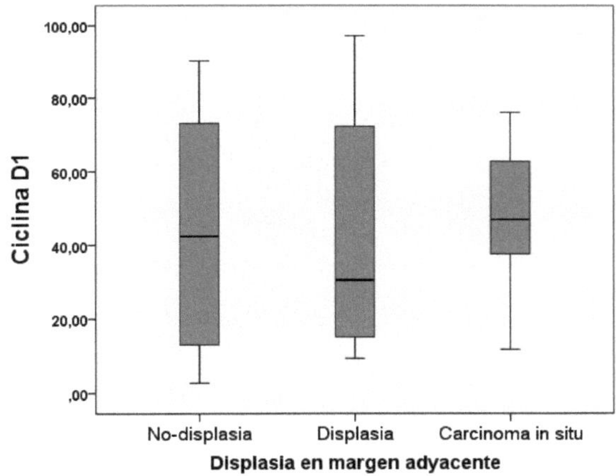

Gráfico 59: Expresión Ciclina D1 según displasia en margen adyacente

En el análisis semicuantitativo, observamos una distribución idéntica de tumores con sub-expresión de *p21Cip1* en los tumores con presencia de carcinoma *in situ* en el margen (60,0%), en los tumores que no presentaban displasia (65,0%) y en los tumores en que solamente presentaban displasia (62,5%); estas diferencias no fueron estadísticamente significativas (p=0,964).

DISPLASIA MARGEN ADYACENTE			No-displasia	Displasia	Carcinoma *in situ*	Total
Ciclina D1	Expresión negativa	Recuento	13	5	6	24
		% en Ciclina D1	54,2%	20,8%	25,0%	100,0%
		% en displasia en margen adyacente	65,0%	62,5%	60,0%	63,2%
		% del total	34,2%	13,2%	15,8%	63,2%
	Expresión positiva	Recuento	7	3	4	14
		% en Ciclina D1	50,0%	21,4%	28,6%	100,0%
		% en displasia en margen adyacente	35,0%	37,5%	40,0%	36,8%
		% del total	18,4%	7,9%	10,5%	36,8%
Total		Recuento	20	8	10	38
		% en Ciclina D1	52,6%	21,1%	26,3%	100,0%
		% en displasia en margen adyacente	100,0%	100,0%	100,0%	100,0%
		% del total	52,6%	21,1%	26,3%	100,0%

Tabla 57: Distribución por análisis semicuantitativo de Ciclina D1 y displasia en margen adyacente tumoral

4.4.5.3.11! Recidiva tumoral

En cuanto a la presencia de recidiva, no se observaron diferencias estadísticamente significativas en los valores de expresión de Ciclina D1: se registró una expresión media de 50,42 (SD=34,42) de *p27Kip1* en los pacientes con tumores recidivantes y una expresión media de 41,70 en los pacientes con tumores que no recidivaron (SD=24,71) (p=0,374).

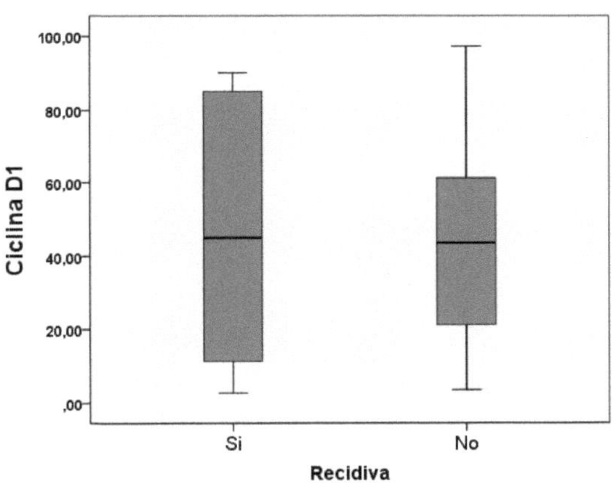

Gráfico 60: Expresión de Ciclina D1 según recidiva tumoral

En el análisis semicuantitativo, observamos mayor frecuencia de tumores con sub-expresión de Ciclina D1 en los tumores que no recidivaron (68,0%) que en los tumores en que se observó recidiva (53,8%), aunque estas diferencias no fueron estadísticamente significativas (p=0,391).

RECIDIVA TUMORAL		SI	NO	Total
Ciclina D1	Expresión negativa			
	Recuento	7	17	24
	% en Ciclina D1	29,2%	70,8%	100,0%
	% en recidiva	53,8%	68,0%	63,2%
	% del total	18,4%	44,7%	63,2%
	Expresión positiva			
	Recuento	6	8	14
	% en Ciclina D1	42,9%	57,1%	100,0%
	% en recidiva	46,2%	32,0%	36,8%
	% del total	15,8%	21,1%	36,8%
Total	Recuento	13	25	38
	% en Ciclina D1	34,2%	65,8%	100,0%
	% en recidiva	100,0%	100,0%	100,0%
	% del total	34,2%	65,8%	100,0%

Tabla 58: Distribución por análisis semicuantitativo de Ciclina D1 y recidiva tumoral

4.4.5.4 Análisis de supervivencia

En el análisis de supervivencia, observamos que los tumores con expresión positiva de Ciclina D1, tienen peor pronóstico que los tumores con expresión negativa, aunque estas diferencias no fueron estadísticamente significativas (*Log Rank* p=0,113).

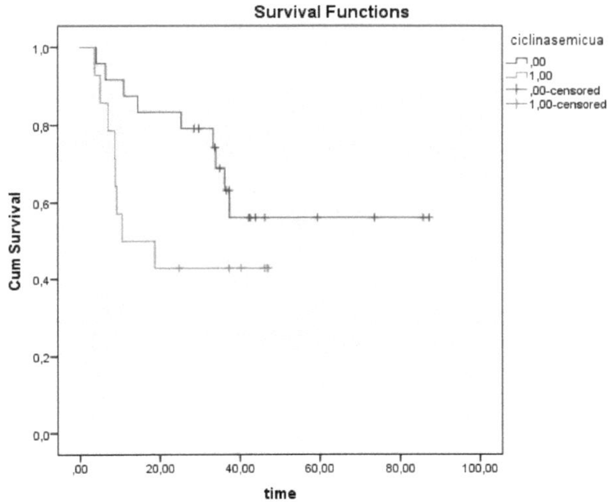

Gráfico 61: Análisis de supervivencia según tipo de expresión Ciclina D1.

4.4.6! Co-expresión *p16INK4a* y *p21Cip1*

4.4.6.1! Caracterización de la co-expresión

La relación entre la expresión de *p16INK4a* y la expresión de *p21Cip1* no se ha correlacionado estadísticamente (p=0,170), pero hay una tendencia a que los tumores con una expresión positiva de *p16INK4a* presenten expresión negativa de *p21Cip1* (78,9%).

p21Cip1		Expresión negativa	Expresión positiva	Total
P16INK4A	Expresión negativa			
		Recuento	25	15	40
		% en *p16INK4a*	62,5%	37,5%	100,0%
		% en *p21Cip1*	61,0%	78,9%	66,7%
		% del total	41,7%	25,0%	66,7%

<table>
<tr><td rowspan="2" colspan="2" align="center">p21Cip1</td><td align="center">Expresión
negativa</td><td align="center">Expresión
positiva</td><td align="center">Total</td></tr>
<tr><td></td><td></td><td></td></tr>
<tr><td rowspan="8">P16INK4A</td><td rowspan="4">Expresión
negativa</td><td>Recuento</td><td>25</td><td>15</td><td>40</td></tr>
<tr><td>% en p16INK4a</td><td>62,5%</td><td>37,5%</td><td>100,0%</td></tr>
<tr><td>% en p21Cip1</td><td>61,0%</td><td>78,9%</td><td>66,7%</td></tr>
<tr><td>% del total</td><td>41,7%</td><td>25,0%</td><td>66,7%</td></tr>
<tr><td rowspan="4">Expresión
positiva</td><td>Recuento</td><td>16</td><td>4</td><td>20</td></tr>
<tr><td>% en p16INK4a</td><td>80,0%</td><td>20,0%</td><td>100,0%</td></tr>
<tr><td>% en p21Cip1</td><td>39,0%</td><td>21,1%</td><td>33,3%</td></tr>
<tr><td>% del total</td><td>26,7%</td><td>6,7%</td><td>33,3%</td></tr>
<tr><td colspan="2" align="center">Total</td><td>Recuento</td><td>41</td><td>19</td><td>60</td></tr>
<tr><td colspan="2"></td><td>% en p16INK4a</td><td>68,3%</td><td>31,7%</td><td>100,0%</td></tr>
<tr><td colspan="2"></td><td>% en p21Cip1</td><td>100,0%</td><td>100,0%</td><td>100,0%</td></tr>
<tr><td colspan="2"></td><td>% del total</td><td>68,3%</td><td>31,7%</td><td>100,0%</td></tr>
</table>

Tabla 59: Distribución por correlación de expresión p16INK4a y p21Cip1

4.4.6.2! Comparación con los factores clínico-patológicos

Cuando comparamos la co-expresión de *p16INK4a* y de *p21Cip1* con los factores clínico-patológicos, no encontramos ninguna diferencia estadísticamente significativa.

VARIABLES	N	*P16INK4A* - /P21CIP1 -	*P16INK4A* - /P21CIP1 +	*P16INK4A* + /P21CIP1 -	*P16INK4A* + /p21Cip1 +	P

VARIABLES		N	P16INK4A-/P21CIP1-	P16INK4A-/P21CIP1+	P16INK4A+/P21CIP1-	P16INK4A+/p21Cip1+	P
Total		60	25 (41,7%)	15 (25%)	16 (26,7%)	4 (6,7%)	0,170
Sexo	Mujer	31 (51,7%)	14 (45,2%)	9 (29%)	7 (22,6%)	1 (3,2%)	0,543
	Varón	29 (48,3%)	11 (37,9%)	6 (20,7%)	9 (31,0%)	3 (10,3%)	
Edad	>55	12 20%)	2 (16,7%)	5 (41,7%)	5 (41,7%)	0 (0%)	0,103
	<55	48 (80%)	23 (41,7%)	15 (25%)	16 (26,7%)	4 (6,7%)	
Consumo alcohol	No bebedor	14 (38,9%)	10 (38,5%)	5 (19,2%)	8 (30,8%)	3 (11,5%)	0,712
	Bebedor	17 (42,7%)	8 (38,1%)	7 (33,3%)	5 (23,8%)	1 (4,8%)	
	Ex-bebedor	5 (13,9%)	7 (53,8%)	3 (23,1%)	3 (23,1%)	0 (0%)	
Consumo tabaco	No fumador	26 (43,3%)	10 (38,5%)	5 (19,2%)	8 (30,8%)	3 (11,5%)	0,763
	Fumador	11 (18,3%)	5 (45,5%)	4 (36,4%)	2 (18,2%)	0 (0%)	
	Ex-fumador	23 (38,3%)	10 (43,5%)	6 (26,1%)	6 (26,1%)	1 (4,3%)	
Localización	Mucosa	5 (8,3%)	0 (0%)	4 (80%)	1 (20%)	0 (0%)	0,195

VARIABLES		N	P16INK4A - /P21CIP1 -	P16INK4A - /P21CIP1 +	P16INK4A + /P21CIP1 -	P16INK4A + /p21Cip1 +	P
	Reborde	16 (26,7%)	7 (43,8%)	3 (18,8%)	5 (31,3%)	1 (6,3%)	
	Trígono	6 (10%)	3 (50%)	1 (16,7%)	2 (33,3%)	0 (0%)	
	Lengua	19 (31,7%)	8 (42,1%)	4 (21,1%)	6 (31,6%)	1 (5,3%)	
	Suelo boca	7 (11,7%)	3 (42,9%)	3 (42,9%)	1 (14,3%)	0 (0%)	
	Paladar	7 (11,7%)	4 (57,1%)	0 (0%)	1 (14,3%)	2 (28,6%)	
Estadio clínico	I	16 (26,7%)	7 (43,8%)	3 (18,8%)	5 (31,3%)	1 (6,3%)	
	II	12 (20%)	5 (41,7%)	3 (25%)	3 (25%)	1 (8,3%)	0,997
	III	6 (10%)	3 (50%)	2 (33,3%)	1 (16,7%)	0 (0%)	
	IV	26 (43,3%)	10 (38,5%)	7 (26,9%)	7 (26,9%)	2 (7,7%)	
Estadio (grupos)	Iniciales	28 (46,7%)	12 (42,9%)	6 (21,4%)	8 (28,5%)	2 (7,1%)	0,945
	Avanzados	32 (53,3%)	13 (40,6%)	9 (28,1%)	8 (25%)	2 (6,3%)	
Tamaño tumoral	T1	16 (26,7%)	6 (37,5%)	3 (18,8%)	5 (31,3%)	2 (12,5%)	0,448
	T2	21 (35,0%)	10 (47,6%)	6 (28,6%)	4 (19,0%)	1 (4,8%)	

VARIABLES		N	P16INK4A- /P21CIP1 -	P16INK4A- /P21CIP1 +	P16INK4A+ /P21CIP1 -	P16INK4A+ /p21Cip1 +	P
	T3	2 (3,3%)	0 (0%)	2 (100%)	0 (0%)	0 (0%)	
	T4	21 (35,0%)	9 (42,7%)	4 (19,0%)	7 (33%)	1 (4,8%)	
Metástasis ganglionares	N0	49 (81,7%)	18 (36,7%)	14 (28,6%)	13 (26,5%)	4 (8,2%)	
	N1	6 (10%)	3 (50%)	1 (16,7%)	2 (33,3%)	0 (0%)	0,557
	N2	5 (8,3%)	4 (80%)	0 (0%)	1 (20%)	0 (0%)	
Diferenciación	Alta	26 (43,3%)	10 (38,5%)	8 (30,8%)	7 (26,9%)	1 (3,8%)	
	Moderada	28 (46,7%)	14 (50%)	6 (21,4%)	6 (21,4%)	2 (7,1%)	0,567
	Pobre	6 (10%)	1 (16,7%)	1 (16,7%)	3 (50%)	1 (16,7%)	
Displasia margen	No	34 (56,7%)	11 (32,4%)	9 (26,5%)	11 (32,4%)	3 (8,8%)	
	Si	12 (20,0%)	5 (41,7%)	4 (33,3%)	3 (25%)	0 (%)	0,457
	Carcinoma *in situ*	14 (23,3%)	9 (64,3%)	2 (14,3%)	2 (14,3%)	1 (7,1%)	
Recidiva	Si	26 (43,3%)	9 (34,6%)	5 (19,2%)	9 (34,6%)	3 (11,5%)	0,275
	No	34 (56,7%)	16 (47,1%)	10 (29,4%)	7 (20,6%)	1 (2,9%)	

Tabla 60: Distribución por correlación de expresión p16INK4a y p21Cip1 con factores clínico-patológicos

4.4.6.3! Análisis de supervivencia

En el análisis de supervivencia no observamos diferencias en el pronóstico de los distintos tipos de tumores (*Log Rank* p=0,639).

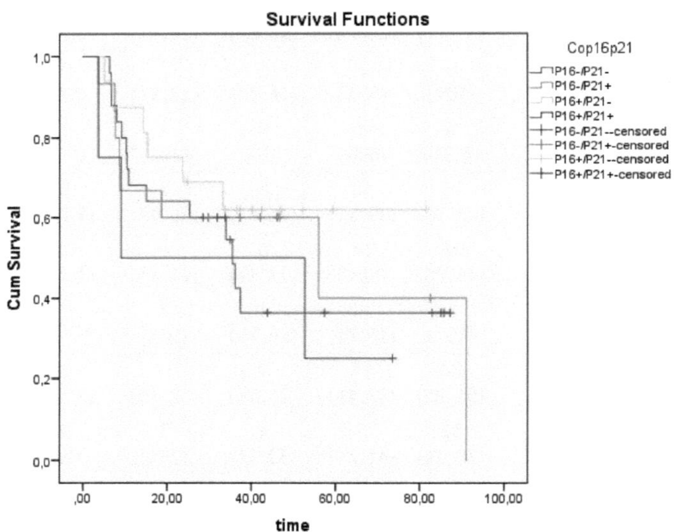

Gráfico 62: Análisis de supervivencia por tipo de co-expresión entre p16INK4a y p21Cip1

4.4.7! Co-expresión de *p16INK4a* y *p27Kip1*

4.4.7.1! Caracterización de la co-expresión

En la relación de la expresión de *p16INK4a* con la expresión de *p27Kip1* encontramos una relación estadísticamente significativa (*Chi-cuadrado de Pearson* con p=0,039 confirmado con *Razón de verosimilitudes* con p=0,027) que nos indica que los tumores con expresión positiva de *p16INK4a* tienen gran probabilidad de tener expresión negativa de *p27Kip1* (93,3%).

p27Kip1		Expresión negativa	Expresión negativa	Total
P16INK4A — Expresión negativa	Recuento	8	1	9
	% en *p27Kip1*	88,9%	11,1%	100,0%
	% en *p16INK4a*	36,4%	6,7%	24,3%
	% del total	21,6%	2,7%	24,3%
Expresión positiva	Recuento	14	14	28
	% en *p27Kip1*	50,0%	50,0%	100,0%
	% en *p16INK4a*	63,6%	93,3%	75,7%
	% del total	37,8%	37,8%	75,7%
Total	Recuento	22	15	37
	% en *p27Kip1*	59,5%	40,5%	100,0%
	% en *p16INK4a*	100,0%	100,0%	100,0%
	% del total	59,5%	40,5%	100,0%

Tabla 61: Distribución por correlación de expresión p16INK4a y p27Kip1

4.4.7.2! Comparación con factores clínico-patológicos

Cuando comparamos la co-expresión de *p16INK4a* y de *p27Kip1* con los factores clínico-patológicos no encontramos ninguna diferencia estadísticamente significativa.

VARIABLES		N	*P16INK4A-/P27KIP1-*	*P16INK4A-/P27KIP1+*	*P16INK4A+/P27KIP1-*	*P16INK4A+/p27Kip1+*	P
Total		36	8 (22,2%)	14 (38,9%)	1 (2,8%)	13 (36,1%)	0,039
Sexo	Mujer	22 (61,1%)	5 (22,7%)	11 (50%)	1 (4,5%)	5 (22,7%)	0,155
	Varón	14 (38,9%)	3 (21,4%)	3 (21,4%)	0 (0%)	8 (57,1%)	
Edad	>55	9 (25%)	1 (11,1%)	5 (55,6%)	0 (0%)	3 (33,3%)	0,597
	<55	27 (75%)	7 (25,9%)	3 (33,3%)	1 (3,7%)	10 (37%)	
Consumo alcohol	No bebedor	14 (38,9%)	3 (21,4%)	3 (21,4%)	0 (0%)	8 (57,1%)	0,342
	Bebedor	17 (42,7%)	3 (17,6%)	9 (52,9%)	1 (5,9%)	4 (23,5%)	
	Ex-bebedor	5 (13,9%)	2 (40%)	2 (40%)	0 (0%)	1 (20%)	
Consumo tabaco	No fumador	14 (38,9%)	3 (21,4%)	3 (21,4%)	0 (0%)	8 (57,1%)	0,314

VARIABLES		N	P16INK4A- /P27KIP1-	P16INK4A- /P27KIP1+	P16INK4A+ /P27KIP1-	P16INK4A+ /p27Kip1+	P
	Fumador	8 (22,2%)	2 (25%)	5 (62,5%)	0 (0%)	1 (12,5%)	
	Ex-fumador	14 (38,9%)	3 (21,4%)	6 (42,9%)	1 (7,1%)	4 (28,6%)	
Localización	Mucosa	3 (8,3%)	1 (33,3%)	2 (66,7%)	0 (0%)	0 (0%)	0,436
	Reborde	6 (16,7%)	1 (16,7%)	2 (33,3%)	0 (0%)	3 (50%)	
	Trígono	4 (11,1%)	0 (0%)	3 (75%)	0 (0%)	1 (25%)	
	Lengua	14 (38,9%)	3 (21,4%)	4 (28,6%)	1 (7,1%)	6 (42,9%)	
	Suelo de boca	4 (11,1%)	3 (75%)	0 (0%)	0 (0%)	1 (25%)	
	Paladar	5 (13,9%)	0 (0%)	3 (60%)	0 (0%)	2 (40%)	
Estadio clínico	I	10 (27,8%)	1 (10%)	5 (50%)	0 (0%)	4 (40%)	0,557
	II	8 (22,2%)	3 (37,5%)	2 (25,0%)	1 (12,5%)	2 (25,0%)	
	III	1 (2,8%)	0 (0%)	1 (100%)	0 (0%)	0 (0%)	
	IV	17 (47,2%)	4 (23,5%)	6 (35,3%)	0 (0%)	7 (41,2)	
Estadio (grupos)	Iniciales	18 (50%)	4 (22,2%)	7 (38,9%)	1 (5,6%)	6 (33,3%)	0,783
	Avanzados	18 (50%)	4 (22,2%)	7 (38,9%)	0 (0%)	7 (38,9%)	
Tamaño tumoral	T1	10 (27,8%)	0 (0%)	5 (50%)	0 (0%)	5 (50%)	0,312
	T2	11	4	3	1	3	

VARIABLES		N	P16INK4A-/P27KIP1-	P16INK4A-/P27KIP1+	P16INK4A+/P27KIP1-	P16INK4A+/p27Kip1+	P
			(30,6%)	(36,4%)	(27,3%)	(9,1%)	(27,3%)	
	T3	1 (2,8%)	1 (100%)	0 (0%)	0 (0%)	0 (0%)	
	T4	14 (38,9%)	3 (21,4%)	6 (42,9%)	0 (0%)	5 (35,7%)	
Metástasis ganglionares	N0	34 (94,4%)	8 (23,5%)	12 (35,3%)	1 (2,9%)	13 (38,2%)	0,344
	N1	2 (5,6%)	0 (0%)	2 (100%)	0 (0%)	0 (0%)	
	N2	0 (0%)	0 (0%)	0 (0%)	0 (0%)	0 (0%)	
Diferenciación	Alta	13 (36,1%)	4 (30,8%)	6 (46,2%)	0 (0%)	3 (23,1%)	
	Moderado	18 (50%)	4 (22,2%)	7 (38,9%)	1 (5,6%)	6 (33,3%)	0,371
	Pobre	5 (13,9%)	0 (0%)	1 (20%)	0 (0%)	4 (80%)	
Displasia en margen	No	19 (52,9%)	4 (21,1%)	6 (31,6%)	1 (5,3%)	8 (42,1%)	
	Si	8 (22,2%)	3 (37,5%)	3 (37,5%)	0 (0%)	2 (25%)	0,726
	Carcinoma *in situ*	9 (25%)	1 (11,1%)	5 (55,6%)	0 (0%)	3 (33,3%)	
Recidiva	Si	12 (33,3%)	2 (16,7%)	3 (25%)	1 (8,3%)	6 (50%)	0,250
	No	24 (66,7%)	6 (25%)	11 (45,8%)	0 (0%)	7 (29,2%)	

Tabla 62: Distribución por correlación de expresión p16INK4a y p27Kip1 con factores clínico-patológicos

4.4.7.3! Análisis de supervivencia

En el análisis de supervivencia no observamos diferencias en el pronóstico de los distintos tipos de tumores (*Log Rank* p=0,777).

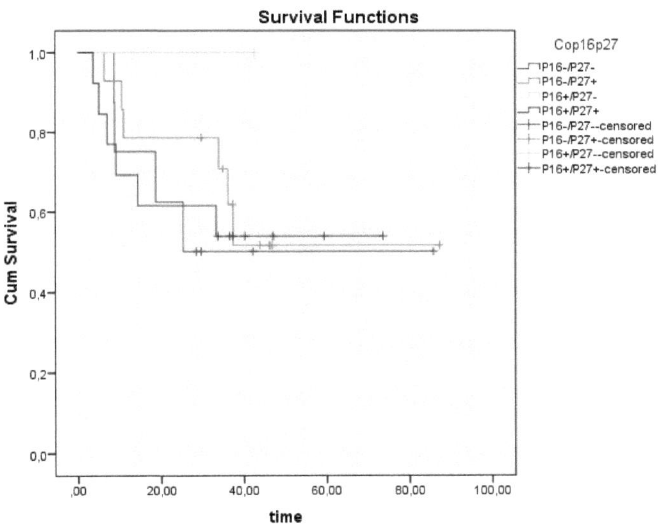

Gráfico 63: Análisis de supervivencia por tipo de co-expresión entre p16INK4a y p27Kip1

4.4.8 Co-expresión de *p16INK4a* y Ciclina D1

4.4.8.1 Caracterización de la co-expresión

La relación entre la expresión de *p16INK4a* y la expresión de *p21Cip1* no se ha correlacionado estadísticamente (p=0,361). Se registró una distribución muy similar entre la expresión de estos genes.

Ciclina D1			Expresión negativa	Expresión negativa	Total
P16INK4A	Expresión negativa	Recuento	15	7	22
		% en p16INK4a	68,2%	31,8%	100,0%
		% en Ciclina D1	65,2%	50,0%	59,5%
		% del total	40,5%	18,9%	59,5%
	Expresión positiva	Recuento	8	7	15
		% en p16INK4a	53,3%	46,7%	100,0%
		% en Ciclina D1	34,8%	50,0%	40,5%
		% del total	21,6%	18,9%	40,5%
Total		Recuento	23	14	37
		% en p16INK4a	62,2%	37,8%	100,0%
		% en Ciclina D1	100,0%	100,0%	100,0%
		% del total	62,2%	37,8%	100,0%

Tabla 63: Distribución por correlación de expresión p16INK4a y Ciclina D1

4.4.8.2 Comparación con los factores clínico-patológicos

En la comparación con los factores clínico-patológicos, observamos que en los tumores con expresión positiva de *p16INK4a*, la expresión de la Ciclina D1 suele ser negativa en estadios iniciales y positiva en estadios avanzados (*Chi-cuadrado de Pearson* con p=0,029 confirmado con *Razón de verosimilitudes* con p=0,020). Se registró también que la mayoría de los tumores con expresión de *p16INK4a* positiva y expresión de *p21Cip1* positiva se encuentra en estadio IV, aunque esta observación no fue estadísticamente significativa.

VARIABLES		n	P16INK4A/ CiclinaD1-	P16INK4A-/ CiclinaD1+	P16INK4A+/ CiclinaD1-	P16INK4A+/ CiclinaD1+	P
Total		36	15 (41,7%)	7 (19,4%)	7 (19,4%)	7 (19,4%)	0,361
Sexo	Mujer	22 (61,1%)	11 (50%)	5 (22,7%)	3 (13,6%)	3 (13,6%)	0,359
	Varón	14 (38,9%)	4 (28,6%)	2 (14,3%)	4 (28,6%)	4 (28,6%)	
Edad	>55	9 (25%)	4 (44,4%)	2 (22,2%)	2 (22,2%)	1 (11,1%)	0,909
	<55	27 (75%)	11 (40,7%)	5 (18,5%)	5 (18,5%)	6 (22,2%)	
Consumo alcohol	No bebedor	14 (38,9%)	4 (28,6%)	2 (14,3%)	3 (21,4%)	5 (35,7%)	0,412
	Bebedor	17 (47,2%)	8 (47,1%)	4 (23,5%)	4 (23,5%)		
	Ex-bebedor	5 (13,9%)					
Consumo tabaco	No fumador	14 (38,9%)	4 (28,6%)	2 (14,3%)	4 (28,6%)	4 (28,6%)	0,137
	Fumador	8 (22,2%)	3 (37,5%)	4 (50%)	0 (0%)	1 (12,5%)	
	Ex-fumador	14 (38,9%)	8 (57,1%)	1 (7,1%)	3 (21,4%)	2 (14,3%)	
Localización	Mucosa	3 (8,3%)	1 (33,3%)	2 (66,7%)	0 (0%)	0 (0%)	0,120
	Reborde	6 (16,7%)	2 (33,3%)	1 (16,7%)	0 (0%)	3 (50%)	
	Trígono	4 (11,1%)	2 (50%)	1 (25%)	1 (25%)	0 (0%)	
	Lengua	14 (38,9%)	4 (28,6%)	3 (21,4%)	6 (42,9%)	1 (7,1%)	
	Suelo de boca	4 (11,1%)	3 (75%)	0 (0%)	0 (0%)	1 (25%)	

VARIABLES		n	*P16INK4A/* CiclinaD1-	*P16INK4A-/* CiclinaD1+	*P16INK4A+/* CiclinaD1-	*P16INK4A+/* CiclinaD1+	P
	Paladar	5 (13,9%)	3 (60%)	0 (0%)	0 (0%)	2 (40%)	
Estadio clínico	I	10 (27,8%)	5 (50%)	1 (10%)	3 (30%)	1 (10%)	0,156
	II	8 (22,2%)	4 (50%)	1 (12,5%)	3 (37,5%)	0 (0%)	
	III	1 (2,8%)	0 (0%)	1 (100%)	0 (0%)	0 (0%)	
	IV	17 (47,2%)	6 (35,3%)	4 (23,5%)	1 (5,9%)	6 (35,3%)	
Estadio (grupos)	Iniciales	18 (50%)	9 (50%)	2 (11,1%)	6 (33,3%)	1 (5,6%)	0,029
	Avanzados	18 (50%)	6 (33,3%)	5 (27,8%)	1 (5,6%)	6 (33,3%)	
Tamaño tumoral	T1	10 (27,8%)	4 (40%)	1 (10%)	3 (30%)	2 (20%)	0,544
	T2	11 (30,6%)	5 (45,5%)	2 (18,2%)	3 (27,3%)	1 (9,1%)	
	T3	1 (2,8%)	0 (0%)	1 (100%)	0 (0%)	0 (0%)	
	T4	14 (38,9%)	6 (42,9%)	6 (21,4%)	1 (7,1%)	4 (28,6%)	
Metástasis ganglionares	N0	34 (94,4%)	14 (41,2%)	6 (17,6%)	7 (20,6%)	7 (20,6%)	0,599
	N1	2 (5,6%)	1 (50%)	1 (50%)	0 (0%)	0 (0%)	
	N2	0 (0%)	0 (0%)	0 (0%)	0 (0%)	0 (0%)	
Diferenciación	Alta	15 (39,5%)	6 (46,2%)	4 (30,8%)	2 (15,4%)	1 (7,7%)	0,433
	Moderada	18 (47,4%)	8 (44,4%)	3 (16,7%)	3 (16,7%)	4 (22,2%)	

VARIABLES		n	*P16INK4A/ CiclinaD1-*	*P16INK4A-/ CiclinaD1+*	*P16INK4A +/ CiclinaD1-*	*P16INK4A +/ CiclinaD1+*	P
	Pobre	5 (13,2%)	1 (20%)	0 (0%)	2 (40%)	2 (40%)	
Displasia margen	No	19 (52,8%)	7 (36,8%)	3 (15,8%)	6 (31,6%)	3 (15,8%)	
	Sí	8 (22,2%)	3 (37,5%)	3 (37,5%)	1 (12,5%)	1 (12,5%)	0,325
	Carcinoma *in situ*	9 (25,0%)	5 (55,6%)	1 (11,1%)	0 (0%)	3 (33,3%)	
Recidiva	Sí	12 (33,3%)	3 (25%)	2 (16,7%)	4 (33,3%)	3 (25%)	0,342
	No	24 (66,7%)	12 (50%)	5 (20,8%)	3 (12,5%)	4 (16,7%)	

Tabla 64: Distribución por correlación de expresión p16INK4a y Ciclina D1 con factores clínico-patológicos

4.4.8.3! Análisis de supervivencia

En el análisis de supervivencia no observamos diferencias significativas (*Log Rank*=0,079), pero hay una tendencia a que los tumores con expresión positiva de ambas proteínas tengan peor pronóstico, mientras que los tumores con expresión negativa de *p16INK4a* y positiva de Ciclina D1 tienen mejor pronóstico.

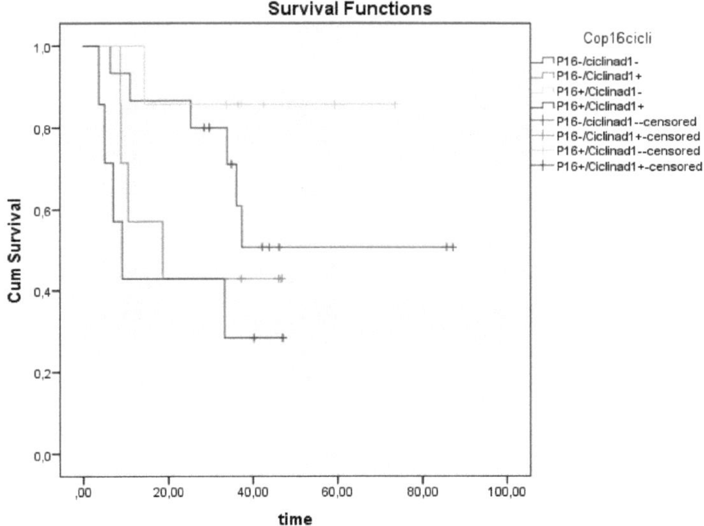

Gráfico 64: Análisis de supervivencia por tipo de co-expresión entre p16INK4a y Ciclina D1

4.4.9 Co-expresión de *p21Cip1* y *p27Kip1*

4.4.9.1 Caracterización de la co-expresión

La relación entre la expresión de *p16INK4a* y la expresión de *p21Cip1* no se ha correlacionado estadísticamente (p=0,342). Se observa una distribución de los pacientes muy similar entre la expresión de estos genes (Tabla 65).

p21Cip1		Expresión +negativa	Expresión negativa	Total
P27KIP 1	Expresión negativa — Recuento	5	4	9
	Expresión negativa — % en *p27Kip1*	55,6%	44,4%	100,0%
	Expresión negativa — % en *p21Cip1*	19,2%	33,3%	23,7%
	Expresión negativa — % del total	13,2%	10,5%	23,7%
	Expresión positiva — Recuento	21	8	29
	Expresión positiva — % en *p27Kip1*	72,4%	27,6%	100,0%
	Expresión positiva — % en *p21Cip1*	80,8%	66,7%	76,3%
	Expresión positiva — % del total	55,3%	21,1%	76,3%
Total	Recuento	26	12	38
	% en *p27Kip1*	68,4%	31,6%	100,0%
	% en *p21Cip1*	100,0%	100,0%	100,0%
	% del total	68,4%	31,6%	100,0%

Tabla 65: Distribución por correlación de expresión de p21Cip1 y p27Kip1

4.4.9.2! Comparación con factores clínico-patológicos

Cuando comparamos la correlación de la expresión de *p27Kip1* y *p21Cip1*, encontramos diferencias en el tamaño tumoral (*Chi-cuadrado de Pearson* p=0,011 confirmado con *Razón de verosimilitudes* p=0,023): la mayoría de los tumores con expresión positiva de ambas proteínas y con expresión negativa de ambas proteínas presentan un tamaño tumoral T1 o T2.

VARIABLES		n	P21CIP1-/P27KIP1-	P21CIP1-/P27KIP1+	P21CIP1+/P27KIP1-	P21CIP1+/P27KIP1+	P
Total		38	5 (13,2%)	21 (55,3%)	4 (10,5%)	8 (21,1%)	0,342
Sexo	Mujer	23 (60,5%)	4 (17,4%)	11 (47,8%)	2 (8,7%)	6 (26,1%)	0,520
	Varón	15 (39,5%)	1 (6,7%)	10 (66,7%)	2 (13,3%)	2 (13,3%)	
Edad	>55	9 (23,7%)	0 (0%)	5 (55,6%)	1 (11,1%)	3 (33,3%)	0,494
	<55	29 (76,3%)	5 (17,2%)	16 (55,2%)	3 (10,3%)	5 (17,2%)	
Consumo alcohol	No bebedor	16 (42,1%)	1 (6,3%)	11 (68,8%)	2 (12,5%)	2 (12,5%)	0,421
	Bebedor	17 (44,7%)	2 (11,8%)	8 (47,1%)	2 (11,8%)	5 (29,4%)	
	Ex-bebedor	5 (13,2%)	2 (40%)	2 (40%)	0 (0%)	1 (20%)	
Consumo tabaco	No fumador	15 (39,5%)	1 (6,7%)	9 (60%)	2 (13,3%)	3 (20%)	0,313
	Fumador	8 (21,1%)	0 (0%)	4 (50%)	2 (25,0%)	2 (25,0%)	
	Ex-fumador	15 (39,5%)	4 (26,7%)	8 (53,3%)	0 (0%)	3 (20%)	
Localización	Mucosa	4 (10,5%)	0 (0%)	1 (25%)	1 (25%)	2 (50%)	0,360
	Reborde	6 (15,8%)	1 (16,7%)	5 (83,3%)	0 (0%)	0 (0%)	
	Trígono	4 (10,5%)	0 (0%)	3 (75%)	0 (0%)	1 (25%)	
	Lengua	14 (36,8%)	2 (14,3%)	7 (50%)	2 (14,3%)	3 (21,4%)	

	Suelo de boca	4 (10,5%)	2 (50%)	1 (25%)	1 (25%)	0 (0%)	
	Paladar	6 (15,8%)	0 (0%)	4 (66,7%)	0 (0%)	2 (33,3%)	
	I	12 (31,6%)	1 (8,3%)	8 (66,7%)	0 (0%)	3 (25%)	
Estadio clínico	II	8 (21,1%)	3 (37,5%)	3 (37,5%)	1 (12,5%)	1 (12,5%)	0,237
	III	1 (2,6%)	0 (0%)	0 (0%)	0 (0%)	1 (100%)	
	IV	17 (44,7%)	1 (5,9%)	10 (58,8%)	3 (17,6%)	3 (17,6%)	
Estadio (grupos)	Iniciales	20 (52,6%)	4 (20%)	11 (55%)	1 (5%)	4 (20%)	0,432
	Avanzados	18 (47,4%)	1 (5,6%)	10 (55,6%)	3 (16,7%)	4 (22,2%)	
	T1	12 (31,6%)	0 (0%)	8 (66,7%)	0 (0%)	4 (33,3%)	
Tamaño tumoral	T2	11 (28,9%)	4 (36,4%)	3 (27,3%)	1 (9,1%)	3 (27,3%)	0,011
	T3	1 (2,6%)	0 (0%)	0 (0%)	1 (100%)	0 (0%)	
	T4	14 (36,8%)	1 (7,1%)	10 (71,4%)	2 (14,3%)	1 (7,1%)	
	N0	36 (94,7%)	5 (13,9%)	20 (55,6%)	4 (11,1%)	7 (19,4%)	
Metástasis ganglionares	N1	2 (5,3%)	0 (0%)	1 (50%)	0 (0%)	1 (50%)	0,717
	N2	0 (0%)	0 (0%)	0 (0%)	0 (0%)	0 (0%)	
Diferenciación	Alta	15 (39,5%)	2 (13,3%)	8 (53,3%)	2 (13,3%)	3 (20%)	0,906
	Moderada	18 (47,4%)	3 (16,7%)	9 (50%)	2 (11,1%)	4 (22,2%)	

	Pobre	5 (13,2%)	0 (0%)	4 (80%)	0 (0%)	1 (20%)	
	No	20 (52,6%)	3 (15%)	10 (50%)	2 (10%)	5 (25%)	
Displasia margen	Sí	8 (21,1%)	1 (12,5%)	4 (50%)	2 (25%)	1 (12,5%)	0,711
	Carcinoma *in situ*	10 (26,3%)	1 (10%)	7 (70%)	0 (0%)	2 (20%)	
Recidiva	Sí	13 (34,2%)	2 (15,4%)	6 (46,2%)	1 (7,7%)	4 (30,8%)	0,704
	No	25 (65,8%)	3 (12%)	15 (60%)	3 (12%)	4 (16%)	

Tabla 66: Distribución por correlación de expresión p21Cip1 y p27Kip1 con factores clínico-patológicos

4.4.9.3! Análisis de supervivencia

En el análisis de supervivencia no observamos diferencias estadísticamente significativas (*Log Rank*= 0,265).

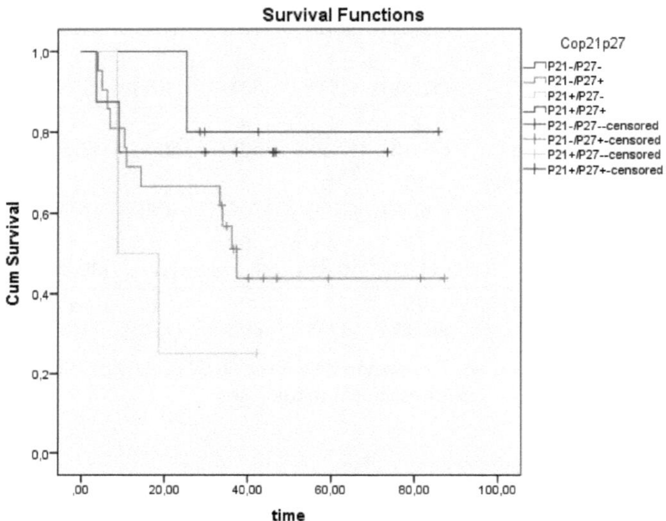

Gráfico 65: Análisis de supervivencia por tipo de co-expresión entre p21Cip1 y p27Kip1

4.4.10! Co-expresión de *p21Cip1* y Ciclina D1

4.4.10.1! Caracterización de la co-expresión

Se observa una correlación entre la expresión de Ciclina D1 y de *P21CIP1*: cuando la expresión de Ciclina D1 es positiva, la expresión de *p21Cip1* también es positiva y,

312

cuando la expresión de Ciclina D1 es negativa, la expresión de *p21Cip1* también es negativa (*Chi-cuadrado de Pearson* p=0,010 confirmado con *Razón de verosimilitudes* p=0,010).

	p21Cip1		Expresión negativa	Expresión negativa	Total
Ciclina D1	Expresión negativa	Recuento	20	4	24
		% en Ciclina D1	83,3%	16,7%	100,0%
		% en *p21Cip1*	76,9%	33,3%	63,2%
		% del total	52,6%	10,5%	63,2%
	Expresión positiva	Recuento	6	8	14
		% en Ciclina D1	42,9%	57,1%	100,0%
		% en *p21Cip1*	23,1%	66,7%	36,8%
		% del total	15,8%	21,1%	36,8%
Total		Recuento	26	12	38
		% en Ciclina	68,4%	31,6%	100,0%
		% en *p21Cip1*	100,0%	100,0%	100,0%
		% del total	68,4%	31,6%	100,0%

Tabla 67: Distribución por correlación expresión de p21Cip1 y Ciclina D1

4.4.10.2! Comparación con los factores clínico-patológicos

Cuando comparamos la co-expresión de *p16INK4a* y de *p27Kip1* con los factores clínico-patológicos no encontramos ninguna diferencia estadísticamente significativa.

VARIABLES		N	*P21CIP1-/* Ciclina D1-	*P21CIP1-/* Ciclina D1+	*P21CIP1+/* Ciclina D1-	*P21CIP1+/* CiclinaD1+	P
Total		38	20 (52,6%)	6 (15,8%)	4 (10,5%)	8 (21,1%)	0,010
Sexo	Mujer	24 (63,2%)	13 (54,2%)	3 (12,5%)	3 (12,5%)	5 (20,8%)	0,869
	Varón	14 (36,8%)	7 (50%)	3 (21,4%)	1 (7,1%)	3 (21,4%)	
Edad	>55	9 (23,7%)	4 (44,4%)	1 (11,1%)	2 (22,2%)	2 (22,2%)	0,603
	<55	29 (76,3%)	16 (55,2%)	5 (17,2%)	2 (6,9%)	6 (20,7%)	
Consumo alcohol	No bebedor	15 (39,5%)	8 (53,3%)	3 (20%)	0 (0%)	4 (26,7%)	0,345
	Bebedor	17 (47,4%)	8 (44,4%)	3 (16,7%)	4 (22,2%)	3 (16,7%)	
	Ex-bebedor	5 (13,2%)	4 (80%)	0 (0%)	0 (0%)	1 (20%)	
Consumo tabaco	No fumador	14 (36,8%)	6 (42,9%)	3 (21,4%)	2 (14,3%)	3 (21,4%)	0,131
	Fumador	9 (23,7%)	2 (22,2%)	3 (33,3%)	1 (11,1%)	3 (33,3%)	

VARIABLES		N	P21CIP1- / Ciclina D1-	P21CIP1- / Ciclina D1+	P21CIP1+ / Ciclina D1-	P21CIP1+ / CiclinaD1+	P
	Ex-fumador	15 (39,5%)	12 (80%)	0 (0%)	1 (6,7%)	2 (13,3%)	
Localización	Mucosa	3 (7,9%)	0 (0%)	0 (0%)	1 (33,3%)	2 (66,7%)	0,087
	Reborde	7 (18,4%)	3 (42,9%)	4 (57,1%)	0 (0%)	0 (0%)	
	Trígono	4 (10,5%)	3 (75%)	0 (0%)	0 (0%)	1 (25%)	
	Lengua	14 (36,8%)	8 (57,1%)	1 (7,1%)	2 (14,3%)	3 (21,4%)	
	Suelo de boca	4 (10,5%)	2 (50%)	1 (25%)	1 (25%)	0 (0%)	
	Paladar	6 (15,8%)	4 (66,7%)	0 (0%)	0 (0%)	2 (33,3%)	
Estadio clínico	I	12 (31,6%)	7 (58,3%)	2 (16,7%)	2 (16,7%)	1 (8,3%)	0,393
	II	8 (21,1%)	6 (75%)	0 (0%)	1 (12,5%)	1 (12,5%)	
	III	1 (2,6%)	0 (0%)	0 (0%)	0 (0%)	1 (100%)	
	IV	17 (44,7%)	7 (41,2%)	4 (23,5%)	1 (5,9%)	5 (29,4%)	
Estadio (grupos)	Iniciales	20 (52,6%)	13 (65,0%)	2 (10,0%)	3 (15,0%)	2 (10,0%)	0,146
	Avanzados	18 (47,4%)	7 (38,9%)	4 (22,2%)	1 (5,6%)	6 (33,3%)	
Tamaño tumoral	T1	12 (31,6%)	6 (50%)	2 (16,7%)	2 (16,7%)	2 (16,7%)	0,490
	T2	11	7	0	1	3	

VARIABLES		N	P21CIP1-/ Ciclina D1-	P21CIP1-/ Ciclina D1+	P21CIP1+/ Ciclina D1-	P21CIP1+/ CiclinaD1+	P
		(28,9%)	(63,6%)	(0%)	(9,1%)	(27,3%)	
	T3	1 (2,6%)	0 (0%)	0 (0%)	0 (0%)	1 (100%)	
	T4	14 (36,8%)	7 (50%)	4 (28,6%)	1 (7,1%)	2 (14,3%)	
Metástasis ganglionares	N0	36 (94,7%)	19 (52,8%)	6 (16,7%)	4 (11,1%)	7 (19,4%)	0,706
	N1	2 (5,3%)	1 (50%)	0 (0%)	0 (0%)	1 (50%)	
	N2	0 (0%)	0 (0%)	0 (0%)	0 (0%)	0 (0%)	
Diferenciación	Alta	15 (39,5%)	8 (53,3%)	2 (13,3%)	1 (6,7%)	4 (26,7%)	0,639
	Moderada	18 (47,4%)	10 (55,6%)	2 (11,1%)	2 (11,1%)	4 (26,7%)	
	Pobre	5 (13,2%)	2 (40%)	2 (40%)	1 (20%)	0 (0%)	
Displasia margen	No	20 (52,6%)	10 (50%)	3 (15%)	3 (15%)	4 (20%)	0,933
	Sí	8 (21,1%)	4 (50%)	1 (12,5%)	1 (12,5%)	2 (25%)	
	Carcinoma *in situ*	10 (26,3%)	6 (60%)	2 (20%)	0 (0%)	2 (20%)	
Recidiva	Sí	13 (34,2%)	5 (38,5%)	3 (23,1%)	2 (15,4%)	3 (23,1%)	0,593
	No	25 (65,8%)	15 (60%)	3 (12%)	2 (8%)	5 (13,2%)	

Tabla 68: Distribución por correlación de expresión p21Cip1 y Ciclina D1 con factores clínico-patológicos

316

4.4.10.3! Análisis de supervivencia

En el análisis de supervivencia no observamos diferencias en el pronóstico de los distintos tipos de tumores (*Log Rank* p=0,226).

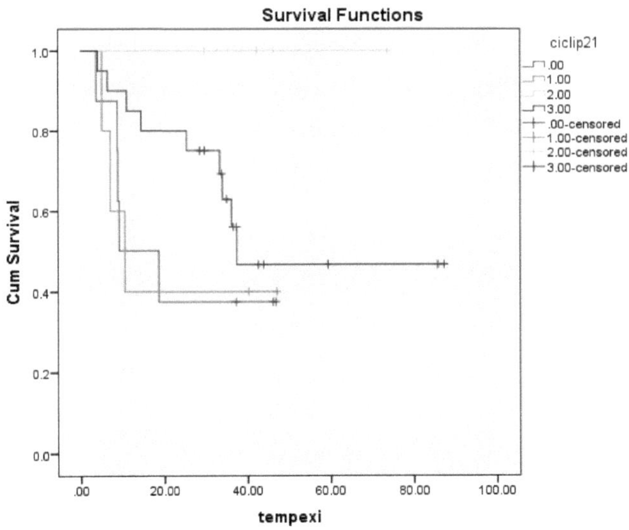

Gráfico 66: Análisis de supervivencia por tipo de co-expresión entre p21Cip1 y Ciclina D1

4.4.11! Co-expresión de *p27Kip1* y Ciclina D1

4.4.11.1! Caracterización de la co-expresión

La relación entre la expresión de *p16INK4a* y la expresión de *p21Cip1* no se ha correlacionado estadísticamente (p=0,896), se observa una distribución muy similar entre la expresión de estos genes (Tabla 69).

Ciclina D1			Expresión negativa	Expresión negativa	Total
P27KIP1	Expresión negativa	Recuento	6	3	9
		% en *p27Kip1*	66,7%	33,3%	100,0%
		% en Ciclina D1	25,0%	23,1%	24,3%
		% del total	16,2%	8,1%	24,3%
	Expresión positiva	Recuento	18	10	28
		% en *p27Kip1*	64,3%	35,7%	100,0%
		% en Ciclina D1	75,0%	76,9%	75,7%
		% del total	48,6%	27,0%	75,7%
	Total	Recuento	24	13	37
		% en *p27Kip1*	64,9%	35,1%	100,0%
		% en Ciclina D1	100,0%	100,0%	100,0%
		% del total	64,9%	35,1%	100,0%

Tabla 69: Distribución por correlación de expresión p27Kip1 y Ciclina D1

4.4.11.2 Comparación con factores clínico-patológicos

En la comparación con los factores clínico-patológicos, observamos que en los tumores con expresión positiva de *p27Kip1*, la expresión de la Ciclina D1 suele ser negativa en estadios iniciales y positiva en estadios avanzados (*Chi-cuadrado de Pearson* p=0,043 confirmado con *Razón de verosimilitudes* p=0,022). Se observó también que los tumores con expresión de *p27Kip1* negativa y expresión de *p21Cip1* positiva se encuentran en estadio IV, aunque no fue un resultado estadísticamente significativo. (p=0,060). Encontramos también diferencias con respecto al tamaño tumoral (*Chi-cuadrado de Pearson* p=0,004 confirmado con *Razón de verosimilitudes* p=0,019): la mayoría de los tumores con expresión negativa de *p27Kip1* y expresión positiva de Ciclina D1 son T3 y T4.

VARIABLES		N	*P27KIP1 -/ CiclD1-*	*P27KIP1 -/ CiclD1+*	*P27KIP1 +/ CiclD1-*	*P27KIP1 +/ CiclD1+*	P
Total		37	6 (16,2%)	3 (8,1%)	18 (48,6%)	10 (27,0%)	0,896
Sexo	Mujer	23 (62,2%)	5 (21,7%)	1 (4,3%)	11 (47,8%)	6 (26,1%)	0,526
	Varón	14 (37,8%)	1 (7,1%)	2 (14,3%)	7 (50%)	4 (28,6%)	
Edad	>55	9 (24,3%)	0 (0%)	1 (11,1%)	6 (66,7%)	2 (22,2%)	0,398
	<55	28	6	2	12	8	

VARIABLES		N	P27KIP1 -/ CiclD1-	P27KIP1 -/ CiclD1+	P27KIP1 +/ CiclD1-	P27KIP1 +/ CiclD1+	P
			(75,7%)	(21,4%)	(7,1%)	(42,9%)	(28,6%)	
Consumo alcohol	No bebedor	15 (40,5%)	1 (6,7%)	2 (13,3%)	7 (46,7%)	5 (33,3%)	0,654
	Bebedor	17 (45,9%)	3 (17,6%)	1 (5,9%)	9 (52,9%)	4 (23,5%)	
	Ex-bebedor	5 (13,5%)	2 (40%)	0 (0%)	2 (40%)	1 (20%)	
Consumo tabaco	No fumador	14 (37,8%)	1 (7,1%)	2 (14,3%)	7 (50%)	4 (28,6%)	0,254
	Fumador	8 (21,6%)	1 (12,5%)	1 (12,5%)	2 (25%)	4 (50%)	
	Ex-fumador	15 (40,5%)	4 (26,7%)	0 (0%)	9 (60%)	2 (13,3%)	
Localización	Mucosa	3 (8,1%)	0 (0%)	1 (33,3%)	1 (33,3%)	1 (33,3%)	0,136
	Reborde	6 (16,2%)	1 (16,7%)	0 (0%)	2 (33,3%)	3 (50%)	
	Trígono	4 (10,8%)	0 (0%)	0 (0%)	3 (75%)	1 (25%)	
	Lengua	14 (37,8%)	2 (14,3%)	2 (14,3%)	8 (57,1%)	2 (14,3%)	
	Suelo de boca	4 (10,8%)	3 (75%)	0 (0%)	0 (0%)	1 (25%)	
	Paladar	6 (16,2%)	0 (0%)	0 (0%)	4 (66,6%)	2 (33,3%)	
Estadio clínico	I	11 (29,7%)	1 (9,1%)	0 (0%)	8 (72,7%)	2 (18,2%)	0,060
	II	8 (21,6%)	4 (50%)	0 (0%)	3 (37,5%)	1 (12,5%)	
	III	1 (2,7%)	0 (0%)	0 (0%)	0 (0%)	1 (100%)	
	IV	17 (45,9%)	1 (5,9%)	3 (17,6%)	7 (41,2%)	6 (35,3%)	
Estadio	Iniciales	19 (51,4%)	5 (26,3%)	0 (0%)	11 (57,9%)	3 (15,8%)	0,043

VARIABLES		N	P27KIP1 -/ CiclD1-	P27KIP1 -/ CiclD1+	P27KIP1 +/ CiclD1-	P27KIP1 +/ CiclD1+	P
(grupos)	Avanzados	18 (48,6%)	1 (5,6%)	3 (16,7)	7 (38,9%)	7 (38,9%)	
Tamaño tumoral	T1	11 (29,7%)	0 (0%)	0 (0%)	8 (72,7%)	3 (27,3%)	0,004
	T2	11 (29,7%)	5 (45,5%)	0 (0%)	3 (27,3%)	3 (27,3%)	
	T3	1 (2,7%)	0 (0%)	1 (100%)	0 (0%)	0 (0%)	
	T4	14 (37,8%)	1 (7,1%)	2 (14,3%)	7 (50%)	4 (28,6%)	
Metástasis ganglionares	N0	35 (94,6%)	6 (17,1%)	3 (8,6%)	17 (48,6%)	9 (25%)	0,819
	N1	2 (5,4%)	1 (50%)	1 (50%)	0 (0%)	0 (0%)	
	N2	0 (0%)	0 (0%)	0 (0%)	0 (0%)	0 (0%)	
Diferenciación	Alta	14 (37,8%)	3 (21,4%)	1 (7,1%)	6 (42,9%)	4 (28,6%)	0,881
	Moderado	18 (48,6%)	3 (16,7%)	2 (11,1%)	9 (50%)	4 (22,2%)	
	Pobre	5 (13,5%)	0 (0%)	0 (0%)	3 (60%)	2 (40%)	
Displasia margen	No	19 (51,4%)	4 (21,1%)	1 (5,3%)	9 (47,4%)	5 (26,3%)	0,462
	Sí	8 (21,6%)	1 (12,5%)	2 (25%)	4 (50%)	1 (12,5%)	
	Carcinoma *in situ*	10 (27,0%)	1 (10%)	0 (0%)	5 (50%)	4 (40%)	
Recidiva	Sí	12 (32,4%)	3 (25%)	0 (0%)	4 (33,3%)	5 (41,7%)	0,208
	No	25 (67,6%)	3 (12,0%)	3 (12,0%)	14 (56%)	5 (20%)	

Tabla 70: Distribución por correlación de expresión p27Kip1 y Ciclina D1 con factores clínico-patológicos

4.4.11.3 Análisis de supervivencia

En el análisis de supervivencia observamos diferencias estadísticamente significativas (*Log Rank*= 0,034): los tumores con expresión negativa de ambos genes tienen mejor pronóstico, mientras que en los tumores con expresión negativa de *p27Kip1* y expresión positiva de Ciclina D1 el pronóstico es peor.

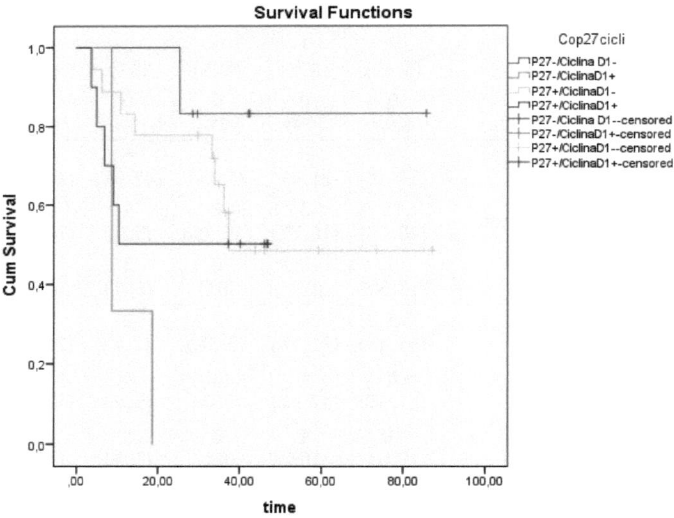

Gráfico 67: Análisis de supervivencia por el tipo de co-expresión entre p27Kip1 y Ciclina D1

5 ! ANÁLISIS GENÉTICO EN COCE

5.1 Consideraciones generales

El COCE es la neoplasia maligna más frecuente de la cavidad oral, representa entre un 90 y un 95 % de todas las lesiones malignas de la boca, por lo que es considerado casi como sinónimo de cáncer oral.

Debido a su etiología multifactorial, existe una limitación para predecir el pronóstico y la evolución de pacientes con COCE, constituyendo un gran obstáculo en la elección del tratamiento efectivo para estos pacientes. Sabemos que el pronóstico se correlaciona con diversos factores, como el grado de diferenciación histológica, la presencia de ganglios linfáticos cervicales invadidos, el tamaño tumoral o la localización anatómica, pero aún observamos gran variabilidad de cursos clínicos para pacientes con el mismo grado de diferenciación histológica o con el mismo tamaño tumoral, y esto, permanece aún sin una explicación. Hoy en día, no existe una herramienta para la clasificación de tumores por su potencial de producir metástasis o por su resistencia al tratamiento.

Actualmente el sistema TNM es considerado un factor pronóstico importante, en el que la mayoría de los clínicos basa sus decisiones terapéuticas: si se hace solo cirugía, si se hace cirugía más radioterapia o incluso si se añade al tratamiento quimioterapia. Pero la verdad es que con este sistema no se pueden predecir las propiedades biológicas de los tumores, por lo que no permite adecuar el tratamiento al comportamiento biológico del tumor; de esta manera, este sistema no explica la existencia de tumores pequeños con pronóstico muy desfavorable, por no incidir en los procesos biológicos implicados en el desarrollo y desenvolvimiento del tumor.

Así, en un futuro próximo, además del reto clínico de un diagnóstico precoz en cáncer oral, deberíamos establecer como objetivo clínico el estudio del comportamiento biológico de lesiones en estadios iniciales o incluso lesiones premalignas, para poder conocer mejor la etiopatogenia de carcinogénesis y poder establecer el tratamiento más efectivo en fases iniciales. Tras un diagnóstico clínico inicial, las muestras resultantes de la extirpación quirúrgica del tumor son examinadas solamente para estudiar microscópicamente la presencia de datos de malignidad en los márgenes quirúrgicos. No obstante, existe la hipótesis de que aunque el tejido alrededor de los márgenes quirúrgicos no presente cambios morfológicos, pueda presentar cambios moleculares que conduciría a recidivas locales.

La comunidad científica viene considerando este protocolo como insuficiente, por lo que ha buscado nuevos métodos para constituir un sistema de estadiaje molecular basado en la detección de células neoplásicas. El sistema que hoy en día está más difundido es la de detección de mutaciones en el gen p53 mediante PCR. Nuestro grupo de investigación pretende evidenciar una relación causal o de progresión entre los niveles de expresión de *p16INK4a*, *p21Cip1*, *p27Kip1* y Ciclina D1 en el COCE, para evaluar su utilidad como método pronóstico clínicamente.

El estudio morfológico de los tumores a través del diagnóstico histopatológico proporciona una información incompleta de los cambios neoplásicos, así, consideramos fundamental el estudio del COCE a nivel genético, con objeto de comprender los cambios a nivel inmunohistoquímico que llevan a la carcinogénesis. Pretendemos conocerel mecanismo de la carcinogénesis del COCE para poder hacer establecer un diagnóstico más precoz, incluso antes de que el tumos aparezca clínicamente, si queremos saber cómo este va a evolucionar y cuál será el tratamiento específico que éste necesita, entonces, el primer paso debe ser descubrir y entender su comportamiento a nivel genético.

5.2 Características muestrales

Los pacientes con COCE analizados por nuestro grupo de investigación muestran una media de edad similar a las descritas en otros estudios[245-247]: más del 90% de los pacientes con cáncer oral son mayores de 45 años, siendo la edad media de presentación alrededor de los 60 años. En nuestro estudio únicamente 4 pacientes eran menores de 45 años, así que el porcentaje de mayores de esa edad es del 94,2% [248,249]. La presentación del COCE en pacientes jóvenes es rara, aunque esta incidencia parece estar aumentando[250]. Para algunos autores, los pacientes jóvenes presentan tumores más agresivos con tasas de recidivas, metástasis cervicales y mortalidad más elevadas, sin embargo, otros estudios no corroboran estos hallazgos[251,252].

328

En cuanto a la distribución por sexos, observamos una proporción varón/mujer prácticamente de 1:1, que es un poco distinta de la de los estudios más antiguos, en los que la proporción entre hombres y mujeres es superior en los hombres [245,246,253,254]. La tendência de presentación por sexos actual es que la incidencia del COCE sea cada vez más similar entre varones y mujeres[255].

Se ha descrito el **consumo de tabaco y alcohol** como un factor de riesgo en la aparición de COCE, pero la asociación de estos hábitos a un pronóstico desfavorable es discutible. En la literatura hay autores que asocian estos hábitos a un peor pronóstico[190,256], otros asocian esta etiología a un mejor pronóstico, cuando se compara con el HPV e inclso algunos autores no encontraron asociación con el consumo de tabaco o alcohol[253]. Por otro lado, estos hábitos están relacionados con el aparecimiento de COCE en pacientes jóvenes y, así, se puede justificar esta disparidad, pues es normal que pacientes mayores no tengan capacidad de soportar las terapias oncológicas y, de esta manera, la tasa de supervivencia en estos pacientes sea menor. De acuerdo con la literatura, en nuestra muestra observamos que la mayor parte de los pacientes habían estado expuestos a estos carcinógenos.

En relación con la localización, al igual otros autores, descartamos tumores de labio, ya que esta localización posee características epidemiológicas y biológicas distintas. La localización más frecuente del tumor fue la localización lingual, descrita como la localización más frecuente por otros autores[245,253] [32,47,55,201,205,377].

En cuanto al estadio tumoral, la mayor parte de los pacientes con COCE se diagnostican en estadios avanzados (III y IV) [6,57,233,358,360,378], sin embargo, en nuestra muestra observamos casi el mismo número de casos iniciales y avanzados y esto se debe a los esfuerzos realizados por el Servicio de Cirugía Maxilofacial del Complejo Hospitalario Clínico Universitario de Santiago de Compostella para el diagnóstico precoz del cáncer oral. En lo que respecta a la clasificación TNM, la muestra a estudio está distribuída uniformemente entre los cuatro tipos descritos, de acuerdo con la gran mayoría de los estudios. En relación con la presencia de metástasis ganglionares en el mismo momento del diagnóstico, la mayoría de los estudios presenta una mayor frecuencia de estatus positivo para este parámetro que la que fue observada por nosotros, esto podría explicarse debido al diagnóstico precoz. En cuanto a la presencia de metástasis a distancia, la ausencia de ésta en todos los pacientes está de acuerdo con la gran mayoría de los estudios.

Por otro lado, el sistema TNM no puede predecir con exactitud las propiedades biológicas de los tumores[256]. El grado de diferenciación histológica fue considerado como un factor predictivo en la aparición de metástasis y, así, de peor pronóstico[256]. Los tumores estudiados son tumores bien o moderadamente diferenciados.

Con respecto a la evolución de la enfermedad, es decir, el análisis de supervivencia y el registro de aparición de recidivas, es muy importante asegurar que todos los pacientes fueron estudiados durante un tiempo de seguimiento mínimo, dentro del cual suelen observarse la mayoría de las recidivas o de las muertes asociadas a esta enfermedad. Whitehurst y Droulias observaron que el 85% de las recidivas del COCE ocurren en el primer año, el 95% en los 2 primeros años y el 100% en los 3 primeros años[257]. Decroix y Ghossein verificaron que la mayoría de las muertes asociadas a la enfermedad, en los pacientes con

COCE, ocurre en los 3 primeros años post-tratamiento. De este modo, el tiempo de seguimiento mínimo de 3 años parece adecuado para evaluar la tasa de recidiva y de supervivencia de los pacientes con COCE. En nuestro estudio el tiempo de seguimiento fue de 3 a 8 años, período en el que observamos una tasa de supervivencia de 52,9% y una tasa de recidiva de 32,4%, registros similares a los de otros estudios[258].

5.3 Expresión de *p16INK4a*

Los resultados de la expresión de *p16INK4aINK4a* en el COCE muestran resultados variables entre los diferentes estudios, tanto de subexpresión[114,115] como de sobreexpresión[116,117]. La reducción de la expresión de *p16INK4aINK4a*, así como su silenciamiento epigenético, se relacionan con el cáncer y el precáncer oral, y se cree que su inactivación es un evento precoz y progresivo, a medida que avanza el estadio tumoral y el grado de displasia de las lesiones premalignas. Siendo en algunas ocasiones relacionado con alguno de los parámetros clínico-patológicos o con la expresión de otras proteínas reguladoras del ciclo celular [133,139-142,259]. En este estudio observamos la silenciación del gen *p16INK4a* en el 65,6% de los casos estudiados y que el patrón de expresión fue nuclear y citoplasmático, de acuerdo con la mayoría de los autores.

En relación con el sexo y la edad de los pacientes, no se encuentran en la literatura correlaciones estadísticamente significativas, al igual que en nuestros resultados.

Con respecto a la relación entre la expresión de *p16INK4a* y los comportamientos carcinogénicos de los pacientes, la mayoría de la literatura no asocia el hábito de fumar o el de beber con diferencias en el patrón de expresión de *p16INK4a*. Nuestros resultados concuerdan con este hallazgo. Únicamente Ralli *et al.* observaron que la expresión de *p16INK4a* es más alta en pacientes no fumadores y no bebedores[260].

En lo relativo a la localización del tumor, no existen datos en la literatura relativos a la expresión de *p16INK4a*; en nuestro estudio tampoco hemos observado diferencias.

Con respecto a la diferenciación histológica, se espera que tumores con subexpresión de *p16INK4a* tengan un grado más alto, es decir, que sean tumores pobremente diferenciados. Muirhead *et al.* obtuvieron resultados sorprendentes al observar que 5/6 tumores con el *p16INK4a* sobreexpresado tenían un grado de diferenciación histológica pobremente diferenciado[129]. Por otro lado, Ralli *et al.* observaron que los tumores pobremente diferenciados poseen un grado de expresión de *p16INK4a* inferior a los bien y moderadamente diferenciados (p=0,045)[260]. Particularmente hemos observado resultados parecidos a los de Muirhead *et al.*, con una media de expresión de *p16INK4a* del 21,77% en los tumores bien diferenciados frente a una media del 7,07% en los tumores bien diferenciados y del 7,96% en los tumores moderadamente diferenciados, pero sin significación estadística (p=0,076).

En el análisis semicuantitativo también observamos mayor porcentaje de tumores con sobreexpresión de *p16INK4a* (71,4%) en los tumores pobremente diferenciados frente a los tumores bien (31,0%) y moderadamente diferenciados (28,6%); pero estas diferencias tampoco fueron estadísticamente significativas. En nuestro estudio hemos encontrado una reducción progresiva en la expresión de *p16INK4aINK4a* a medida que avanza el estadio tumoral, aunque sin diferencias estadísticamente significativas; en el análisis cuantitativo y semicuantitativo, indicando que *p16INK4aINK4a* es un importante marcador, implicado en el control del ciclo celular. En un tumor las células neoplásicas se ven sometidas a la presión de la selección natural, posiblemente sean favorecidas aquellas células que pierden mecanismos de control del ciclo celular, como es el caso de *p16INK4aINK4a*, permitiendo una replicación celular incontrolada. Esto podría explicar el registro de que los tumores más avanzados y los que presentan peor pronóstico muestren menor expresión o más frecuencia de alteraciones epigenéticas en *p16INK4aINK4a*. Pande *et al.* relacionan la pérdida de expresión de *p16INK4a* con el estadio y la progresión tumoral[115].

Respecto al tamaño tumoral, Yuen *et al.* observaron que los tumores mayores, T3 y T4, tenían un porcentaje mayor de tumores con el gen *p16INK4a* silenciado que los T1 y T2 (p=0,043)[261]; otros autores como Mendelsohn *et al.* y Paradiso *et al.* no observaron diferencias estadísticamente significativas[117,134]. En nuestro caso, hemos registrado una media de expresión menor en los tumores T1 y T2 que en los T3 y T4, pero las diferencias no fueron estadísticamente significativas (p=0,0191). En el análisis semi-cuantitativo también observamos mayor número de tumores T4 con subexpresión de *p16INK4a* que los tumores T1 (p=0,151), pero sin significación estadística.

Cuando analizamos la relación entre la expresión de *p16INK4a* y la presencia de ganglios cervicales invadidos comprobamos que la mayoría de los estudios no obtuvieron diferencias estadísticamente significativas, sólo Mendelsohn *et al.* observaron que 12 de los 27 (44,4%) tumores con presencia de metástasis ganglionares presentaban sobreexpresión de *p16INK4a*, mientras que sólo 5 de los 44 (11,3%) tumores con ausencia de metástasis ganglionares presentaban sobreexpresión de *p16INK4a*[134]. En nuestro estudio no observamos diferencia alguna ni en el análisis cuantitativo ni en el semicuantitativo.

En relación con la progresión de la enfermedad, el análisis de la recurrencia del tumor, la mayor parte de los autores no registra diferencias significativas; por otro lado, Jayasurya *et al.* observaron que en los tumores con subexpresión de *p16INK4a* presentan con frecuencia recidivas (p=0,012)[126]; sin embargo, no hemos observado diferencias en este análisis.

Karsai *et al.* (2007), en un estudio sobre 664 carcinomas de cabeza y cuello en *microarray* de tejidos (el estudio de cohortes más amplio realizado para biomarcadores moleculares), encontraron que la pérdida de expresión de *p16INK4aINK4a* se asocia con la expresión aberrante de p53 (negativa o sobreexpresada). La pérdida de expresión de *p16INK4aINK4a*, se relaciona con un acortamiento de la supervivencia [131,136]. Sin embargo, otros estudios encuentran una relación entre la sobreexpresión y la mejoría en la supervivencia[262].

Para Bova *et al.* (1999), la pérdida de expresión de *p16INK4aINK4a* se asocia con una reducción en el *5-year-disease-free survival* y sobre todo con la *5-year overall survival* [119]. Estos resultados coinciden con los de Jayasurya *et al.* (2005*)*, que encuentran una asociación estadísticamente significativa entre la expresión de *p16INK4aINK4a* y el período libre de enfermedad [126].

El silenciamiento genético de *p16INK4aINK4a*/CDKN2 y del resto de los genes, puede producirse tanto por mecanismos fisiológicos de control de expresión como por alteraciones genéticas o epigenéticas. La consecuencia final de todas ellas es el silenciamiento genético y la reducción o eliminación de la expresión proteica. En cuanto a las alteraciones epigenéticas, los resultados son variables, los porcentajes varían entre el 12-86.8 %, con una media del 46.81 %, frente a un 55.6 % en nuestro estudio [66,120,121,123,124,137,143,151,153,160-165,168,263,264].

Su *et al.* mediante *Q-MSP*, encuentran asociación entre la hipermetilación de *p16INK4a* y la media de edad baja (< 54 años), el alto riesgo de invasión de los nódulos linfáticos en pacientes jóvenes y de metástasis a distancia en pacientes mayores, y la reducción del periodo libre de enfermedad [162]. Sinha *et al.* encontraron una relación estadísticamente significativa entre la positividad de *p16INK4a* en los márgenes quirúrgicos y la recurrencia de los tumores [163]. Sailasree *et al.* encuentran una relación entre el patrón hipermetilado y un incremento de la recurrencia de los tumores [143]. En nuestro trabajo, la metilación no se asoció con ninguno de los parámetros, ni fue una covariable significativa en el modelo multivariante.

Los resultados son muy variables entre los diferentes estudios y por tanto, la aplicabilidad real de la determinación de *p16INK4aINK4a* controvertida [144-147]. Así, algunos estudios muestran que *p16INK4aINK4a* puede ser un claro marcador potencial en el reconocimiento de displasia en la mucosa escamosa de cabeza y cuello [116,142], mientras otros autores afirman que *p16INK4aINK4a* no es realmente un buen marcador para la displasia mucosa, el estadiaje molecular de los márgenes quirúrgicos ni la transformación maligna [149,265-267].

5.4 Expresión de *p21Cip1*

Los estudios sobre la expresión de *p21Cip1Waf1/CIP1* en el COCE muestran resultados variables en cuanto a su positividad/negatividad, sin embargo, todos coinciden en que la expresión es totalmente nuclear [71,75,82,177-191]. En nuestro estudio, al igual que en la literatura revisada, la expresión observada fue únicamente nuclear y el 69,4% de los tumores presentaran sub expresión de *p21Cip1*.

Respecto a la relación entre la edad del paciente y la expresión de *p21Cip1*, Ng *et al.* observaron que hay una asociación entre los pacientes mayores y un incremento de expresión de *p21Cip1*[182]. Kapranos *et al.* observaron que los pacientes mayores de 65 años presentan una tasa de sobrexpresión de *p21Cip1* más alta[71]. En nuestro estudio no hemos encontramos ninguna diferencia.

Para el estudio de la expresión según el sexo del paciente, Ng *et al.* observaron que las pacientes mujeres presentaban valores de expresión de *p21Cip1* más altos que los hombres[182]. En cambio nuestros resultados no muestran diferencias según el sexo.

Analizando la expresión de *p21Cip1* con hábitos tóxicos, como el consumo de tabaco y alcohol, no hemos observado diferencias significativas al igual que otros autores[177,185].

Respecto a la localización tumoral, Nemes *et al.* inclutendo en su estudio tumores de labio, observaron que la tasa de sobreexpresión de tumores labiales es más baja (31,0%) que los tumores intraorales (rango 65,7-100%)[177]. En nuestro estudio al no incluir los tumores de labio concordamos con los estudios que no observan diferencias estadísticamente significativas entre las localizaciones intra-orales según la expresión de *p21Cip1*.

En relación con el estadío tumoral, Xie *et al.* observaron una correlación inversa, es decir, con el aumento en el estadio verificaron un baja en la expresión de *p21Cip1* (p=0,006)[185]. Nemes *et al.* observaron una relación muy importante entre la expresión de *p21Cip1* y el estadío tumoral (p=0,001)[177]. En nuestro estudio también registramos esta tendencia pero sin hallar diferencias estadísticamente significativas. Por otra parte tampoco observamos diferencias estadísticamente significativas con respecto al tamaño tumoral, pero constatamos que los tumores T4 tenían medias de expresión más bajas que los tumores T1 y T2. Nemes *et al.* constataron con diferencias estadísticamente significativas esta tendencia, concluyendo que los tumores T3 y T4 están asociados con mayor expresión de *p21Cip1* (p=0,005)[177]. Xie *et al.* también observaron esta correlación inversa al incremento de tamaño tumoral, registrando una baja en la expresión de *p21Cip1* (p=0,02)[185].

Por su parte, Tatemoto *et al*, al igual que en nuestro estudio, no encuentran relación entre la expresión de *p21Cip1* y el estadío tumoral, el modo de invasión de las células tumorales, ni la diferenciación de éstas, pero sí encuentran correlación con la existencia de metástasis en los nódulos linfáticos, 25 (38,5%) para nódulos positivos y 18 (21,2%) para nódulos linfáticos negativos en células tumorales[179].

Yanamoto *et al.* observaron mayor frecuencia de tumores con presencia de ganglios cervicales invadidos en tumores con *p21Cip1* silenciado. En nuestro estudio también registramos medias de expresión más bajas en los tumores con metástasis cervicales, de 1,65 (SD=2,10), que, en los tumores con ausencia, 4,58 (SD=4,93) (p=0,022). Nemes *et al.* obtuvieron en su trabajo resultados idénticos (p=0,002)[177].

Con respecto a la evolución de la enfermedad, González-Moles *et al.* observaron mayor frecuencia de recidivas en los pacientes con sobreexpresión de *p21Cip1*[82]. Xie *et al.* observaron que los pacientes con sobreexpresión de *p21Cip1* presentaban un aumento del período de tiempo libre de recidiva (p=0,03)[185]. En nuestro estudio no registramos diferencias.

En el análisis de supervivencia diversos autores observaron que los tumores con sobreexpresión de *p21Cip1* tienen peor pronóstico, nosotros observamos la misma tendencia, sin diferencias estadísticamente significativas.

5.5!Expresión de *p27Kip1*

Los resultados de la expresión del *p27Kip1* en el CCECC demuestran una gran variabilidad en los distintos estudios [70,76,78,135,186,188,198,205-224]. Se utilizaron distintas metodologías para inferir la expresión inmunohistoquímica del *p27Kip1*. Algunos autores utilizaron el análisis cuantitativo del porcentaje de células teñidas, pero la gran mayoría usó el análisis semicuantitativo, con distintos grados. También se utilizaron distintos anticuerpos y concentraciones diferentes. En el tipo de expresión también hay discrepancias entre los estudios, la mayoría observó expresión nuclear y citoplasmática, pero hay estudios en los que la expresión registrada fue solamente nuclear. En relación con el porcentaje de negatividad, hemos detectado una variación entre el 3% y el 89%; observamos que la proteína se encontró restringida, es decir, con expresión negativa, cuando menos del 50% de las células se encontraron teñidas, en un porcentaje del 23,7%.

En relación con la edad del paciente cuando desarrolló la neoplasia, no se verifican diferencias estadísticamente significativas. Algunos autores calcularon la media de edad de los pacientes con tumores con expresión positiva y negativa del *p27Kip1* y no observaron diferencias [205,208,213]. Otros autores compararon el porcentaje de tumores con expresión del *p27Kip1* positiva en pacientes más jóvenes y más viejos y tampoco encontraron diferencias [186,198,214,220]. En nuestro estudio hemos calculado la media de expresión en pacientes con menos y más de 55 años y no observamos diferencias, igualmente en el análisis semicuantitativo no encontramos diferencias significativas.

En cuanto al sexo, en la literatura no se observan diferencias de expresión del *p27Kip1* entre hombres y mujeres [198,208,213,220], en nuestro estudio registramos resultados idénticos.

En relación con el consumo de tabaco y alcohol, ningún autor los relaciona con la expresión del *p27Kip1* y nuestros resultados están de acuerdo con la literatura ya que tampoco observamos diferencias.

Para el estudio de la relación entre la expresión de *p27Kip1* y la localización tumorales son necesarios tamaños muestrales mayores, debido a la diversidad de localizaciones intra-orales, así, ningún autor en la literatura al igual que en neustro estudio observó ninguna relación entre la expresión de *p27Kip1* y la localización.

En relación con la diferenciación histológica, sería de esperar que la expresión del *p27Kip1* estuviera disminuida en los tumores pobremente diferenciados, sin embargo, los resultados de la correlación de la expresión del *p27Kip1* y la diferenciación tumoral muestran una tendencia a la silenciación del gen en los tumores pobremente diferenciados, pero en la gran mayoría de los estudios estas diferencias no son estadísticamente significativas [186,198,207,208,212,214,220]. Unicamente Harada *et al*[213] encontraron una correlación con significancia entre el grado histológico y la disminución de la expresión del *p27Kip1*. Nuestros resultados no fueron estadísticamente significativos, pero observamos una tendencia contraria en los resultados: la media de expresión fue más alta en tumores pobremente diferenciados y en el análisis semicuantitativo no observamos ningún tumor pobremente diferenciado con expresión negativa de *p27Kip1*.

Los estadios tumorales avanzados también están relacionados con un peor pronóstico, así, en teoría, en los tumores con estadios más avanzados, la expresión del *p27Kip1* debería estar menos expresada, de hecho, en todos los estudios referenciados que relacionan la expresión del *p27Kip1* con el estadio tumoral se observa que la expresión del *p27Kip1* es más baja en los estadios avanzados cuando se compara con los estadios iniciales [70,76,78,135,186,188,198,205-224]. Gran parte de los autores referenciados registraron diferencias estadísticamente significativas[70,76,78,135,186,188,198,205-224], lo que confirmaría de alguna manera que la silenciación del *p27Kip1* tiene un papel importante en el desarrollo de la enfermedad. Particularmente hemos observado medias de expresión muy similares de *p27Kip1* entre estadios iniciales y avanzados y, en el análisis semicuantitativo, una distribución muy similar. De este modo, si la expresión del *p27Kip1* está relacionada con el estadío tumoral, sería lógico que el tamaño del tumor también estuviera relacionado. Aunque son muy pocos los autores que relacionaron el tamaño tumoral con la expresión del *p27Kip1*, los resultados obtenidos no fueron exactamente lo esperado. Mineta *et al.* [208], aún registrando diferencias estadísticamente significativas para estadío tumoral, no observaron diferencias para el tamaño del tumor. En este punto concuerdan con Harada *et al.*[215] y Kuo *et al.*[228], que simplemente observaron una tendencia a que en los tumores más pequeños el *p27Kip1* se encuentre sobreexpresado. Por nuestra parte, hemos encontrado diferencias estadísticamente significativas, al registrar que los tumores T1 tienen expresión positiva de *p27Kip1* mientras que los tumores T4 tienen mayor porcentaje de tumores con expresión negativa (p=0,020).

La presencia de metástasis ganglionares es un factor clínico-patológico que está relacionado con un peor pronóstico, de este modo, sería importante hallar la relación entre la silenciación del *p27Kip1* y la aparición de metástasis ganglionares. En la mayoría de los estudios publicados se observa que los pacientes con estatus ganglionar positivo presentan niveles de expresión más bajos del *p27Kip1* [208,212,214,217]. Por otro lado, en los trabajos en los que se observaron resultados contrarios, éstos no fueron estadísticamente significativos [186,207]. En nuestros resultados no se registran diferencias significativas, pero la muestra de tumores para el estudio de la expresión de *p27Kip1* no es representativa al contar unicamente con 2 tumores con afectación ganglionar.

La existencia de recidiva también fue analizada, así Monteiro *et al.*[221] y Perisanidis *et al.*[222] analizaron el riesgo de aparición de recidiva y no observaron diferencias entre tumores con distinta expresión del *p27Kip1*. Cansonieri *et al.* [78] observaron menor positividad de la expresión de *p27Kip1* en los tumores con recidiva, pero sin diferencias estadísticamente significativas. Con respecto al tiempo de aparición de la recidiva, Venkatesan *et al.* [210] observaron que en los pacientes con tumores con baja expresión de *p27Kip1* registraron una media de 324 días, significativamente inferior a los pacientes con alta expresión. En nuestra muestra registramos medias de expresión muy similares en los dos grupos y en el análisis semicuantitativo también observamos una distribución similar.

Con respecto a la supervivencia, los resultados son controvertidos [70,71,186,198,205,208,210,211,213,214,220,222,223,225]. En la mayoría de los tumores sólidos la silenciación de la expresión del *p27Kip1* está relacionada con una disminución de la tasa de supervivencia a 5 años. En el COCE, la mayoría de los autores también reportan lo mismo, algunos de ellos con diferencias estadísticamente significativas [70,76,186,208,211,213,220]. Otros autores registran mejor supervivencia en los tumores con expresión negativa del *p27Kip1* pero sin significación estadística[198,205,221,223]. En nuestro estudio observamos que los tumores con peor pronóstico serían los tumores con *p27Kip1* positivo; aunque nuestros resultados tampoco fueron estadísticamente significativos.

5.6 Expresión de Ciclina D1

Los resultados de la expresión de la Ciclina D1 en el COCE muestran valores muy variables entre los distintos autores, con resultados de sobreexpresión que varían entre el 17,1% y el 80%[119,202,228-241]. En términos de patrón de expresión, la mayoría de los autores registran expresión nuclear[119,228-238,241], pero algunos observan expresión nuclear y citoplasmática[202,239,240]. Nuestros resultados constatan una expresión de Ciclina D1 nuclear y con un porcentaje de positividad del 36,8.

En relación con la edad en la fecha de diagnóstico, no existen referencias de la existencia de diferencias significativas[119,202,228-241], particularmente hemos registrado valores de expresión media muy similares entre pacientes con más y con menos de 55 años y, en términos de distribución de tumores con expresión negativa y positiva de Ciclina D1, los resultados también fueron muy similares.

Analizando la expresión de Ciclina D1 según el sexo, tampoco están descritas en la literatura diferencias significativas[119,202,228-241] y no fueron constatadas en nuestro estudio.

En cuanto al consumo de tabaco existe limitada literatura disponible, no constatando diferencias estadísticamente significativas [119,202,228-241]. Por nuestra parte hemos observado que los pacientes fumadores tienen mayor porcentaje de tumores con expresión positiva de Ciclina D1 (66,7%), en comparación con los pacientes ex-fumadores (13,3%) y los pacientes no fumadores (42,9%), y estas diferencias resultaron estadísticamente significativas. En relación al consumo de alcohol no encontramos diferencias significativas, al igual que los autores referenciados[119,202,228-241].

En términos de localización tumoral resulta complicado comparar las distintas localizaciones anatómicas, pero se ha observado que los tumores de lengua suelen manifestar con mayor frecuencia la sobreexpresión de Ciclina D1 que las demás localizaciones. Huang *et al.* registraron un 48% de tumores de lengua con sobreexpresión y un 23,6% de las demás localizaciones con expresión positiva (p=0,007)[240]. Particularmente hemos registrado valores contrarios, el 71,4% de los tumores de lengua tenían subexpresión de Ciclina D1, mientras que las demás localizaciones tenían una tasa de subexpresión del 58,3%.

En términos de diferenciación histológica, gran parte de los autores observaron que tumores poco diferenciados suelen tener la Ciclina D1 sobreexpresada. Miyamoto *et al.* registraron que el 77,7% de los tumores pobremente o moderadamente diferenciados tenían la Ciclina D1 sobreexpresada y que sólo el 42,8% de los tumores bien diferenciados tenían la Ciclina D1 sobreexpresada (p=0,039)[234]. En la misma línea, Huang *et al.* observaron que el 42% de los tumores pobre o moderadamente diferenciados tenían la Ciclina D1 sobreexpresada, frente al 29% de tumores bien diferenciados (p=0,031)[240]. Por otro lado, Vora *et al.* constataron los tumores pobremente diferenciados tenían un porcentaje de sobreexpresión menor, comparados con tumores bien o moderadamente diferenciados (p=0,031)[268]. Concretamente en nuestro estudio hemos registrado medias de expresión muy similares entre los distintos tipos de tumor según la diferenciación histológica y, en relación con la distribución de los tumores sobre y sub expresados, también observamos resultados similares entre los distintos grados de diferenciación.

El estadio clínico también muestra diferencias en la expresión en varios estudios en la literatura, estadios más avanzados suelen estar relacionados con la sobreexpresión de la Ciclina D1. Huang *et al.* observaron sobreexpresión de Ciclina D1 en el 40,4% de tumores avanzados, contra un 27,6% en tumores en estadios iniciales[240]. Zhang *et al.* observaron resultados idénticos en los que el 100% de los tumores en estadios avanzados presentaban sobreexpresión de Ciclina D1 (p=0,042)[243]. Nosotros registramos los mismos resultados e igualmente con diferencias estadísticamente significativas (p=0,023), observamos un porcentaje de 20% de sobreexpresión en los estadios iniciales y un 55,6% en los avanzados.

Con respecto al tamaño tumoral, Das *et al.* [238] observaron mayor número de tumores, un porcentaje del 78,1%, con Ciclina D1 sobreexpresada en tumores de mayor tamaño (T3 y T4), en comparación con tumores pequeños (T1 y T2), con un porcentaje del 38,5% con Ciclina D1 sobreexpresada, con diferencias significativas (p<0,01). Guimarães *et al.* registraron Ciclina D1 sobreexpresada en el 80% de los tumores T3 y T4 y úniccamente en el 46,7% en los tumores T1 y T2[242]. Mineta *et al.*[230] también observaron esta tendencia, pero no encontraron diferencias significativas. Por otro lado, Huang *et al.* registraron que el 33,3% de los tumores T3 y T4 presentan la Ciclina D1 sobreexpresada y que la tasa de sobreexpresión en los tumores T1 y T2 era del 40,3%, pero estas diferencias no fueron estadísticamente significativas (p=0,240)[240]. Específicamente en nuestro estudio tampoco hemos observado diferencias estadísticamente significativas.

En relación a la presencia de metástasis ganglionares, la mayoría de los autores observaron que tumores con metástasis cervicales suelen tener la Ciclina D1 sobreexpresada. Mineta *et al.* constataron que el 29% de los tumores con N(+) estaban sobreexpresados para la Ciclina D1 frente al 5% de los tumores con N(-) (p=0,016)[230]. Con resultados similares, Goto *et al.* observaron que el 50% de los tumores con presencia de metástasis ganglionares presentaban la Ciclina D1 sobreexpresada y que apenas el 21,7% de los tumores con ausencia de metástasis sobreexpresaba la Ciclina D1 (p=0,059)[232]. Vicente *et al.* obtuvieron resultados idénticos, el 35,7% de los tumores N(+) estaban sobreexpresados frente al 5% de los tumores N(-)[231]. Khan *et al.* observaron que el 90% de los tumores con más del 50% de células teñidas eran tumores con metástasis cervicales[241]. Igualmente Huang *et al.* registra esta tendencia pero sin diferencias significativas[240]. Por su parte, Kuo *et al.* observaron resultados contrarios pero sin concordancia estadística[228]. Posiblemente debido a la baja frecuencia de tumores con ganglios linfáticos cervicales invadidos en nuestra muestra no hemos registrado diferencias estadísticamente significativas.

Analizando la aparición de recidivas tumorales, Miyamoto *et al.* registraron mayor porcentaje de tumores con sobreexpresión de Ciclina D1 en los pacientes con recidivas (41,4%,) mientras que los pacientes sin recidiva sólo el 24,3% registraron expresión de Ciclina D1 aumentada (p= 0,020)[234]. Guimarães *et al.* observaron la misma tendencia, aunque sus resultados no fueron estadísticamente significativos[242]. En la misma línea en nuestro estudio no encontramos diferencias estadísticamente significativas, así el 32,0% de los pacientes sin recidiva tumoral registraron sobreexpresión de Cicliclina D1, frente al 46,2% de los pacientes con recidiva tumoral.

En términos del análisis de supervivencia, la sobreexpresión de la Ciclina D1 está relacionada con peor pronóstico en varios tumores sólidos. En el cáncer oral observamos la misma tendência, así Mineta *et al.* observaron que la supervivencia era estadísticamente (p=0,04) inferior en los tumores sobreexpresados (39%) comparados con los tumores subexpresados (62%)[230]. Goto *et al.* obtuvieron resultados con mayor significancia (p=0,025)[232]; en la misma línea, Mineta *et al.* observaron que la supervivencia a los 5 años era de 46,2% en los tumores con sobreexpresión de Ciclina D1, mientras que los tumores con subexpresión tuvieron una tasa de supervivencia de 77,7%[230]. Khan *et al.* obtuvieron resultados similares: los tumores con expresión fuertemente positiva mostraron tener peor pronóstico cuando se comparaban con los tumores moderadamente positivos (p=0,002) y con los tumores levemente positivos[241]. En la misma línea, Hafkamp *et al.*[269] observaron que los tumores fuertemente positivos para Ciclina D1 (con más del 50% de células teñidas) tenían peor pronóstico que los demás (p=0,028). En nuestro estudio y con el mismo *cut-off* de Hafkamp *et al.*, registramos resultados idénticos, pero no estadísticamente significativos (p=0,113), constatamos que los pacientes con sobreexpresión de Ciclina D1 tienen peor pronóstico[269].

5.7!Co-expresión genética

5.7.1!P16INK4A/p21Cip1

El *p16INK4a* y el *p21Cip1* son inhibidores de quinasas dependientes de Ciclina, pero pertenecen a familias distintas: el *p16INK4a* pertenece a la familia INK4 y tiene que ver con la inhibición en la formación de los complejos Ciclina D/CDK4, lo que se relaciona con el paso de la fase G0 a G1; mientras que el *p21Cip1* pertenece a la familia CIP/KIP y su papel fundamental es la inhibición de formación de complejos Ciclina/CDK2, que están involucrados en la replicación del ADN. Tal como hemos descrito anteriormente, la sub-expresión de estas proteínas se relaciona con un peor pronóstico y, así, es de esperar que la sub-expresión simultánea de estas proteínas traduzca un pronóstico todavía peor.

González-Moles *et al.* observaron que el 41,67% de los tumores estudiados presentaban expresión negativa de ambas proteínas, pero no encontraron ninguna diferencia significativa cuando lo asociaron a los parámetros clínico-patológicos, incluyendo recidiva o supervivencia.[130] Curiosamente, en nuestro estudio hemos registrado el mismo porcentaje de tumores con expresión negativa de ambas proteínas (41,67%) y tampoco observamos relación con ningún factor clínico-patológico analizado o la supervivencia.

5.7.2! P16INK4A/p27Kip1

El *p16INK4a* y el *p27Kip1*, del mismo modo que el *p16INK4a*
y el *p21Cip1*, son inhibidores de quinasas dependientes de
la Ciclina de familias distintas; el *p16INK4a* es de la misma
familia que el *p21Cip1*, la familia CIP/KIP. La pérdida de
expresión de estas proteínas está relacionada con peor
pronóstico y, así, se espera que suceda lo mismo con la
pérdida de expresión simultánea de ambas proteínas. No
hemos encontramos ningún estudio referenciado en la
literatura que analice la expresión simultánea de estas
proteínas. Sánchez-Beato *et al.* observaron que la
acumulación de eventos relacionada con la inactivación de
p16INK4a y *p27Kip1* llevan a un peor pronóstico en
linfomas de células B[270]. En nuestro caso hemos registrado
que cuando los tumores presentan expresión positiva de
p16INK4a, tienen gran probabilidad de tener expresión
positiva de *p27Kip1*. En lo que respecta a la comparación
con los factores clínico-patológicos analizados no existe
ninguna diferencia significativa.

5.7.3 *P16INK4A*/Ciclina D1

El *p16INK4a* y la Ciclina D1 tienen un papel fundamental en el control del ciclo celular y en el desarrollo de varios tipos de cánceres humanos, puesto que el paso de la fase G0 a G1 depende de la formación de los complejos Ciclina D/CDK4-6, que es inhibida por el *p16INK4a*. La sobreexpresión de Ciclina D1 y la subexpresión de *p16INK4a* están relacionadas con la aparición y el desarrollo del COCE. Bova *et al.* observaron que los tumores con expresión positiva de Ciclina D1 y negativa de *p16INK4a* presentan mayor riesgo de desarrollar recidivas, y que los tumores con expresión negativa de Ciclina D1 y expresión positiva de *p16INK4a* presentan menor riesgo de recidivas (p=0,008).[119] En nuestro estudio, todos los pacientes con expresión negativa de Ciclina D1 y expresión positiva de *p16INK4a* permanecieron sin ninguna recidiva durante el tiempo de seguimento no registrándose diferencias significativas entre los distintos tipos de tumores.

En lo relativo a la supervivencia, Bova *et al.* observaron la misma tendencia: los tumores con expresión positiva de Ciclina D1 y expresión negativa de *p16INK4a* tienen peor pronóstico (p=0,005) y ningún paciente con expresión negativa de Ciclina D1 y positiva de *p16INK4a* falleció[119]. Igualmente en nuestro estudio identificamos los tumores con expresión negativa de Ciclina D1 y expresión positiva de *p16INK4a* como los tumores de mejor pronóstico, registrándose unicamente un caso de fallecimiento. Previamente no se había comparado la co-expresión de *p16INK4a* y Ciclina D1 con los factores clínico-patológicos, hemos observado en nuestro estudio que la expresión negativa de *p16INK4a* y expresión positiva de Ciclina D1 está relacionada con tumores en estadios iniciales (p=0,029).

5.7.4 P21CIP1/p27Kip1

El *p21Cip1* y el *p27Kip1* son inhibidores de la familia CIP/KIP cuya función es detener la replicación de ADN que inhibe la proliferación celular. Tal como hemos descrito anteriormente, la pérdida de expresión de estas proteínas está relacionada con peor pronóstico en el COCE. En términos de correlación entre la expresión del *p21Cip1* y del *p27Kip1*, los resultados presentes en la literatura no son muy claros. Choi *et al.* [198] encontraron una tendencia de correlación inversa (p=0,08), aunque no observaron ninguna relación con parámetros clínico-patológicos. Zhang *et al.*[223] obtuvieron una correlación entre la expresión de ambos genes estadísticamente significativa a través del *análisis de Pearson*. Filies *et al.*[70] no observaron ningún resultado exacto a través del *modelo de regresión Cox*. Kapranos *et al.*[71], analizando tumores de la cavidad oral y de laringe al mismo tiempo, tampoco hallaron correlación de la expresión de estos genes, ni registraron diferencias en la supervivencia en las cuatro posibles combinaciones de la expresión. Por nuestra parte tampoco hemos registrado ninguna asociación entre la expresión de estas dos proteínas. En la comparación con los factores clínico-patológicos, constatamos con respecto al tamaño tumoral (*Chi-cuadrado de Pearson* con p=0,011 confirmado con *Razón de verosimilitudes* con p=0,023) que la mayoría de los tumores con expresión positiva de ambas proteínas y con expresión negativa de ambas proteínas suele tener tamaño tumoral T1 o T2. En el análisis de supervivencia no observamos diferencias significativas.

5.7.5! *P21CIP1*/Ciclina D1

El *p21Cip1* es uno dos los responsables de la inhibición de los complejos Ciclina/CDK2, que están implicados en la frenada de la replicación del ADN, así, en teoría, la pérdida de expresión de *p21Cip1* y la sobreexpresión de Ciclina D1 daría lugar a una proliferación celular descontrolada, originando tumores mayores y con peor pronóstico. Nemes *et al.* observaron una correlación entre la expresión de *p21Cip1* y de Ciclina D1: cuando la Ciclina D1 es positiva, la mayoría de los tumores presenta el *p21Cip1* positivo y, cuando la Ciclina D1 es negativa, la mayoría de los tumores presenta el *p21Cip1* negativo, pero no comparan estos subtipos de tumores con factores clínico-patológicos ni con la supervivencia[177]. Específicamente en nuestro estudio hemos encontrado resultados similares en lo que respecta a la correlación de estas proteínas: cuando la expresión de Ciclina D1 es positiva, la expresión de *p21Cip1* también es positiva y, cuando la expresión de Ciclina D1 es negativa, la expresión de *p21Cip1* también es negativa (*Chi-cuadrado de Pearson* con p=0,010 confirmado con *Razón de verosimilitudes* con p=0,010).

5.7.6 *P27KIP1*/Ciclina D1

La sobreexpresión de las ciclinas se acepta que está relacionada con el estadio tumoral, la diferenciación histológica del tumor y la presencia de metástasis ganglionares, lo que afecta al pronóstico de pacientes en términos de supervivencia y de tiempo libre de recidiva. Pignataro *et al.*[226] estudiaron la correlación de expresión del p27kip1 y de la Ciclina D1, en tumores de cabeza y cuello, observando una correlación inversa: la mayoría de los tumores que presentan expresión positiva del *p27Kip1*, presentaron expresión negativa de la Ciclina D1 y los tumores con expresión positiva de la Ciclina D1, presentaron expresión negativa del *p27Kip1*. Por otro lado, además constataron que los tumores Ciclina D1+/*P27KIP1-* tienen peor pronóstico y los tumores Ciclina D1-/*p27Kip1+* mejor pronóstico, en términos de supervivencia (p=0,0015) y de tiempo libre de recidiva (p=0,0001). Rodolico *et al.* [218] observaron como los tumores con sobreexpresión de la Ciclina D1 y con subexpresión del *p27Kip1* están relacionados con la aparición de metástasis ganglionares en pacientes con carcinomas de células escamosas del labio inferior. Kuropkat *et al.*[188] no encontraron asociación entre la expresión de la Ciclina D1 y tiempo libre de recidiva considerando también la expresión del *p27Kip1*.

Por su parte, Fujieda *et al.*[205] obtuvieron resultados que, aunque estadísticamente significativos, son contradictorios con la literatura y con las teorías de regulación del ciclo celular [188,218,226,227]: al registrar que los tumores con expresión positiva de la Ciclina D1 presentaban un porcentaje de células teñidas por el anticuerpo del *p27Kip1* mayor que los tumores con expresión negativa de la Ciclina D1 (42,7 ± 31,9 vs 25,2 ± 29,3 con p=0,001).

El análisis de nuestros resultados determina que en los tumores con expresión positiva de *p27Kip1*, la expresión de la Ciclina D1 suele ser negativa en estadios iniciales y positiva en estadios avanzados (*Chi-cuadrado de Pearson* con p=0,043 confirmado con *Razón de verosimilitudes* con p=0,022). Constatamos igualmente que los tumores con expresión de *p27Kip1* negativa y expresión de *p21Cip1* positiva se encuentran en estadio IV, aunqueestos resultados no fueron estadísticamente significativo. (p=0,060). También encontramos diferencias con respecto al tamaño tumoral (*Chi-cuadrado de Pearson* con p=0,004 confirmado con *Razón de verosimilitudes* con p=0,019):

verificamos que la mayoría de los tumores con expresión negativa de *p27Kip1* y expresión positiva de Ciclina D1 son T3 y T4.

En el análisis de supervivencia observamos diferencias estadísticamente significativas (*Log Rank*= 0,034): los tumores con expresión negativa de ambos genes tienen mejor pronóstico, mientras que en los tumores con expresión negativa de *p27Kip1* y expresión positiva de Ciclina D1 el pronóstico es peor.

6 IDEAS CLAVE

1-! El estudio morfológico de los tumores a través del diagnóstico histopatológico proporciona una información incompleta de los cambios neoplásicos siendo fundamental el estudio inmunohistoquímico en el COCE.

2-! La determinación cuantitativa de *p16INK4aINK4a* estandariza y facilita su análisis, así, la expresión de *p16INK4aINK4a* se reduce a medida que avanza el estadio tumoral y, en el modelo multivariante de supervivencia, es una covariable estadísticamente significativa, incrementándose el riesgo de muerte con su subexpresión.

3-! Existe un porcentaje de metilación de 55,6%, sin relación estadisticamente significativa con los parámetros clínico-patológicos analizados del COCE.

4-! El papel de *p21Cip1Waf1/CIP1* y su relación con el COCE y las variables clínico-patológicas no se han determinado aunque podría presentar valor diagnóstico, pronóstico y terapéutico en COCE.

5-! La expresión negativa de *p27Kip1* está asociada a tumores de mayor dimensión, registrándose una tendencia a peor pronóstico.

6-! Los tumores con sobreexpresión de Ciclina D1 están relacionados con tumores en estadios avanzados.

7-! La co-expresión de p27Kip1(-)/ciclina D1(+) está relacionada con una supervivencia reducida.

7 REFERENCIAS BIBLIOGRÁFICAS

1. Warnakulasuriya S. Global epidemiology of oral and oropharyngeal cancer. *Oral Oncol.* 2009;45(4-5):309-316.

2. Warnakulasuriya S. Living with oral cancer: Epidemiology with particular reference to prevalence and life-style changes that influence survival. *Oral Oncol.* 2010;46(6):407-410.

3. Pérez-Ordóñez B, Beauchemin M, Jordan RC. Molecular biology of squamous cell carcinoma of the head and neck. *J Clin Pathol.* 2006;59(5):445-453.

4. Todd R, Hinds PW, Munger K, et al. Cell cycle dysregulation in oral cancer. *Crit Rev Oral Biol Med.* 2002;13(1):51-61.

5. Tapia JL, Goldberg LJ. The challenges of defining oral cancer: Analysis of an ontological approach. *Head Neck Pathol.* 2011;5(4):376-384.

6. Franceschi S, Bidoli E, Herrero R, Munoz N. Comparison of cancers of the oral cavity and pharynx worldwide: Etiological clues. *Oral Oncol.* 2000;36(1):106-115.

7. Menegoz F, Lesec'H JM, Rame JP, et al. Lip, oral cavity and pharynx cancers in france: Incidence, mortality and

trends (period 1975-1995). *Bull Cancer*. 2002;89(4):419-429.

8. Yako-Suketomo H, Matsuda T. Comparison of time trends in lip, oral cavity and pharynx cancer mortality (1990-2006) between countries based on the WHO mortality database. *Jpn J Clin Oncol*. 2010;40(11):1118-1119.

9. Arotiba GT, Ladeinde AL, Oyeneyin JO, Nwawolo CC, Banjo AA, Ajayi OF. Malignant orofacial neoplasms in lagos, nigeria. *East Afr Med J*. 2006;83(3):62-68.

10. Idris A, Vani N, Saleh S, et al. Relative frequency of oral malignancies and oral precancer in the biopsy service of jazan province, 2009-2014. *Asian Pac J Cancer Prev*. 2016;17(2):519-525.

11. Gilyoma JM, Rambau PF, Masalu N, Kayange NM, Chalya PL. Head and neck cancers: A clinico-pathological profile and management challenges in a resource-limited setting. *BMC Res Notes*. 2015;8:772-015-1773-9.

12. Dixit S, Upadhyaya C, Humagain M, Srii R, Marla V. Clinico-histopathological survey of head and neck

cancer at tertiary health care centre -dhulikhel hospital. *Kathmandu Univ Med J (KUMJ)*. 2016;14(54):167-171.

13. Petti S, Masood M, Scully C. The magnitude of tobacco smoking-betel quid chewing-alcohol drinking interaction effect on oral cancer in south-east asia. A meta-analysis of observational studies. *PLoS One*. 2013;8(11):e78999.

14. Rahman M, Sakamoto J, Fukui T. Calculation of population attributable risk for bidi smoking and oral cancer in south asia. *Prev Med*. 2005;40(5):510-514.

15. Black RJ, Bray F, Ferlay J, Parkin DM. Cancer incidence and mortality in the european union: Cancer registry data and estimates of national incidence for 1990. *Eur J Cancer*. 1997;33(7):1075-1107.

16. Conway DI, Stockton DL, Warnakulasuriya KA, Ogden G, Macpherson LM. Incidence of oral and oropharyngeal cancer in united kingdom (1990-1999) -- recent trends and regional variation. *Oral Oncol*. 2006;42(6):586-592.

17. Bray F, Ren JS, Masuyer E, Ferlay J. Global estimates of cancer prevalence for 27 sites in the adult population in 2008. *Int J Cancer*. 2013;132(5):1133-1145.

18. Llewellyn CD, Linklater K, Bell J, Johnson NW, Warnakulasuriya S. An analysis of risk factors for oral cancer in young people: A case-control study. *Oral Oncol.* 2004;40(3):304-313.

19. Llewellyn CD, Johnson NW, Warnakulasuriya S. Factors associated with delay in presentation among younger patients with oral cancer. *Oral Surg Oral Med Oral Pathol Oral Radiol Endod.* 2004;97(6):707-713.

20. Llewellyn CD, Johnson NW, Warnakulasuriya KA. Risk factors for squamous cell carcinoma of the oral cavity in young people--a comprehensive literature review. *Oral Oncol.* 2001;37(5):401-418.

21. Ibayashi H, Pham TM, Fujino Y, et al. Estimation of premature mortality from oral cancer in japan, 1995 and 2005. *Cancer Epidemiol.* 2011;35(4):342-344.

22. Edwards DM, Jones J. Incidence of and survival from upper aerodigestive tract cancers in the U.K.: The influence of deprivation. *Eur J Cancer.* 1999;35(6):968-972.

23. Shiboski CH, Schmidt BL, Jordan RC. Tongue and tonsil carcinoma: Increasing trends in the U.S. population ages 20-44 years. *Cancer*. 2005;103(9):1843-1849.

24. Warnakulasuriya S, Johnson NW, van der Waal I. Nomenclature and classification of potentially malignant disorders of the oral mucosa. *J Oral Pathol Med*. 2007;36(10):575-580.

25. Lars S. Molecular genetics of oral cancer. *eLS*. 2014.

26. Spiro RH, Guillamondegui O,Jr, Paulino AF, Huvos AG. Pattern of invasion and margin assessment in patients with oral tongue cancer. *Head Neck*. 1999;21(5):408-413.

27. Sessions DG, Spector GJ, Lenox J, Haughey B, Chao C, Marks J. Analysis of treatment results for oral tongue cancer. *Laryngoscope*. 2002;112(4):616-625.

28. Hicks WL,Jr, Loree TR, Garcia RI, et al. Squamous cell carcinoma of the floor of mouth: A 20-year review. *Head Neck*. 1997;19(5):400-405.

29. Sessions DG, Spector GJ, Lenox J, et al. Analysis of treatment results for floor-of-mouth cancer. *Laryngoscope*. 2000;110(10 Pt 1):1764-1772.

30. Li PY, Auyeung L, Huang SC. Squamous cell carcinoma of the mandibular gingiva. *Chang Gung Med J.* 2004;27(10):777-781.

31. Zain RB, Ikeda N, Gupta PC, et al. Oral mucosal lesions associated with betel quid, areca nut and tobacco chewing habits: Consensus from a workshop held in kuala lumpur, malaysia, november 25-27, 1996. *J Oral Pathol Med.* 1999;28(1):1-4.

32. Ayad T, Guertin L, Soulieres D, Belair M, Temam S, Nguyen-Tan PF. Controversies in the management of retromolar trigone carcinoma. *Head Neck.* 2009;31(3):398-405.

33. Genden EM, Ferlito A, Shaha AR, Rinaldo A. Management of cancer of the retromolar trigone. *Oral Oncol.* 2003;39(7):633-637.

34. Genden EM, Ferlito A, Scully C, Shaha AR, Higgins K, Rinaldo A. Current management of tonsillar cancer. *Oral Oncol.* 2003;39(4):337-342.

35. Pérez-Sayáns M, Somoza-Martín JM, Barros-Angueira F, Reboiras-López MD, Gándara Rey JM, García-García A. Genetic and molecular alterations associated with oral

squamous cell cancer (review). *Oncol Rep.* 2009;22(6):1277-1282.

36. Marron M, Boffetta P, Zhang ZF, et al. Cessation of alcohol drinking, tobacco smoking and the reversal of head and neck cancer risk. *Int J Epidemiol.* 2010;39(1):182-196.

37. Feller L, Chandran R, Khammissa RA, Meyerov R, Lemmer J. Alcohol and oral squamous cell carcinoma. *SADJ.* 2013;68(4):176-180.

38. Marshall JR, Boyle P. Nutrition and oral cancer. *Cancer Causes Control.* 1996;7(1):101-111.

39. Filomeno M, Bosetti C, Garavello W, et al. The role of a mediterranean diet on the risk of oral and pharyngeal cancer. *Br J Cancer.* 2014;111(5):981-986.

40. Meyer MS, Joshipura K, Giovannucci E, Michaud DS. A review of the relationship between tooth loss, periodontal disease, and cancer. *Cancer Causes Control.* 2008;19(9):895-907.

41. Yao QW, Zhou DS, Peng HJ, Ji P, Liu DS. Association of periodontal disease with oral cancer: A meta-analysis. *Tumour Biol.* 2014;35(7):7073-7077.

42. Gall F, Colella G, Di Onofrio V, Rossiello R, Angelillo IF, Liguori G. Candida spp. in oral cancer and oral precancerous lesions. *New Microbiol*. 2013;36(3):283-288.

43. Bakri MM, Cannon RD, Holmes AR, Rich AM. Detection of candida albicans ADH1 and ADH2 mRNAs in human archival oral biopsy samples. *J Oral Pathol Med*. 2014;43(9):704-710.

44. D'Souza G, Kreimer AR, Viscidi R, et al. Case-control study of human papillomavirus and oropharyngeal cancer. *N Engl J Med*. 2007;356(19):1944-1956.

45. Sand L, Jalouli J. Viruses and oral cancer. is there a link? *Microbes Infect*. 2014;16(5):371-378.

46. Larsson LG, Sandstrom A, Westling P. Relationship of plummer-vinson disease to cancer of the upper alimentary tract in sweden. *Cancer Res*. 1975;35(11 Pt. 2):3308-3316.

47. Michalek AM, Mahoney MC, McLaughlin CC, Murphy D, Metzger BB. Historical and contemporary correlates of syphilis and cancer. *Int J Epidemiol*. 1994;23(2):381-385.

48. Tseng CH. Oral cancer in taiwan: Is diabetes a risk factor? *Clin Oral Investig*. 2013;17(5):1357-1364.

49. Sarode GS, Batra A, Sarode SC, Yerawadekar S, Patil S. Oral cancer-related inherited cancer syndromes: A comprehensive review. *J Contemp Dent Pract*. 2016;17(6):504-510.

50. Edge SB, Compton CC. The american joint committee on cancer: The 7th edition of the AJCC cancer staging manual and the future of TNM. *Ann Surg Oncol*. 2010;17(6):1471-1474.

51. van der Waal I. Are we able to reduce the mortality and morbidity of oral cancer; some considerations. *Med Oral Patol Oral Cir Bucal*. 2013;18(1):e33-7.

52. Baykul T, Yilmaz HH, Aydin U, Aydin MA, Aksoy M, Yildirim D. Early diagnosis of oral cancer. *J Int Med Res*. 2010;38(3):737-749.

53. Alho OP, Teppo H, Mantyselka P, Kantola S. Head and neck cancer in primary care: Presenting symptoms and the effect of delayed diagnosis of cancer cases. *CMAJ*. 2006;174(6):779-784.

54. Brocklehurst PR, Baker SR, Speight PM. Oral cancer screening: What have we learnt and what is there still to achieve? *Future Oncol.* 2010;6(2):299-304.

55. Prieto I, Prieto A, Bascones A. Cancer oral. *Medicina Clínica (Ed.impresa).* 2006;127(7):258-264.

56. Omura K. Current status of oral cancer treatment strategies: Surgical treatments for oral squamous cell carcinoma. *Int J Clin Oncol.* 2014;19(3):423-430.

57. Kowalski LP, Sanabria A. Elective neck dissection in oral carcinoma: A critical review of the evidence. *Acta Otorhinolaryngol Ital.* 2007;27(3):113-117.

58. García V, González M, Bascones A. Bases moleculares del cáncer oral. revisión bibliográfica. *Avances Odontoestomatología.*2005;21(6):287-295.

59. Lewin B, ed. *Ciclo de la célula y regulación del crecimiento.* 7ª ed. Madrid: Ed. Genes; 2001.

60. Pérez-Sayáns M, Suárez-Peñaranda JM, Gayoso-Diz P, Barros-Angueira F, Gándara-Rey JM, García-García A. p16INK4a(INK4a)/CDKN2 expression and its relationship with oral squamous cell carcinoma is our current knowledge enough? *Cancer Lett.* 2011;306(2):134-141.

61. Singhi AD, Westra WH. Comparison of human papillomavirus in situ hybridization and p16INK4a immunohistochemistry in the detection of human papillomavirus-associated head and neck cancer based on a prospective clinical experience. *Cancer.* 2010;116(9):2166-2173.

62. Zhao Y, Zhang S, Fu B, Xiao C. Abnormalities of tumor suppressor genes P16INK4A and P15 in primary maxillofacial squamous cell carcinomas. *Cancer Genet Cytogenet.* 1999;112(1):26-33.

63. Ghosh A, Ghosh S, Maiti GP, et al. SH3GL2 and CDKN2A/2B loci are independently altered in early dysplastic lesions of head and neck: Correlation with HPV infection and tobacco habit. *J Pathol.* 2009;217(3):408-419.

64. Bates S, Phillips AC, Clark PA, et al. p14ARF links the tumour suppressors RB and p53. *Nature.* 1998;395(6698):124-125.

65. Kresty LA, Mallery SR, Knobloch TJ, et al. Alterations of p16INK4a(INK4a) and p14(ARF) in patients with severe oral epithelial dysplasia. *Cancer Res.* 2002;62(18):5295-5300.

66. Shintani S, Nakahara Y, Mihara M, Ueyama Y, Matsumura T. Inactivation of the p14(ARF), p15(INK4B) and p16INK4a(INK4A) genes is a frequent event in human oral squamous cell carcinomas. *Oral Oncol*. 2001;37(6):498-504.

67. Timmermann S, Hinds PW, Munger K. Re-expression of endogenous p16INK4aink4a in oral squamous cell carcinoma lines by 5-aza-2'-deoxycytidine treatment induces a senescence-like state. *Oncogene*. 1998;17(26):3445-3453.

68. Gedlicka C, Hager G, Weissenbock M, et al. 1,25(OH)2Vitamin D3 induces elevated expression of the cell cycle inhibitor p18 in a squamous cell carcinoma cell line of the head and neck. *J Oral Pathol Med*. 2006;35(8):472-478.

69. Pérez-Sayáns M, Suárez-Peñaranda JM, Gayoso-Diz P, Barros-Angueira F, Gándara-Rey JM, García-García A. The role of p21Cip1Waf1/CIP1 as a cip/kip type cell-cycle regulator in oral squamous cell carcinoma (review). *Med Oral Patol Oral Cir Bucal*. 2013;18(2):e219-25.

70. Fillies T, Woltering M, Brandt B, et al. Cell cycle regulating proteins p21Cip1 and p27Kip1 in prognosis of oral squamous cell carcinomas. *Oncol Rep*. 2007;17(2):355-359.

71. Kapranos N, Stathopoulos GP, Manolopoulos L, et al. P53, P21CIP1 and P27KIP1 protein expression in head and neck cancer and their prognostic value. *Anticancer Res*. 2001;21(1B):521-528.

72. Sherr CJ. G1 phase progression:Cycling on cue. *Cell*. 1994;79(4):551-555.

73. Lai S, Goepfert H, Gillenwater AM, Luna MA, El-Naggar AK. Loss of imprinting and genetic alterations of the cyclin-dependent kinase inhibitor p57KIP2 gene in head and neck squamous cell carcinoma. *Clin Cancer Res*. 2000;6(8):3172-3176.

74. Fan GK, Chen J, Ping F, Geng Y. Immunohistochemical analysis of P57(kip2), p53 and hsp60 expressions in premalignant and malignant oral tissues. *Oral Oncol*. 2006;42(2):147-153.

75. Schoelch ML, Regezi JA, Dekker NP, et al. Cell cycle proteins and the development of oral squamous cell carcinoma. *Oral Oncol.* 1999;35(3):333-342.

76. Shintani S, Mihara M, Nakahara Y, et al. Expression of cell cycle control proteins in normal epithelium, premalignant and malignant lesions of oral cavity. *Oral Oncol.* 2002;38(3):235-243.

77. Li W, Thompson CH, O'Brien CJ, et al. Human papillomavirus positivity predicts favourable outcome for squamous carcinoma of the tonsil. *Int J Cancer.* 2003;106(4):553-558.

78. Canzonieri V, Barzan L, Franchin G, et al. Alteration of G1/S transition regulators influences recurrences in head and neck squamous carcinomas. *J Cell Physiol.* 2012;227(1):233-238.

79. Kudo Y, Kitajima S, Ogawa I, Miyauchi M, Takata T. Down-regulation of cdk inhibitor p27Kip1 in oral squamous cell carcinoma. *Oral Oncol.* 2005;41(2):105-116.

80. Castañeda D, González P, Ortega M, Torres H. Proteína p53: Sinais e o papel no processo de

carcinogênese. *Rev.Cir.Traumatol.Buco-Maxilo-Fac.* 2007;7(2):14-21.

81. Vairaktaris E, Spyridonidou S, Papakosta V, et al. The hamster model of sequential oral oncogenesis. *Oral Oncol.* 2008;44(4):315-324.

82. González-Moles MA, Ruíz-Ávila I, Martínez JA, et al. P21CIP1WAF1/CIP1 protein and tongue cancer prognosis. *Anticancer Res.* 2004;24(5B):3225-3231.

83. Pardee AB. G1 events and regulation of cell proliferation. *Science.* 1989;246(4930):603-608.

84. Grander D. How do mutated oncogenes and tumor suppressor genes cause cancer? *Med Oncol.* 1998;15(1):20-26.

85. Diniz-Freitas M. *Carcinoma oral de células escamosas: Evaluación pronóstica de variables clínicas, histológicas e inmunohistoquímicas [tesis doctoral].* [PhD]. ; 2005 Santiago de Compostela.

86. Hall PA, Woods AL. Immunohistochemical markers of cellular proliferation: Achievements, problems and prospects. *Cell Tissue Kinet.* 1990;23(6):505-522.

87. Binelfa L, García J. Bases genéticas y moleculares del cáncer/2a. parte. *Gaceta Mexicana de Oncología Sociedad Mexicana de Oncología.* 2005;4(3):76-81.

88. Suzuki D, Griffiths A, Miller J, Lewontin R, eds. *An introduction to genetic analysis.* 4th ed. Columbia: Hardcover; 1986.

89. Otero E. *Validación y estudio de la implicación de los genes ADRBK2, ADRB1, ADRA2B, AXIN 2, ATP6V1C1 y ATP6V0E, en el carcinoma oral de células escamosas mediante PCR cuantitativa en tiempo real [tesis doctoral].* [PhD]. ; 2006 Santiago de Compostela.

90. Preuss SF, Weinell A, Molitor M, et al. Nuclear survivin expression is associated with HPV-independent carcinogenesis and is an indicator of poor prognosis in oropharyngeal cancer. *Br J Cancer.* 2008;98(3):627-632.

91. Robbins S, Cotran R, Kumar V, eds. *Patología estructural y funcional.* 7ª ed. México: Nueva Editorial Interamericana; 2005.

92. Trapero J, Sánchez J, Durán M, Sánchez B, Gutiérrez J, Martínez A.

Marcadores de senescencia celular en cáncer y precáncer oral. *Av.Odontoestomatol.* 2008;24(1):69-80.

93. Andreu GP HR. Senescencia celular y envejecimiento. *Rev. Cubana Invest. Biomed.* 2003;22(3):204-212.

94. Choi S, Myers JN. Molecular pathogenesis of oral squamous cell carcinoma: Implications for therapy. *J Dent Res*. 2008;87(1):14-32.

95. Kupferman ME, Myers JN. Molecular biology of oral cavity squamous cell carcinoma. *Otolaryngol Clin North Am*. 2006;39(2):229-247.

96. Binelfa L, García J. Bases genéticas y moleculares del cáncer/1a. parte. *Gaceta Mex.Oncol Soc.Mex.Oncol.* 2005;4(2):42-47.

97. Kinzler KW, Vogelstein B. Cancer-susceptibility genes. gatekeepers and caretakers. *Nature.* 1997;386(6627):761, 763.

98. Yen CY, Liu SY, Chen CH, et al. Combinational polymorphisms of four DNA repair genes XRCC1, XRCC2, XRCC3, and XRCC4 and their association with

oral cancer in taiwan. *J Oral Pathol Med.* 2008;37(5):271-277.

99. Cedeño F TP. Angiogénesis en lesiones premalignas y malignas de la mucosa bucal.*Acta Odontol.Venez.* 2005;43(2):108-112.

100. Meza J, Montaño A, Aguayo A. Bases moleculares del cáncer. *Rev.Invest.Clín.* 2006;58(1):56-70.

101. Macluskey M, Baillie R, Morrow H, Schor SL, Schor AM. Extraction of RNA from archival tissues and measurement of thrombospondin-1 mRNA in normal, dysplastic, and malignant oral tissues. *Br J Oral Maxillofac Surg.* 2006;44(2):116-123.

102. Ferrara N, Gerber HP, LeCouter J. The biology of VEGF and its receptors. *Nat Med.* 2003;9(6):669-676.

103. Ferrara N, Davis-Smyth T. The biology of vascular endothelial growth factor. *Endocr Rev.* 1997;18(1):4-25.

104. Gupta K, Kshirsagar S, Li W, et al. VEGF prevents apoptosis of human microvascular endothelial cells via opposing effects on MAPK/ERK and SAPK/JNK signaling. *Exp Cell Res.* 1999;247(2):495-504.

105. Sugerman PB, Savage NW. Current concepts in oral cancer. *Aust Dent J*. 1999;44(3):147-156.

106. Yamamoto E, Miyakawa A, Kohama G. Mode of invasion and lymph node metastasis in squamous cell carcinoma of the oral cavity. *Head Neck Surg*. 1984;6(5):938-947.

107. Fidler IJ. Tumor heterogeneity and the biology of cancer invasion and metastasis. *Cancer Res*. 1978;38(9):2651-2660.

108. Germanov E, Berman JN, Guernsey DL. Current and future approaches for the therapeutic targeting of metastasis (review). *Int J Mol Med*. 2006;18(6):1025-1036.

109. Arvelo F PM. Aspectos moleculares y celulares de la metástasis cancerosa. *Acta Cient.Venez*. 2001;52:304-312.

110. Rodríguez L, Jurado F, Reyes J. La proteólisis en la invasión y metástasis de la célula tumoral. *Rev.Inst.Nal.Cancerol*. 2000;46(1):33-46.

111. Williams HK. Molecular pathogenesis of oral squamous carcinoma. *Mol Pathol*. 2000;53(4):165-172.

112. Neppelberg E, Johannessen A. DNA content, cyclooxygenase-2 expression and loss of E-cadherin expression do not predict risk of malignant transformation in oral lichen planus. *Eur. Arch.Otorhinolaryngol.* 2007;264(10):1223-30.

113. Smith ME, Pignatelli M. The molecular histology of neoplasia: The role of the cadherin/catenin complex. *Histopathology.* 1997;31(2):107-111.

114. Ai L, Stephenson KK, Ling W, et al. The p16INK4a (CDKN2a/INK4a) tumor-suppressor gene in head and neck squamous cell carcinoma: A promoter methylation and protein expression study in 100 cases. *Mod Pathol.* 2003;16(9):944-950.

115. Pande P, Mathur M, Shukla NK, Ralhan R. pRb and p16INK4a protein alterations in human oral tumorigenesis. *Oral Oncol.* 1998;34(5):396-403.

116. Gologan O, Barnes EL, Hunt JL. Potential diagnostic use of p16INK4aINK4A, a new marker that correlates with dysplasia in oral squamoproliferative lesions. *Am J Surg Pathol.* 2005;29(6):792-796.

117. Paradiso A, Ranieri G, Stea B, et al. Altered p16INK4aINK4a and fhit expression in carcinogenesis and progression of human oral cancer. *Int J Oncol.* 2004;24(2):249-255.

118. Chen Q, Luo G, Li B, Samaranayake LP. Expression of p16INK4a and CDK4 in oral premalignant lesions and oral squamous cell carcinomas: A semi-quantitative immunohistochemical study. *J Oral Pathol Med.* 1999;28(4):158-164.

119. Bova RJ, Quinn DI, Nankervis JS, et al. Cyclin D1 and p16INK4aINK4A expression predict reduced survival in carcinoma of the anterior tongue. *Clin Cancer Res.* 1999;5(10):2810-2819.

120. Nakahara Y, Shintani S, Mihara M, Kiyota A, Ueyama Y, Matsumura T. Alterations of rb, p16INK4a(INK4A) and cyclin D1 in the tumorigenesis of oral squamous cell carcinomas. *Cancer Lett.* 2000;160(1):3-8.

121. Kim HS, Chung WB, Hong SH, et al. Inactivation of p16INK4aINK4a in primary tumors and cell lines of head and neck squamous cell carcinoma. *Mol Cells.* 2000;10(5):557-565.

122. Yoneda K, Yamamoto T, Osaki T. P53- and P21CIP1-independent apoptosis of squamous cell carcinoma cells induced by 5-fluorouracil and radiation. *Oral Oncol*. 1998;34(6):529-537.

123. Yakushiji T, Noma H, Shibahara T, et al. Analysis of a role for p16INK4a/CDKN2 expression and methylation patterns in human oral squamous cell carcinoma. *Bull Tokyo Dent Coll*. 2001;42(3):159-168.

124. Huang MJ, Yeh KT, Shih HC, et al. The correlation between CpG methylation and protein expression of P16INK4A in oral squamous cell carcinomas. *Int J Mol Med*. 2002;10(5):551-554.

125. Tokman B, Gultekin SE, Sezer C, Alpar R. The expression of p53, p16INK4a proteins and prevalence of apoptosis in oral squamous cell carcinoma. correlation with mode of invasion grading system. *Saudi Med J*. 2004;25(12):1922-1930.

126. Jayasurya R, Sathyan KM, Lakshminarayanan K, et al. Phenotypic alterations in rb pathway have more prognostic influence than p53 pathway proteins in oral carcinoma. *Mod Pathol*. 2005;18(8):1056-1066.

127. Nemes JA, Deli L, Nemes Z, Marton IJ. Expression of p16INK4a(INK4A), p53, and rb proteins are independent from the presence of human papillomavirus genes in oral squamous cell carcinoma. *Oral Surg Oral Med Oral Pathol Oral Radiol Endod*. 2006;102(3):344-352.

128. Suzuki H, Sugimura H, Hashimoto K. p16INK4aINK4A in oral squamous cell carcinomas--a correlation with biological behaviors: Immunohistochemical and FISH analysis. *J Oral Maxillofac Surg*. 2006;64(11):1617-1623.

129. Muirhead DM, Hoffman HT, Robinson RA. Correlation of clinicopathological features with immunohistochemical expression of cell cycle regulatory proteins p16INK4a and retinoblastoma: Distinct association with keratinisation and differentiation in oral cavity squamous cell carcinoma. *J Clin Pathol*. 2006;59(7):711-715.

130. González-Moles MA, Gil-Montoya JA, Ruíz-Ávila I, Esteban F, Delgado-Rodriguez M, Bascones-Martínez A. Prognostic significance of p21Cip1WAF1/CIP1, p16INK4aINK4a and CD44s in tongue cancer. *Oncol Rep*. 2007;18(2):389-396.

131. Karsai S, Abel U, Roesch-Ely M, et al. Comparison of p16INK4a(INK4a) expression with p53 alterations in head and neck cancer by tissue microarray analysis. *J Pathol.* 2007;211(3):314-322.

132. Greer RO,Jr, Meyers A, Said SM, Shroyer KR. Is p16INK4a(INK4a) protein expression in oral ST lesions a reliable precancerous marker? *Int J Oral Maxillofac Surg.* 2008;37(9):840-846.

133. Angiero F, Berenzi A, Benetti A, et al. Expression of p16INK4a, p53 and ki-67 proteins in the progression of epithelial dysplasia of the oral cavity. *Anticancer Res.* 2008;28(5A):2535-2539.

134. Mendelsohn AH, Lai CK, Shintaku IP, et al. Histopathologic findings of HPV and p16INK4a positive HNSCC. *Laryngoscope.* 2010;120(9):1788-1794.

135. Queiroz AB, Focchi G, Dobo C, Gomes TS, Ribeiro DA, Oshima CT. Expression of p27Kip1, p21Cip1(WAF/Cip1), and p16INK4a(INK4a) in normal oral epithelium, oral squamous papilloma, and oral squamous cell carcinoma. *Anticancer Res.* 2010;30(7):2799-2803.

136. Chen YW, Kao SY, Yang MH. Analysis of p16INK4a(INK4A) expression of oral squamous cell carcinomas in taiwan: Prognostic correlation without relevance to betel quid consumption. *J Surg Oncol.* 2012;106(2):149-154.

137. Ohta S, Uemura H, Matsui Y, et al. Alterations of p16INK4a and p14ARF genes and their 9p21Cip1 locus in oral squamous cell carcinoma. *Oral Surg Oral Med Oral Pathol Oral Radiol Endod.* 2009;107(1):81-91.

138. Uzawa N, Sonoda I, Myo K, Takahashi K, Miyamoto R, Amagasa T. Fluorescence in situ hybridization for detecting genomic alterations of cyclin D1 and p16INK4a in oral squamous cell carcinomas. *Cancer.* 2007;110(10):2230-2239.

139. Bradley KT, Budnick SD, Logani S. Immunohistochemical detection of p16INK4aINK4a in dysplastic lesions of the oral cavity. *Mod Pathol.* 2006;19(10):1310-1316.

140. Takeshima M, Saitoh M, Kusano K, et al. High frequency of hypermethylation of p14, p15 and p16INK4a in oral pre-cancerous lesions associated with

betel-quid chewing in sri lanka. *J Oral Pathol Med.* 2008;37(8):475-479.

141. Schwarz S, Bier J, Driemel O, et al. Losses of 3p14 and 9p21Cip1 as shown by fluorescence in situ hybridization are early events in tumorigenesis of oral squamous cell carcinoma and already occur in simple keratosis. *Cytometry A.* 2008;73(4):305-311.

142. Vairaktaris E, Yapijakis C, Psyrri A, et al. Loss of tumour suppressor p16INK4a expression in initial stages of oral oncogenesis. *Anticancer Res.* 2007;27(2):979-984.

143. Sailasree R, Abhilash A, Sathyan KM, Nalinakumari KR, Thomas S, Kannan S. Differential roles of p16INK4aINK4A and p14ARF genes in prognosis of oral carcinoma. *Cancer Epidemiol Biomarkers Prev.* 2008;17(2):414-420.

144. Tanaka N, Odajima T, Mimura M, et al. Expression of rb, pRb2/p130, p53, and p16INK4a proteins in malignant melanoma of oral mucosa. *Oral Oncol.* 2001;37(3):308-314.

145. Guo XL, Sun SZ, Wang WX, Wei FC, Yu HB, Ma BL. Alterations of p16INK4aINK4a tumour suppressor gene

in mucoepidermoid carcinoma of the salivary glands. *Int J Oral Maxillofac Surg*. 2007;36(4):350-353.

146. Vekony H, Roser K, Loning T, et al. Deregulated expression of p16INK4aINK4a and p53 pathway members in benign and malignant myoepithelial tumours of the salivary glands. *Histopathology*. 2008;53(6):658-666.

147. Patel RS, Rose B, Bawdon H, et al. Cyclin D1 and p16INK4a expression in pleomorphic adenoma and carcinoma ex pleomorphic adenoma of the parotid gland. *Histopathology*. 2007;51(5):691-696.

148. Pai RK, Erickson J, Pourmand N, Kong CS. p16INK4a(INK4A) immunohistochemical staining may be helpful in distinguishing branchial cleft cysts from cystic squamous cell carcinomas originating in the oropharynx. *Cancer*. 2009;117(2):108-119.

149. Buajeeb W, Poomsawat S, Punyasingh J, Sanguansin S. Expression of p16INK4a in oral cancer and premalignant lesions. *J Oral Pathol Med*. 2009;38(1):104-108.

150. Matsuda H, Konishi N, Hiasa Y, et al. Alterations of p16INK4a/CDKN2, p53 and ras genes in oral squamous

cell carcinomas and premalignant lesions. *J Oral Pathol Med*. 1996;25(5):232-238.

151. Riese U, Dahse R, Fiedler W, et al. Tumor suppressor gene p16INK4a (CDKN2A) mutation status and promoter inactivation in head and neck cancer. *Int J Mol Med*. 1999;4(1):61-65.

152. Lang JC, Borchers J, Danahey D, et al. Mutational status of overexpressed p16INK4a in head and neck cancer: Evidence for germline mutation of p16INK4a/p14ARF. *Int J Oncol*. 2002;21(2):401-408.

153. Lin SC, Chang KW, Chang CS, et al. Alterations of p16INK4a/MTS1 gene in oral squamous cell carcinomas from taiwanese. *J Oral Pathol Med*. 2000;29(4):159-166.

154. Tsai CH, Yang CC, Chou LS, Chou MY. The correlation between alteration of p16INK4a gene and clinical status in oral squamous cell carcinoma. *J Oral Pathol Med*. 2001;30(9):527-531.

155. Li J, Warner B, Casto BC, Knobloch TJ, Weghorst CM. Tumor suppressor p16INK4a(INK4A)/Cdkn2a alterations in 7, 12-dimethylbenz(a)anthracene (DMBA)-induced

hamster cheek pouch tumors. *Mol Carcinog.* 2008;47(10):733-738.

156. Hong Y, Yang L, Li C, Xia H, Rhodus NL, Cheng B. Frequent mutation of p16INK4a(CDKN2A) exon 1 during rat tongue carcinogenesis induced by 4-nitroquinoline-1-oxide. *Mol Carcinog.* 2007;46(2):85-90.

157. Cody DT,2nd, Huang Y, Darby CJ, Johnson GK, Domann FE. Differential DNA methylation of the p16INK4a INK4A/CDKN2A promoter in human oral cancer cells and normal human oral keratinocytes. *Oral Oncol.* 1999;35(5):516-522.

158. Ogawa K, Tanuma J, Hirano M, et al. Selective loss of resistant alleles at p15INK4B and p16INK4aINK4A genes in chemically-induced rat tongue cancers. *Oral Oncol.* 2006;42(7):710-717.

159. Akanuma D, Uzawa N, Yoshida MA, Negishi A, Amagasa T, Ikeuchi T. Inactivation patterns of the p16INK4a (INK4a) gene in oral squamous cell carcinoma cell lines. *Oral Oncol.* 1999;35(5):476-483.

160. Ruesga MT, Acha-Sagredo A, Rodríguez MJ, et al. p16INK4a(INK4a) promoter hypermethylation in oral

scrapings of oral squamous cell carcinoma risk patients. *Cancer Lett*. 2007;250(1):140-145.

161. Yeh KT, Chang JG, Lin TH, et al. Epigenetic changes of tumor suppressor genes, P15, P16INK4A, VHL and P53 in oral cancer. *Oncol Rep*. 2003;10(3):659-663.

162. Su PF, Huang WL, Wu HT, Wu CH, Liu TY, Kao SY. p16INK4a(INK4A) promoter hypermethylation is associated with invasiveness and prognosis of oral squamous cell carcinoma in an age-dependent manner. *Oral Oncol*. 2010;46(10):734-739.

163. Sinha P, Bahadur S, Thakar A, et al. Significance of promoter hypermethylation of p16INK4a gene for margin assessment in carcinoma tongue. *Head Neck*. 2009;31(11):1423-1430.

164. Gasco M, Bell AK, Heath V, et al. Epigenetic inactivation of 14-3-3 sigma in oral carcinoma: Association with p16INK4a(INK4a) silencing and human papillomavirus negativity. *Cancer Res*. 2002;62(7):2072-2076.

165. Kato K, Hara A, Kuno T, et al. Aberrant promoter hypermethylation of p16INK4a and MGMT genes in oral

squamous cell carcinomas and the surrounding normal mucosa. *J Cancer Res Clin Oncol.* 2006;132(11):735-743.

166. Nakahara Y, Shintani S, Mihara M, Ueyama Y, Matsumura T. High frequency of homozygous deletion and methylation of p16INK4a(INK4A) gene in oral squamous cell carcinomas. *Cancer Lett.* 2001;163(2):221-228.

167. von Zeidler SV, Miracca EC, Nagai MA, Birman EG. Hypermethylation of the p16INK4a gene in normal oral mucosa of smokers. *Int J Mol Med.* 2004;14(5):807-811.

168. Cao J, Zhou J, Gao Y, et al. Methylation of p16INK4a CpG island associated with malignant progression of oral epithelial dysplasia: A prospective cohort study. *Clin Cancer Res.* 2009;15(16):5178-5183.

169. Hall GL, Shaw RJ, Field EA, et al. p16INK4a promoter methylation is a potential predictor of malignant transformation in oral epithelial dysplasia. *Cancer Epidemiol Biomarkers Prev.* 2008;17(8):2174-2179.

170. Dayyani F, Etzel CJ, Liu M, Ho CH, Lippman SM, Tsao AS. Meta-analysis of the impact of human papillomavirus (HPV) on cancer risk and overall survival

in head and neck squamous cell carcinomas (HNSCC). *Head Neck Oncol*. 2010;2:15-3284-2-15.

171. Wiest T, Schwarz E, Enders C, Flechtenmacher C, Bosch FX. Involvement of intact HPV16 E6/E7 gene expression in head and neck cancers with unaltered p53 status and perturbed pRb cell cycle control. *Oncogene*. 2002;21(10):1510-1517.

172. Reimers N, Kasper HU, Weissenborn SJ, et al. Combined analysis of HPV-DNA, p16INK4a and EGFR expression to predict prognosis in oropharyngeal cancer. *Int J Cancer*. 2007;120(8):1731-1738.

173. Kong CS, Narasimhan B, Cao H, et al. The relationship between human papillomavirus status and other molecular prognostic markers in head and neck squamous cell carcinomas. *Int J Radiat Oncol Biol Phys*. 2009;74(2):553-561.

174. Serrano M, Lee H, Chin L, Cordon-Cardo C, Beach D, DePinho RA. Role of the INK4a locus in tumor suppression and cell mortality. *Cell*. 1996;85(1):27-37.

175. Angiero F, Gatta LB, Seramondi R, et al. Frequency and role of HPV in the progression of epithelial dysplasia to oral cancer. *Anticancer Res*. 2010;30(9):3435-3440.

176. Cunningham LL,Jr, Pagano GM, Li M, et al. Overexpression of p16INK4aINK4 is a reliable marker of human papillomavirus-induced oral high-grade squamous dysplasia. *Oral Surg Oral Med Oral Pathol Oral Radiol Endod*. 2006;102(1):77-81.

177. Nemes JA, Nemes Z, Marton IJ. p21Cip1WAF1/CIP1 expression is a marker of poor prognosis in oral squamous cell carcinoma. *J Oral Pathol Med*. 2005;34(5):274-279.

178. van Oijen MG, Tilanus MG, Medema RH, Slootweg PJ. Expression of p21Cip1 (Waf1/Cip1) in head and neck cancer in relation to proliferation, differentiation, p53 status and cyclin D1 expression. *J Oral Pathol Med*. 1998;27(8):367-375.

179. Tatemoto Y, Osaki T, Yoneda K, Yamamoto T, Ueta E, Kimura T. Expression of p53 and p21Cip1 proteins in oral squamous cell carcinoma: Correlation with lymph node metastasis and response to chemoradiotherapy. *Pathol Res Pract*. 1998;194(12):821-830.

180. Yook JI, Kim J. Expression of p21Cip1WAF1/CIP1 is unrelated to p53 tumour suppressor gene status in oral squamous cell carcinomas. *Oral Oncol.* 1998;34(3):198-203.

181. Agarwal S, Mathur M, Shukla NK, Ralhan R. Expression of cyclin dependent kinase inhibitor p21Cip1waf1/cip1 in premalignant and malignant oral lesions: Relationship with p53 status. *Oral Oncol.* 1998;34(5):353-360.

182. Ng IO, Lam KY, Ng M, Regezi JA. Expression of p21Cip1/waf1 in oral squamous cell carcinomas--correlation with p53 and mdm2 and cellular proliferation index. *Oral Oncol.* 1999;35(1):63-69.

183. Kudo Y, Takata T, Ogawa I, Sato S, Nikai H. Expression of p53 and p21Cip1CIP1/WAF1 proteins in oral epithelial dysplasias and squamous cell carcinomas. *Oncol Rep.* 1999;6(3):539-545.

184. Ralhan R, Agarwal S, Mathur M, Wasylyk B, Srivastava A. Association between polymorphism in p21Cip1(Waf1/Cip1) cyclin-dependent kinase inhibitor gene and human oral cancer. *Clin Cancer Res.* 2000;6(6):2440-2447.

185. Xie X, Clausen OP, Boysen M. Prognostic significance of p21Cip1WAF1/CIP1 expression in tongue squamous cell carcinomas. *Arch Otolaryngol Head Neck Surg.* 2002;128(8):897-902.

186. Kuo MY, Hsu HY, Kok SH, et al. Prognostic role of p27Kip1(Kip1) expression in oral squamous cell carcinoma in taiwan. *Oral Oncol.* 2002;38(2):172-178.

187. Pande P, Soni S, Kaur J, et al. Prognostic factors in betel and tobacco related oral cancer. *Oral Oncol.* 2002;38(5):491-499.

188. Kuropkat C, Venkatesan TK, Caldarelli DD, et al. Abnormalities of molecular regulators of proliferation and apoptosis in carcinoma of the oral cavity and oropharynx. *Auris Nasus Larynx.* 2002;29(2):165-174.

189. Neves Ada C, Mesquita RA, Novelli MD, Toddai E, De Sousa SO. Comparison between immunohistochemical expression of cyclin D1 and p21Cip1 and histological malignancy graduation of oral squamous cell carcinomas. *Braz Dent J.* 2004;15(2):93-98.

190. Ahmed MM. Expression profile of apoptotic mediators and proliferative markers in oral squamous cell carcinoma. *J Egypt Natl Canc Inst*. 2009;21(2):85-92.

191. Queiroz AB, Focchi G, Dobo C, Gomes TS, Ribeiro DA, Oshima CT. Expression of p27Kip1, p21Cip1(WAF/Cip1), and p16INK4a(INK4a) in normal oral epithelium, oral squamous papilloma, and oral squamous cell carcinoma. *Anticancer Res*. 2010;30(7):2799-2803.

192. Cardinali M, Jakus J, Shah S, Ensley JF, Robbins KC, Yeudall WA. p21Cip1(WAF1/Cip1) retards the growth of human squamous cell carcinomas in vivo. *Oral Oncol*. 1998;34(3):211-218.

193. Yen-Ping Kuo M, Huang JS, Kok SH, Kuo YS, Chiang CP. Prognostic role of p21Cip1WAF1 expression in areca quid chewing and smoking-associated oral squamous cell carcinoma in taiwan. *J Oral Pathol Med*. 2002;31(1):16-22.

194. Osaki T, Kimura T, Tatemoto Y, Dapeng L, Yoneda K, Yamamoto T. Diffuse mode of tumor cell invasion and expression of mutant p53 protein but not of p21Cip1 protein are correlated with treatment failure in oral

carcinomas and their metastatic foci. *Oncology.* 2000;59(1):36-43.

195. Brennan PA, Palacios-Callender M, Umar T, Tant S, Langdon JD. Expression of type 2 nitric oxide synthase and p21Cip1 in oral squamous cell carcinoma. *Int J Oral Maxillofac Surg.* 2002;31(2):200-205.

196. Warnakulasuriya KA, Tavassoli M, Johnson NW. Relationship of p53 overexpression to other cell cycle regulatory proteins in oral squamous cell carcinoma. *J Oral Pathol Med.* 1998;27(8):376-381.

197. Yanamoto S, Kawasaki G, Yoshitomi I, Mizuno A. P53, Mdm2, and P21CIP1 expression in oral squamous cell carcinomas: Relationship with clinicopathologic factors. *Oral Surg Oral Med Oral Pathol Oral Radiol Endod.* 2002;94(5):593-600.

198. Choi HR, Tucker SA, Huang Z, et al. Differential expressions of cyclin-dependent kinase inhibitors (p27Kip1 and p21Cip1) and their relation to p53 and ki-67 in oral squamous tumorigenesis. *Int J Oncol.* 2003;22(2):409-414.

199. Chang KW, Lin SC, Kwan PC, Wong YK. Association of aberrant p53 and p21Cip1(WAF1) immunoreactivity with the outcome of oral verrucous leukoplakia in taiwan. *J Oral Pathol Med*. 2000;29(2):56-62.

200. Hogmo A, Lindskog S, Lindholm J, Kuylenstierna R, Auer G, Munck-Wikland E. Preneoplastic oral lesions: The clinical value of image cytometry DNA analysis, p53 and p21Cip1/WAF1 expression. *Anticancer Res*. 1998;18(5B):3645-3650.

201. Soares RC, Oliveira MC, de Souza LB, Costa Ade L, Pinto LP. Detection of HPV DNA and immunohistochemical expression of cell cycle proteins in oral carcinoma in a population of brazilian patients. *J Appl Oral Sci*. 2008;16(5):340-344.

202. Mishra R, Das BR. Cyclin D1 expression and its possible regulation in chewing tobacco mediated oral squamous cell carcinoma progression. *Arch Oral Biol*. 2009;54(10):917-923.

203. Gomes CC, Drummond SN, Guimaraes AL, Andrade CI, Mesquita RA, Gómez RS. P21CIP1/ WAF1 and cyclin D1 variants and oral squamous cell carcinoma. *J Oral Pathol Med*. 2008;37(3):151-156.

204. Ibrahim SO, Lillehaug JR, Dolphine O, Johnson NW, Warnakulasuriya KA, Vasstrand EN. Mutations of the cell cycle arrest gene p21Cip1WAF1, but not the metastasis-inducing gene S100A4, are frequent in oral squamous cell carcinomas from sudanese toombak dippers and non-snuff-dippers from the sudan, scandinavia, USA and UK. *Anticancer Res*. 2002;22(3):1445-1451.

205. Fujieda S, Inuzuka M, Tanaka N, et al. Expression of p27Kip1 is associated with bax expression and spontaneous apoptosis in oral and oropharyngeal carcinoma. *Int J Cancer*. 1999;84(3):315-320.

206. Jordan RC, Bradley G, Slingerland J. Reduced levels of the cell-cycle inhibitor p27Kip1Kip1 in epithelial dysplasia and carcinoma of the oral cavity. *Am J Pathol*. 1998;152(2):585-590.

207. Ito R, Yasui W, Ogawa Y, Toyosawa S, Tahara E, Ijuhin N. Reduced expression of cyclin-dependent kinase inhibitor p27Kip1(Kip1) in oral malignant tumors. *Pathobiology*. 1999;67(4):169-173.

208. Mineta H, Miura K, Suzuki I, et al. Low p27Kip1 expression correlates with poor prognosis for patients

with oral tongue squamous cell carcinoma. *Cancer*. 1999;85(5):1011-1017.

209. Saito T, Nakajima T, Mogi K. Immunohistochemical analysis of cell cycle-associated proteins p16INK4a, pRb, p53, p27Kip1 and ki-67 in oral cancer and precancer with special reference to verrucous carcinomas. *J Oral Pathol Med*. 1999;28(5):226-232.

210. Venkatesan TK, Kuropkat C, Caldarelli DD, et al. Prognostic significance of p27Kip1 expression in carcinoma of the oral cavity and oropharynx. *Laryngoscope*. 1999;109(8):1329-1333.

211. Kudo Y, Takata T, Ogawa I, et al. Reduced expression of p27Kip1(Kip1) correlates with an early stage of cancer invasion in oral squamous cell carcinoma. *Cancer Lett*. 2000;151(2):217-222.

212. Kudo Y, Kitajima S, Sato S, Miyauchi M, Ogawa I, Takata T. High expression of S-phase kinase-interacting protein 2, human F-box protein, correlates with poor prognosis in oral squamous cell carcinomas. *Cancer Res*. 2001;61(19):7044-7047.

213. Harada K, Supriatno, Yoshida H, Sato M. Low p27Kip1Kip1 expression is associated with poor prognosis in oral squamous cell carcinoma. *Anticancer Res*. 2002;22(5):2985-2989.

214. Shintani S, Li C, Mihara M, Hino S, Nakashiro K, Hamakawa H. Skp2 and Jab1 expression are associated with inverse expression of p27Kip1(KIP1) and poor prognosis in oral squamous cell carcinomas. *Oncology*. 2003;65(4):355-362.

215. Harada K, Supriatno, Yamamoto S, Kawaguchi S, Yoshida H, Sato M. Cepharanthine exerts antitumor activity on oral squamous cell carcinoma cell lines by induction of p27Kip1Kip1. *Anticancer Res*. 2003;23(2B):1441-1448.

216. Kitajima S, Kudo Y, Ogawa I, et al. Role of Cks1 overexpression in oral squamous cell carcinomas: Cooperation with Skp2 in promoting p27Kip1 degradation. *Am J Pathol*. 2004;165(6):2147-2155.

217. Rodolico V, Barresi E, Di Lorenzo R, et al. Lymph node metastasis in lower lip squamous cell carcinoma in relation to tumour size, histologic variables and

p27Kip1Kip1 protein expression. *Oral Oncol.* 2004;40(1):92-98.

218. Rodolico V, Aragona F, Cabibi D, et al. Overexpression of cyclin D1 and interaction between p27Kip1Kip1 and tumour thickness predict lymph node metastases occurrence in lower lip squamous cell carcinoma. *Oral Oncol.* 2005;41(3):268-275.

219. Martín-Ezquerra G, Salgado R, Toll A, et al. CDC28 protein kinase regulatory subunit 1B (CKS1B) expression and genetic status analysis in oral squamous cell carcinoma. *Histol Histopathol.* 2011;26(1):71-77.

220. Gao L, Huang S, Ren W, et al. Jun activation domain-binding protein 1 expression in oral squamous cell carcinomas inversely correlates with the cell cycle inhibitor p27Kip1. *Med Oncol.* 2012;29(4):2499-2504.

221. Monteiro LS, Diniz-Freitas M, García-Caballero T, Warnakulasuriya S, Forteza J, Fraga M. Combined cytoplasmic and membranous EGFR and p53 overexpression is a poor prognostic marker in early stage oral squamous cell carcinoma. *J Oral Pathol Med.* 2012;41(7):559-567.

222. Perisanidis C, Perisanidis B, Wrba F, et al. Evaluation of immunohistochemical expression of p53, p21Cip1, p27Kip1, cyclin D1, and Ki67 in oral and oropharyngeal squamous cell carcinoma. *J Oral Pathol Med.* 2012;41(1):40-46.

223. Zhang M, Li J, Wang L, et al. Prognostic significance of p21Cip1, p27Kip1 and survivin protein expression in patients with oral squamous cell carcinoma. *Oncol Lett.* 2013;6(2):381-386.

224. Shintani S, Li C, Mihara M, Hino S, Nakashiro K, Hamakawa H. Skp2 and Jab1 expression are associated with inverse expression of p27Kip1(KIP1) and poor prognosis in oral squamous cell carcinomas. *Oncology.* 2003;65(4):355-362.

225. Kudo Y, Takata T, Yasui W, et al. Reduced expression of cyclin-dependent kinase inhibitor p27Kip1Kip1 is an indicator of malignant behavior in oral squamous cell carcinoma. *Cancer.* 1998;83(12):2447-2455.

226. Pignataro L, Sambataro G, Pagani D, Pruneri G. Clinico-prognostic value of D-type cyclins and p27Kip1 in laryngeal cancer patients: A review. *Acta Otorhinolaryngol Ital.* 2005;25(2):75-85.

227. Migita T, Oda Y, Naito S, Tsuneyoshi M. Low expression of p27Kip1(Kip1) is associated with tumor size and poor prognosis in patients with renal cell carcinoma. *Cancer*. 2002;94(4):973-979.

228. Kuo MY, Lin CY, Hahn LJ, Cheng SJ, Chiang CP. Expression of cyclin D1 is correlated with poor prognosis in patients with areca quid chewing-related oral squamous cell carcinomas in taiwan. *J Oral Pathol Med*. 1999;28(4):165-169.

229. Lam KY, Ng IO, Yuen AP, Kwong DL, Wei W. Cyclin D1 expression in oral squamous cell carcinomas: Clinicopathological relevance and correlation with p53 expression. *J Oral Pathol Med*. 2000;29(4):167-172.

230. Mineta H, Miura K, Takebayashi S, et al. Cyclin D1 overexpression correlates with poor prognosis in patients with tongue squamous cell carcinoma. *Oral Oncol*. 2000;36(2):194-198.

231. Carlos de Vicente J, Herrero-Zapatero A, Fresno MF, López-Arranz JS. Expression of cyclin D1 and ki-67 in squamous cell carcinoma of the oral cavity: Clinicopathological and prognostic significance. *Oral Oncol*. 2002;38(3):301-308.

232. Goto H, Kawano K, Kobayashi I, Sakai H, Yanagisawa S. Expression of cyclin D1 and GSK-3beta and their predictive value of prognosis in squamous cell carcinomas of the tongue. *Oral Oncol.* 2002;38(6):549-556.

233. Wang L, Liu T, Nishioka M, Aguirre RL, Win SS, Okada N. Activation of ERK1/2 and cyclin D1 expression in oral tongue squamous cell carcinomas: Relationship between clinicopathological appearances and cell proliferation. *Oral Oncol.* 2006;42(6):625-631.

234. Miyamoto R, Uzawa N, Nagaoka S, Hirata Y, Amagasa T. Prognostic significance of cyclin D1 amplification and overexpression in oral squamous cell carcinomas. *Oral Oncol.* 2003;39(6):610-618.

235. Shiraki M, Odajima T, Ikeda T, et al. Combined expression of p53, cyclin D1 and epidermal growth factor receptor improves estimation of prognosis in curatively resected oral cancer. *Mod Pathol.* 2005;18(11):1482-1489.

236. Shah NG, Trivedi TI, Tankshali RA, et al. Prognostic significance of molecular markers in oral squamous cell

carcinoma: A multivariate analysis. *Head Neck*. 2009;31(12):1544-1556.

237. Yun X, Wang L, Cao L, Okada N, Miki Y. Immunohistochemical study of beta-catenin and functionally related molecular markers in tongue squamous cell carcinoma and its correlation with cellular proliferation. *Oncol Lett*. 2010;1(3):437-443.

238. Das SN, Khare P, Singh MK, Sharma SC. Correlation of cyclin D1 expression with aggressive DNA pattern in patients with tobacco-related intraoral squamous cell carcinoma. *Indian J Med Res*. 2011;133:381-386.

239. Xing JS, Shi PR, Chen XJ, He DN, Li LH, Nan XR. Expression and its significance of cyclin D1 in oral squamous cell carcinoma. *Hua Xi Kou Qiang Yi Xue Za Zhi*. 2011;29(3):299-301, 305.

240. Huang SF, Cheng SD, Chuang WY, et al. Cyclin D1 overexpression and poor clinical outcomes in taiwanese oral cavity squamous cell carcinoma. *World J Surg Oncol*. 2012;10:40-7819-10-40.

241. Khan H, Gupta S, Husain N, et al. Correlation between expressions of cyclin-D1, EGFR and p53 with

chemoradiation response in patients of locally advanced oral squamous cell carcinoma. *BBA Clin.* 2014;3:11-17.

242. Guimaraes EP, de Carli ML, Sperandio FF, Hanemann JA, Pereira AA. Cyclin D1 and ki-67 expression correlates to tumor staging in tongue squamous cell carcinoma. *Med Oral Patol Oral Cir Bucal.* 2015;20(6):e657-63.

243. Zhang P, Cao HY, Bai LL, et al. The high expression of TC1 (C8orf4) was correlated with the expression of beta-catenin and cyclin D1 and the progression of squamous cell carcinomas of the tongue. *Tumour Biol.* 2015;36(9):7061-7067.

244. Swaminathan U, Joshua E, Rao UK, Ranganathan K. Expression of p53 and cyclin D1 in oral squamous cell carcinoma and normal mucosa: An immunohistochemical study. *J Oral Maxillofac Pathol.* 2012;16(2):172-177.

245. Scully C, Bagan JV. Recent advances in oral oncology 2007: Imaging, treatment and treatment outcomes. *Oral Oncol.* 2008;44(3):211-215.

246. Silverman S,Jr. Demographics and occurrence of oral and pharyngeal cancers. the outcomes, the trends, the challenge. *J Am Dent Assoc.* 2001;132 Suppl:7S-11S.

247. de Morais EF, Mafra RP, Gonzaga AKG, de Souza DLB, Pinto LP, da Silveira EJD. Prognostic factors of oral squamous cell carcinoma in young patients: A systematic review. *J Oral Maxillofac Surg.* 2017;75(7):1555-1566.

248. Burzynski NJ, Flynn MB, Faller NM, Ragsdale TL. Squamous cell carcinoma of the upper aerodigestive tract in patients 40 years of age and younger. *Oral Surg Oral Med Oral Pathol.* 1992;74(3):404-408.

249. Hindle I, Nally F. Incidence of oral cancer. *Br Dent J.* 1991;170(12):432.

250. Mackenzie J, Ah-See K, Thakker N, et al. Increasing incidence of oral cancer amongst young persons: What is the aetiology? *Oral Oncol.* 2000;36(4):387-389.

251. Sarkaria JN, Harari PM. Oral tongue cancer in young adults less than 40 years of age: Rationale for aggressive therapy. *Head Neck.* 1994;16(2):107-111.

252. McGregor AD. Prediction of internal arterial diameter from measurement of external diameter. *Ann Plast Surg*. 1987;19(3):217-218.

253. Gorsky M, Epstein JB, Oakley C, Le ND, Hay J, Stevenson-Moore P. Carcinoma of the tongue: A case series analysis of clinical presentation, risk factors, staging, and outcome. *Oral Surg Oral Med Oral Pathol Oral Radiol Endod*. 2004;98(5):546-552.

254. Cheng A, Cox D, Schmidt BL. Oral squamous cell carcinoma margin discrepancy after resection and pathologic processing. *J Oral Maxillofac Surg*. 2008;66(3):523-529.

255. Warnakulasuriya S. Causes of oral cancer--an appraisal of controversies. *Br Dent J*. 2009;207(10):471-475.

256. Bundgaard T, Bentzen SM, Wildt J. The prognostic effect of tobacco and alcohol consumption in intra-oral squamous cell carcinoma. *Eur J Cancer B Oral Oncol*. 1994;30B(5):323-328.

257. Whitehurst JO, Droulias CA. Surgical treatment of squamous cell carcinoma of the oral tongue: Factors

influencing survival. *Arch Otolaryngol*. 1977;103(4):212-215.

258. Decroix Y, Ghossein NA. Experience of the Curie Institute in treatment of cancer of the mobile tongue: I. treatment policies and result. *Cancer*. 1981;47(3):496-502.

259. Papadimitrakopoulou V, Izzo J, Lippman SM, et al. Frequent inactivation of p16INK4aINK4a in oral premalignant lesions. *Oncogene*. 1997;14(15):1799-1803.

260. Ralli M, Singh S, Yadav SP, Sharma N, Verma R, Sen R. Assessment and clinicopathological correlation of p16INK4a expression in head and neck squamous cell carcinoma. *J Cancer Res Ther*. 2016;12(1):232-237.

261. Yuen PW, Man M, Lam KY, Kwong YL. Clinicopathological significance of p16INK4a gene expression in the surgical treatment of head and neck squamous cell carcinomas. *J Clin Pathol*. 2002;55(1):58-60.

262. Harris SL, Thorne LB, Seaman WT, Hayes DN, Couch ME, Kimple RJ. Association of p16INK4a(INK4a)

overexpression with improved outcomes in young patients with squamous cell cancers of the oral tongue. *Head Neck*. 2011;33(11):1622-1627.

263. Nakahara Y, Shintani S, Mihara M, Hino S, Hamakawa H. Detection of p16INK4a promoter methylation in the serum of oral cancer patients. *Int J Oral Maxillofac Surg*. 2006;35(4):362-365.

264. Kordi-Tamandani DM, Ladies MA, Hashemi M, Moazeni-Roodi AK, Krishna S, Torkamanzehi A. Analysis of p15INK4b and p16INK4aINK4a gene methylation in patients with oral squamous cell carcinoma. *Biochem Genet*. 2012;50(5-6):448-453.

265. Shaw RJ, Hobkirk AJ, Nikolaidis G, et al. Molecular staging of surgical margins in oral squamous cell carcinoma using promoter methylation of p16INK4a(INK4A), cytoglobin, E-cadherin, and TMEFF2. *Ann Surg Oncol*. 2013;20(8):2796-2802.

266. Montebugnoli L, Venturi M, Gissi DB, Leonardi E, Farnedi A, Foschini MP. Immunohistochemical expression of p16INK4a(INK4A) protein in oral lichen planus. *Oral Surg Oral Med Oral Pathol Oral Radiol Endod*. 2011;112(2):222-227.

267. Nasser W, Flechtenmacher C, Holzinger D, Hofele C, Bosch FX. Aberrant expression of p53, p16INK4aINK4a and ki-67 as basic biomarker for malignant progression of oral leukoplakias. *J Oral Pathol Med*. 2011;40(8):629-635.

268. Vora HH, Shah NG, Patel DD, Trivedi TI, Chikhlikar PR. Prognostic significance of biomarkers in squamous cell carcinoma of the tongue: Multivariate analysis. *J Surg Oncol*. 2003;82(1):34-50.

269. Hafkamp HC, Mooren JJ, Claessen SM, et al. P21CIP1 Cip1/WAF1 expression is strongly associated with HPV-positive tonsillar carcinoma and a favorable prognosis. *Mod Pathol*. 2009;22(5):686-698.

270. Sánchez-Beato M, Sáez AI, Navas IC, et al. Overall survival in aggressive B-cell lymphomas is dependent on the accumulation of alterations in p53, p16INK4a, and p27Kip1. *Am J Pathol*. 2001;159(1):205-213.

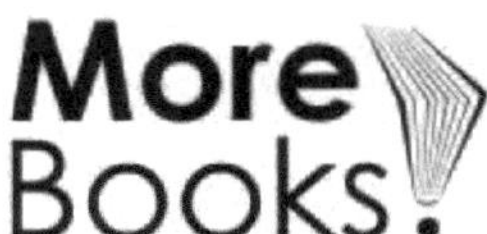

More
Books!

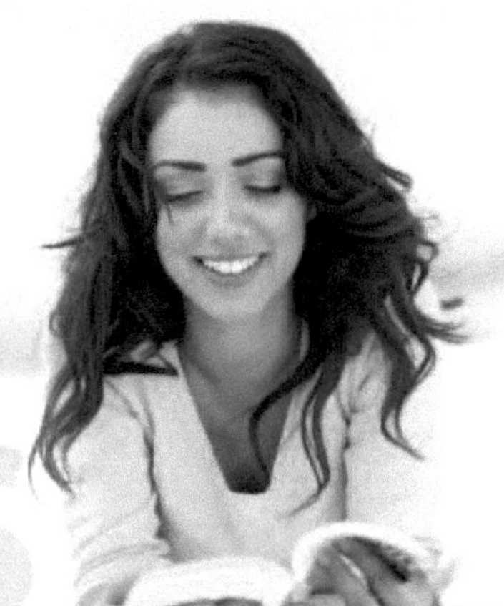

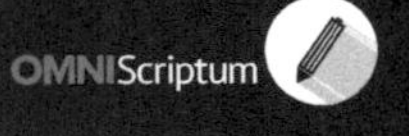

OMNIScriptum

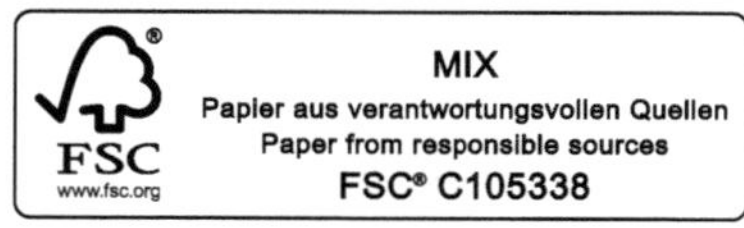

Printed by Books on Demand GmbH, Norderstedt / Germany